ICU 专科护士文库

急危重症护理

经典病例解析

主编 | 主审

邵小平 米 洁 胡三莲 | 马朋林 陈德昌 李颖川

上海科学技术出版社

图书在版编目（ＣＩＰ）数据

急危重症护理经典病例解析 / 邵小平，米洁，胡三莲主编. -- 上海 ：上海科学技术出版社，2023.9
 （ICU专科护士文库）
 ISBN 978-7-5478-6168-4

Ⅰ．①急… Ⅱ．①邵… ②米… ③胡… Ⅲ．①险症－护理－病案 Ⅳ．①R459.7

中国国家版本馆CIP数据核字(2023)第072288号

急危重症护理经典病例解析
主编　邵小平　米　洁　胡三莲
主审　马朋林　陈德昌　李颖川

上海世纪出版(集团)有限公司
上海科学技术出版社
（上海市闵行区号景路 159 弄 A 座 9F－10F）
邮政编码 201101　　www.sstp.cn
上海普顺印刷包装有限公司　印刷
开本 787×1092　1/16　印张 18.75
字数：430 千字
2023 年 9 月第 1 版　2023 年 9 月第 1 次印刷
ISBN 978-7-5478-6168-4/R·2756
定价：86.00 元

内 容 提 要

　　重症监护治疗病房(ICU)是现代医学发展的一项重要标志,培养理论基础扎实、临床护理技术过硬的 ICU 专科护士是 ICU 建设的一个重要环节。本书是"ICU 专科护士文库"之一,旨在通过对急危重症护理典型病例的解析,帮助重症专科护理人员尽快掌握相关知识点,强化其临床思维,提高其临床判断和解决问题的能力。全书内容包括常见急症、各系统常见危重症、常见损伤所致危重症、常见中毒危重症、理化因素所致损伤的救治与护理,以及重症患者感染的预防及管理。

　　本书重症护理特色突出,可供临床危重症护理人员参考使用,也可作为各类危重症护理培训的教材。

编 者 名 单

主编 · 邵小平　米　洁　胡三莲

主审 · 马朋林　陈德昌　李颖川

副主编 · （按姓氏笔画排序）

　　丁　敏　王　磊　田永明　李尊柱　陈　刚　熊　杰

主编助理 · 吕顺巧　严艺苓　魏红云

编者 · （按姓氏笔画排序）

　　丁　敏 · 山东省立医院

　　马鸿鸣 · 中国医学科学院北京协和医院

　　王　晶 · 中国医科大学附属盛京医院

　　王　磊 · 哈尔滨医科大学附属第一医院重症医学科

　　王金阁 · 中国医学科学院北京协和医院

　　韦小霞 · 东南大学附属中大医院

　　韦咏梅 · 复旦大学附属华山医院

　　邓露茜 · 中南大学湘雅医院

　　甘瑞莹 · 重庆医科大学附属第一医院

　　叶向红 · 东部战区总医院

　　田　林 · 郑州大学第一附属医院

　　田永明 · 四川大学华西医院

　　朱世超 · 河南省人民医院

　　刘金榜 · 中国医学科学院北京协和医院

　　刘艳妍 · 中国医学科学院北京协和医院

米　洁·重庆医科大学附属第一医院

纪迎洁·复旦大学附属华山医院

孙建华·中国医学科学院北京协和医院

严艺苓·同济大学附属第十人民医院

杨　波·哈尔滨医科大学附属第一医院重症医学科

李　奇·中国医学科学院北京协和医院

李　娟·重庆医科大学附属第一医院

李向阳·复旦大学附属中山医院

李阳洋·海军军医大学第二附属医院

李晓青·东南大学附属中大医院

李尊柱·中国医学科学院北京协和医院

李黎明·河南省人民医院

谷　佳·复旦大学附属华山医院

张冬梅·上海交通大学医学院附属同仁医院

陈　刚·重庆医科大学附属第一医院

陈巧玲·福建省立医院

陈莲芳·蚌埠医学院第一附属医院

邵小平·上海交通大学医学院附属第六人民医院

金　歌·郑州大学第一附属医院

周佳敏·中国医科大学附属盛京医院

郑晓莉·福建省立医院

胡三莲·上海交通大学医学院附属第六人民医院

胡永平·重庆市铜梁区人民医院

倪　洁·复旦大学附属华山医院

徐　禹·四川大学华西医院

郭春玲·华中科技大学同济医学院附属同济医院

唐雯琦·上海交通大学医学院附属第六人民医院

曹　岚·中南大学湘雅医院

崔文博·中国医学科学院北京协和医院

蒋伟康·上海交通大学医学院附属第六人民医院

童　玲·蚌埠医学院第一附属医院

熊　杰·华中科技大学同济医学院附属同济医院

潘文彦·复旦大学附属中山医院

魏红云·南方医科大学附属南方医院

前　　言

　　重症医学科是对由各种原因导致一个或多个器官与系统功能障碍、危及生命或具有潜在高危因素的患者，及时提供全面、系统、持续、严密的医学监护和救治技术，利用先进的抢救仪器设备对这些患者进行救治的专业科室。重症医学起源于 20 世纪 40 年代末，是近年来发展较快的学科。重症医学科具有综合性强、专业性高等特点，要求从事重症护理工作的人员具有专业独特的逻辑思维和临床护理工作方式。

　　本书的编写力求突出国内外重症护理最新的理论和技术进展，深入解析临床经典病例，夯实基本概念和基础理论，拓展重症护理的知识体系和实践范围，以提高读者自主学习和通过理论联系实际来解决临床问题的能力。书中通过对各类临床经典案例，包括循环、呼吸、神经、消化、血液、泌尿等系统常见危重症进行病情评估、救治与护理解析，帮助重症护士提升临床思维辨析力，从而提高其临床判断和解决问题的能力。书中每个病例编写格式统一，图文并茂，易于学习与掌握。

　　本书内容涵盖了重症护理领域需掌握的知识点，符合现阶段重症护理的发展与创新思路，有利于开拓重症护理人员的视野，突出重症护理的特色，可作为重症护理人员的培训教材。

　　本书在编写、审定、出版过程中，得到了多位专家的指导，在此致以诚挚的谢意！由于编者水平有限，如有疏漏和不当之处，恳请广大读者批评指正！

编　者

2023 年 1 月

目　录

第一章　常见急症的病情评估与护理
001

病例1　发热·001
病例2　呼吸困难·008
病例3　过敏性休克·013
病例4　高血压危象·016
病例5　低血糖危象·020
病例6　糖尿病酮症酸中毒·025
病例7　甲状腺危象·029
病例8　急性水、电解质、酸碱平衡紊乱·035

第二章　常见危重症的救治与护理
045

第一节·循环系统·045
病例1　低血容量性休克·045
病例2　急性左心功能衰竭·051
病例3　急性心肌梗死·056
病例4　心律失常：以房颤为例·061
病例5　主动脉夹层·068
第二节·呼吸系统·074
病例1　急性呼吸衰竭·074
病例2　急性咯血·079
病例3　急性肺水肿·084
病例4　急性呼吸窘迫综合征·089
病例5　肺栓塞·094
病例6　重症肺炎·100

　　　病例 7　慢性阻塞性肺疾病急性加重·104
　　　病例 8　重症哮喘·109
第三节·神经系统·115
　　　病例 1　脑水肿·115
　　　病例 2　缺血性脑卒中·119
　　　病例 3　出血性脑卒中·123
　　　病例 4　脊髓损伤·126
第四节·消化系统·128
　　　病例 1　急腹症·128
　　　病例 2　急性消化道出血·132
　　　病例 3　重症胰腺炎·137
　　　病例 4　急性肝功能衰竭·141
　　　病例 5　腹腔高压和腹腔间室综合征·145
第五节·出凝血系统·148
　　　病例 1　弥散性血管内凝血·148
　　　病例 2　急性出血性疾病·153
　　　病例 3　双下肢血栓·157
第六节·泌尿系统·163
　　　病例 1　重症泌尿系感染·163
　　　病例 2　急性肾损伤·167

第三章　重症患者感染预防及管理

————— 172 —————

　　　病例 1　导管相关血流感染·172
　　　病例 2　呼吸机相关性肺炎·176
　　　病例 3　留置尿管相关性尿路感染·180
　　　病例 4　多重耐药菌感染·185
　　　病例 5　脓毒症与多器官功能衰竭·190

第四章　常见损伤所致危重症的救治与护理

————— 195 —————

　　　病例 1　多发伤·195
　　　病例 2　颅脑外伤·199
　　　病例 3　血气胸·204
　　　病例 4　脾破裂·209
　　　病例 5　骨盆骨折·214
　　　病例 6　颈椎骨折·221

病例 7　肾挫伤 · 228

病例 8　烧伤 · 232

病例 9　气性坏疽 · 240

病例 10　破伤风 · 244

第五章　常见中毒危重症的救治与护理
249

病例 1　一氧化碳中毒 · 249

病例 2　有机磷农药中毒 · 255

病例 3　酒精中毒 · 260

病例 4　急性阿片类药物中毒 · 264

第六章　理化因素所致损伤的急诊救治与护理
267

病例 1　电击伤 · 267

病例 2　热射病 · 271

病例 3　淹溺 · 275

病例 4　冻伤 · 279

病例 5　创伤后应激障碍 · 283

练习题与答案请扫码阅读·

第一章 常见急症的病情评估与护理

病例 1 ▶ 发 热

患者女性,19 岁,学生。发热 2 天,咳嗽咳痰,头晕头痛,全身肌肉酸痛,食欲减退 1 天来院就诊。门诊以"发热待查"收入院。

体格检查:患者神志清楚,体温(T)39.4 ℃,脉搏(P)103 次/分,呼吸(R)22 次/分,血压(BP)101/65 mmHg,咽部充血,双肺呼吸音稍粗,未闻及干湿啰音,心律齐,腹软,肝脾未触及。

实验室检查:白细胞 17.6×10⁹/L,中性粒细胞 87%;大便黄色稀糊状;尿量减少,余正常;X 线片检查示:肺纹理增粗。入院后给予抗生素治疗,在输液过程中出现烦躁不安、畏寒、寒战,测体温 41.9 ℃,心率 123 次/分,呼吸浅快约 25 次/分。立即停止输液,异丙嗪 25 mg 肌内注射,并用乙醇擦浴,头部放置冰袋。入院前 3 天,患者体温均高,波动在 38.5~39.4 ℃,患者精神萎靡,汗多,继续予以输液及抗感染治疗。3 天后患者体温降至 37 ℃,除稍感乏力外,无其他自觉不适,住院 6 天后好转出院。

问题 1 什么是发热? 体温升高是否就是发热? 为什么?

答:发热,是指致热源直接作用于体温调节中枢/体温中枢功能紊乱或各种原因引起的产热过多、散热减少,导致体温升高超过正常范围。发热是临床上最常见的症状,可见于多种疾病,部分情况下可有生理性体温升高。由于致热原的作用使体温调定点上移而引起的调节性体温升高(超过 0.5 ℃),称为发热。

但体温升高不一定就是发热,人体某些生理情况出现的体温升高,如剧烈运动、月经前期及部分应激状态等,属于生理性反应,也有学者将其称为非病理性发热。

问题 2 是否所有发热的患者都需使用抗生素? 抗生素使用应遵循什么原则?

答:并非所有发热的患者都需要使用抗生素。抗生素的使用需遵循几个原则:

(1)需严格掌握适应证,可用可不用者尽量不用,除需考虑抗生素的针对性外,还需考虑药物的不良反应、体内过程与疗效关系。

（2）发热原因不明者不宜采用抗生素。

（3）病毒性感染的疾病不用抗生素。

（4）尽量避免抗生素的外用（如外科伤口换药）。

（5）严格控制预防性使用抗生素的范围。

问题 3 不同疾病所致发热类型常有不同,临床上常见的热型有哪些? 该患者属于哪种热型?

答:临床常见的热型包括以下几种。

1. 稽留热　多为高热,体温常在 39℃以上,昼夜间温度变动范围在 1℃以内,可持续数日或数周,见于某些急性传染病,如伤寒、斑疹伤寒、大叶性肺炎等(图 1-1)。

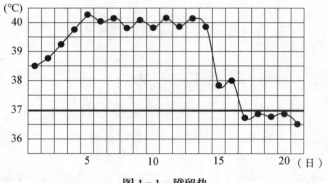

图 1-1　稽留热

2. 弛张热　多为高热,体温高低不等,发热时可达 39℃以上,昼夜变动范围大于 1℃,有时体温可降至 38℃以下,但最低温度仍在正常体温以上。常见于化脓性疾病、败血症、严重肺结核、川崎病、晚期肿瘤、恶性组织细胞病等(图 1-2)。

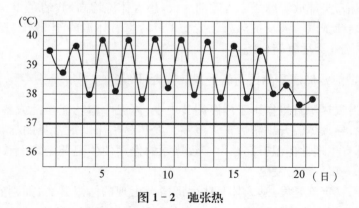

图 1-2　弛张热

3. 间歇热　临床较为常见的一种发热类型,体温骤升可达 39℃以上,持续数小时,又迅速降至正常水平或正常以下,间歇数小时至数日又如此反复发作,常见于疟疾、急性肾盂肾炎等(图 1-3)。

4. 波状热　体温逐渐升高,数日后又逐渐降至低热或正常温度,经数日后又逐渐上升,如此反复发作,体温曲线呈波浪型,见于布氏杆菌病(图 1-4)。

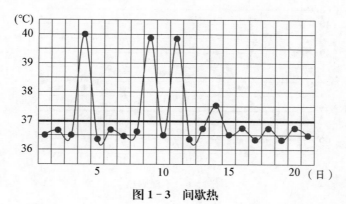

图1-3 间歇热

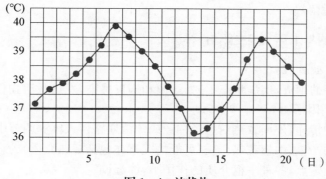

图1-4 波状热

5. 回归热　体温突然上升至39℃或以上,持续数天后又突然下降至正常水平,高热期与无热期各持续若干天后规律性交替一次。可见于回归热、霍奇金病、周期热等(图1-5)。

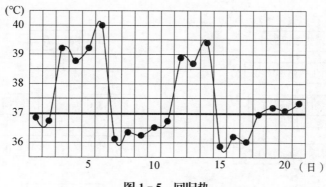

图1-5 回归热

6. 不规则热　发热时体温波动的范围极不规则,持续时间也不一定,体温曲线毫无规律。体温常在38℃左右或波动于37~40℃。临床可见于多种疾病,如上呼吸道感染、支原体肺炎、肺结核、胸膜炎、感染性心内膜炎、风湿热、白血病等,亦可见于药物或物理降温之干扰(图1-6)。

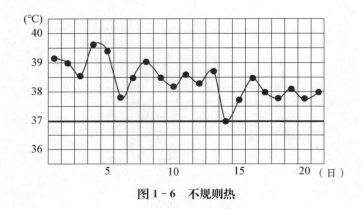

图 1-6 不规则热

根据该患者入院后的体温情况,前三天多为高热,昼夜间温度变动范围在 1℃ 以内,该患者的发热类型属于稽留热。

问题 4 发热过程的基本环节和主要机制是什么?

答:1. 发热的大致过程

(1)内生致热源的生成,疾病状态下,如细菌和病毒感染,发热激活物作用于机体细胞,产生和释放制热性细胞因子。

(2)致热信息的传递,外周致热信息经神经或体液通路传入体温调节中枢。

(3)中枢介质的产生,中枢致热介质(可能情况下亦包括解热介质)的合成和释放。

(4)重置体温调定点,各种中枢介质的作用下,体温调定点上移。

(5)信息的比较,来源于中枢及外周的体温信息与调定点进行比较,通过传出神经系统控制产热和散热平衡,进入发热时相变化。

2. 发热的主要机制 发热激活物作用于机体多种细胞,诱导其合成并释放致热性细胞因子,进而作用于下丘脑体温调节中枢,体温调定点上移,中枢调控产热于散热平衡,体温升高(图 1-7)。

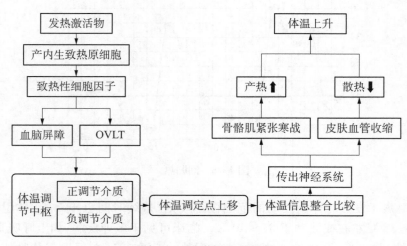

图 1-7 发热的主要机制

OVLT,下丘脑终板血管区

问题 5 发热可分为哪几个时相？每个时相的热代谢有哪些特点？有什么临床表现？

答：多数发热尤其急性传染病和急性炎症的发热，其临床经过大致可分三个时相，每个时相有各自的临床和热代谢特点。

1. **体温上升期** 发热的第一时相是中心体温开始迅速或逐渐上升，快者几小时或一昼夜就达高峰；慢者需几天才达高峰，称为体温上升期（stadium incrementi）。

热代谢特点：产热增多，散热减少，产热大于散热，因而体温升高。故当患者感到发冷或恶寒时，中心温度其实已上升了。

临床表现：此期许多患者自感发冷或恶寒，并可出现"鸡皮"和寒战、皮肤苍白等现象。

2. **高峰期** 当体温上升到与新的调定点水平相适应的高度后，就波动于较高的水平上，称为高峰期（peak period）或热稽留期（fastigium）。

热代谢特点：核心温度已升至新调定点水平，产热和散热在较高的水平上保持相对平衡，波动也可较大。

临床表现：此期患者自觉酷热，皮肤颜色发红、干燥，除寒战及"鸡皮"现象消失外，皮肤血管由收缩转为舒张。血温上升也有舒张血管作用，浅层血管舒张使皮肤血流增多，因而皮肤发红，散热也因而增加。

3. **体温下降期** 由于发热激活物、内生致热原及中枢发热介质的消除，体温调节中枢的调定点返回到正常水平，机体出现明显的散热反应，体温开始下降至正常水平，也可称为退热期（antipyretic phase）。

热代谢特点：散热增强，产热减少，患者体温开始下降，逐渐恢复到与正常调定点相适应的水平。

临床表现：体温下降，皮肤潮红、出汗或大汗，严重者甚至脱水、休克。

问题 6 机体出现发热时是否需立即降温？为什么？

答：并非机体一出现发热，就需立即降温，根据患者病情的不同需要区别对待，适当处理。

1. **发热的常规处理原则** 对于不过高的发热（体温<40 ℃）又不伴有其他严重疾病者，可不急于降温解热。尤其是存在某些潜在病灶的病例，除了发热以外，其他临床征象不明显（如结核病早期），若过早给予解热降温，会掩盖病情，延误原发疾病的诊断和治疗。因此，对于一般发热的患者，主要应针对物质代谢的加强和大汗脱水等情况，予以补充足够的营养物质、维生素以及水分等。

2. **必须及时降温的病例**

（1）高热（>40 ℃）病例：高热病例，尤其是体温达到 41 ℃以上者，中枢神经细胞和心脏可能受到较大的影响。此外，高热还可引起神经系统的改变，常出现昏迷、谵妄等症状。因此，对于高热病例，无论有无明显的原发病，都应尽早解热。尤其是小儿高热，容易诱发惊厥，更应及早预防。

（2）心脏病患者：发热时患者可出现心跳加速，循环加快，增加心脏负担，容易诱发心力衰竭。因此，对于心脏病患者及潜在的心肌损害者也须及早解热。

（3）妊娠期妇女：妊娠妇女若出现发热，也应及时解热。有临床研究报道，妊娠早期的妇女如出现发热或人工过热（如洗桑拿等）有致畸胎的危险；妊娠中、晚期，孕妇循环血量增多，心脏负担加重,发热会进一步增加心脏负担,有诱发心力衰竭的可能。

问题 7　根据发热的病理生理学基础,主要有哪些解热措施?为什么对患者采用乙醇擦浴,头部置冰袋?物理降温有哪些注意事项?

答:1. 常见的解热措施

(1) 药物解热

1) 化学药物:水杨酸盐类。其机制可能是,药物作用于视前区下丘脑前部(preoptic anterior hypothalamus, POAH)附近使中枢神经元的功能复原,阻断脑内前列腺素 E_2(prostaglandin E_2, PGE_2)合成,可能还以其他方式发挥作用。

2) 类固醇解热药:以糖皮质激素为代表,主要原理可能是:①抑制细胞因子的合成和释放;②抑制免疫反应和炎症反应;③中枢效应。

3) 清热解毒中草药:也有很好的解热作用,可适当选用。

(2) 物理降温

1) 体外降温:在高热或病情危急时,可采用物理方法降温。主要方法为将患者置于较低的环境温度中,加强空气流通以增加对流散热;也可用冰帽或冰袋冷敷头部、四肢大血管处用酒精擦浴以促进散热等。使用这些方法,主要是针对血管比较粗大的部位放置或者擦拭,使血管通过对外界的热量传递或者使血管扩张,造成扩张局部血流速增加,热量散发出体外。

2) 体内降温:体内降温无效者,可行胃或直肠冰盐水灌洗,或用无菌凉盐水进行腹膜腔灌洗。有条件的情况下,还可采用低温透析液(10 ℃)进行血液透析。

2. 物理降温的注意事项

(1) 酒精浓度不宜过高,否则酒精挥发过快,皮肤血管收缩影响散热。在物理降温过程中应随时给患者盖好被子,擦浴后半小时左右再测试体温,若体温不降应通知医生。

(2) 不能擦拭的部位:应当避开擦拭患者的枕后、耳廓、心前区、腹部、阴囊及足底部位,以防引起不良反应。

(3) 对儿童和酒精过敏者禁用酒精擦浴。由于酒精的渗透性很强,当渗透到皮肤内层就容易被人体吸收,发生酒精中毒,而婴幼儿的皮肤比较稚嫩,对酒精很敏感,极易吸收酒精,因此酒精擦浴会增加婴幼儿发生酒精中毒的风险。同时酒精擦浴也会使毛细血管收缩,从而加重病情。

(4) 特殊人群:有出血倾向皮疹、皮下出血点及伴有皮肤性损害的患者禁用酒精擦浴。特别是白血病患者,酒精擦浴往往会导致出血症状加重。

问题 8　发热对机体是有利还是有害?

答:人体发热是一种常见的病理现象,其对机体的影响不仅限于体温升高本身,还包括发热激活物、内生致热源及发热中枢介质对其他靶细胞的生物学效应,发热能引起机体各种代谢活动变化,其利弊不可一概而论。

1. 发热对机体的利处

(1) 发热是机体发出的一种重要信号,对疾病的防治有重要意义。

(2) 一定程度的发热对机体抵抗感染、清除有害因子有利。

(3) 发热属于机体非特异防御反应。发热过程中,在发热激活物的作用下,体内某些细胞产生和释放的能引起体温升高的物质为内生致热源。常见的内生致热源如 IL-1、IL-6、TNP、IFN 等细胞因子都具有免疫调节功能，可强化机体特异性及非特异性反应。

（4）发热时，物质代谢加快，能为机体提供更多代谢所需的营养物质，满足机体代谢需求。例如，发热时致热性细胞因子兴奋交感-肾上腺髓质系统、刺激窦房结，因而发热时心率加快。

（5）平均体温上升 1℃，心率增加 18 次/分。一定程度上的心率加快能提高心输出量，为组织器官代谢提供足够的氧气和营养物质。

（6）发热时呼吸运动也可加强，更多热量可经呼吸道散发，同时也会吸入更多氧气。

2. 发热对机体的弊端

（1）发热时体温升高，发热激活物，内生致热源和发热性中枢介质综合作用于机体对机体产生不利影响。

（2）发热时机体分解代谢旺盛，持续高热会引起机体能量物质过度消耗。

（3）发热也可导致机体消化液减少、胃肠蠕动减慢、消化吸收排泄功能障碍，患者出现食欲不振、厌食、恶心、腹胀等表现，从而引起消瘦或体重下降。

（4）发热时由于分解代谢加快、机体能量物质消耗过快而增加脏器负担。

（5）发热时大量促炎因子入血，也可损伤机体器官。发热甚至能在原有疾病基础上诱发相关脏器功能不全。例如：发热可使心率加快，加重心脏负担、增加心肌细胞耗氧量，诱发心功能障碍患者发生心力衰竭。

（6）持续体温升高可抑制大脑皮层和呼吸中枢，导致呼吸浅慢或不规则。而且发热过程要消耗氧气，体温超过 43℃时，可能引起人的死亡。

（7）发热时中枢神经系统兴奋，患者可出现头痛、头晕、烦躁、幻觉、谵妄的症状，持续发热则中枢神经系统由兴奋转为抑制，患者淡漠、嗜睡、昏睡、昏迷。长时间发热或体温升高过高可导致脱水、谵妄、高热惊厥等危重情况。

专家评析

　　发热是临床上最常见的症状之一，可见于多种疾病，部分情况下可有生理性体温升高，不同疾病所致发热类型常有不同，其处理方式也有所不同，根据发热的病理生理学基础，应当采取其适宜的处理方式。特别需要提醒的是，临床常采用的物理降温方式，是高热患者除药物治疗外，较简易、有效、安全的降温方法，临床护士一定要牢记物理降温的禁忌部位等注意事项，对一些特殊人群（如婴幼儿、有出血倾向、皮肤有破损等类型患者）进行物理降温时禁忌使用酒精。发热本身对机体来说有利有弊，并非患者一出现发热，就需立刻降温，我们需根据患者病情的不同区别对待，根据临床上发热的不同时相的特点进行适当处理。

（米洁　吕顺巧）

参考文献

［1］James W E，Sameer H J，Mike C，et al. The pathophysiological basis and consequences of fever［J］. Critical Care (London, England)，2016，20(1):200.

［2］田昆仑，黄英，苏娟，等. 病理生理学［M］. 昆明：云南大学出版社，2012,8:249.

［3］刘正印. 发热原因待查的诊断思路及处理原则［J］. 中国临床医生，2012,40(10):3-5.

病例 2 ▶ 呼 吸 困 难

患者女性，62岁，因"反复发作胸闷，气急15年，突发呼吸困难2天"急诊入院。患者自幼有咳嗽史，经常发作，15年前开始无任何诱因反复发作性胸闷、气喘，尤其在运动时，闻到油漆后或在月经期间发作或加重，偶尔在受凉后发作，每次发作经休息或药物治疗后可缓解，夜间发作较白天严重，同时有剧烈干咳。入院前4小时有感胸闷，呼吸困难，有濒死感，并出现面色青紫，大汗淋漓，到急诊后出现呼吸暂停，一过性意识丧失，经急诊救治后症状改善，于当日下午收治入院。否认有传染病史，遗传病史。

体格检查：神志清楚，T 36℃，静息时P 70次/分，稍做运动后P 95次/分，R 20次/分，BP 140/80 mmHg，皮肤黏膜无发绀，心率与脉搏一致，律齐，无杂音，双肺可闻及广泛吸气性哮鸣音，双下肢轻微水肿，余无异常发现。

实验室检查：动脉血气分析结果回示：pH 7.49，氧分压（PaO_2）85 mmHg，二氧化碳分压（$PaCO_2$）47 mmHg。

问题1　什么是呼吸困难？呼吸困难是否等于呼吸衰竭？

答：呼吸困难，是主观感觉和客观征象的综合表现。患者主观上感觉"吸气不足"或"呼吸费力"，严重时可出现张口呼吸、鼻翼扇动、端坐呼吸，甚至发绀，辅助呼吸肌参与呼吸运动；客观上表现为呼吸频率、节律和深度的改变。呼吸困难是呼吸衰竭的主要临床症状，但并非患者出现呼吸困难就一定是呼吸衰竭。

呼吸衰竭是指各种原因引起的肺通气伴（或不伴）换气功能障碍，致静息状态下不能维持足够的气体交换，引起低氧血症伴（或不伴）高碳酸血症，进而引起一系列病理生理改变及相关临床表现的综合征。按发病缓急可分为急性呼吸衰竭和慢性呼吸衰竭；按病理生理学改变及血气分析可分为Ⅰ型呼吸衰竭和Ⅱ型呼吸衰竭。

问题2　临床上引起呼吸困难的常见原因和主要分类有哪些？

答：引起呼吸困难的病因较多，主要为呼吸系统和循环系统疾病。在已确诊病例中，哮喘、慢性阻塞性肺疾病（chronic obstructive pulmonary disease，COPD）、充血性心力衰竭、肺水肿是主要原因，而肥胖、肺间质性疾病、缺血性心脏病也可导致呼吸困难。

1. **肺源性呼吸困难**

（1）气道阻塞。

（2）肺疾病。

（3）胸壁、胸廓与胸膜疾病。

（4）神经-肌肉疾病与药物不良反应。

（5）膈疾病与运动受限。

2. **心源性呼吸困难**　各种原因所致心力衰竭、心包填塞、压榨性心包炎、原发性肺动脉高压和肺栓塞(血栓栓塞、羊水栓塞、脂肪栓塞最常见)等。

　　3. 中毒性呼吸困难

　　(1) 各种原因引起的酸中毒。

　　(2) 急性感染与传染病。

　　(3) 药物和化学物质中毒。

　　4. 神经精神性呼吸困难

　　(1) 器质性颅脑疾病。

　　(2) 精神或心理疾病。

　　5. 血液性呼吸困难　　可见于重度贫血,因红细胞携氧减少,血氧含量降低,组织氧供不足所致。大出血或休克时,呼吸加快则与缺血和血压下降刺激呼吸中枢有关。

问题 3　呼吸困难分几级? 各级的特点是什么?

　　答:呼吸困难分为五级。

　　Ⅰ级:只有在剧烈运动时,患者才有呼吸困难的表现,其他情况下没有呼吸困难。

　　Ⅱ级:患者在平地快速步行时有气短的表现,或者在爬坡时气短。

　　Ⅲ级:表现为患者平地行走时慢于同龄人且有气短的表现,或者以自己的步速平地行走时必须停下来喘气休息。

　　Ⅳ级:表现为平地行走 100 m 以内就有气短的表现。

　　Ⅴ级:表现为患者连日常活动都不能正常进行,如穿衣等,必须卧床端坐呼吸。

问题 4　各类呼吸困难的主要临床症状是什么?

　　答:1. 肺源性呼吸困难

　　(1) 吸气性呼吸困难:吸气费力,重者因吸气肌极度用力,胸腔负压增大,吸气时胸骨上窝、锁骨上窝和各肋间隙明显凹陷,患者此时出现"三凹征",常伴干咳与高调吸气性喉鸣,提示为喉、气管与大支气管狭窄与阻塞。如患者突然出现考虑异物阻塞(儿童尤为多见)、喉痉挛、喉水肿;如年龄较大,逐渐出现,且呈进行性加重,则应当考虑喉与气管恶性肿瘤;如突然发生伴发热则考虑为喉炎、白喉等。

　　(2) 呼气性呼吸困难:呼吸费力,呼气时间明显延长而缓慢,听诊肺部常有干啰音,见于下呼吸道阻塞性疾病。如呼吸困难呈发作性,胸部听诊有弥漫性哮鸣音,若使用支气管扩张剂有效,则提示为支气管哮喘。

　　(3) 混合性呼吸困难:吸气和呼气都困难,呼吸频率加快、变浅,听诊肺常有呼吸音异常(减弱或消失),可有病理性呼吸音。主要见于广泛肺实质或肺间质病变,以及严重胸廓、膈肌、胸膜与神经-肌肉疾病。混合性呼吸困难呼气相更明显,胸廓外形如桶状,肺泡呼吸音减弱、呼气时间延长,提示为阻塞性肺气肿。

　　2. 心源性呼吸困难　　急性左心衰时,常出现阵发性呼吸困难,多在夜间熟睡中发生,称为夜间阵发性呼吸困难。此种呼吸困难又称"心源性哮喘",患者常于熟睡中突感胸闷憋气而惊醒,被迫端坐,惊恐不安,伴有咳嗽,轻者数分钟至数十分钟后症状逐渐缓解;重者呼吸困难加重、颜面青紫、大汗,有哮鸣音,甚至咳出大量浆液性血性痰,或粉红色泡沫样痰,听诊双肺底有较多湿性啰音,心率增快,有奔马律,多见于老年性高血压心脏病、冠心病、风湿性心脏病、心肌炎、心肌病和先天性心脏病等。右心衰竭患者亦常取半坐位以缓解呼吸困难，慢性肺心病的呼吸困难与其原发病亦有关；心包疾病患者喜取前倾坐位，以减轻增大的心脏对左肺的压迫。

3. 中毒性呼吸困难　因各种酸中毒所致者多为深长规则大呼吸（Kussmaul 呼吸），频率或快或慢，根据病因不同呼出气可有尿（氨）味（尿毒症）、烂苹果味（糖尿病酮症酸中毒）。

4. 神经精神性呼吸困难　因颅脑疾病所致者呼吸变慢变深，常伴有鼾声和严重呼吸节律异常，如呼吸遏制（吸气突然终止）、双吸气（抽泣样呼吸）等。癔症患者呼吸困难发作常表浅、频数，可达 60～100 次/分，并常因过度换气而出现口周、肢体麻木或手足搐搦等呼吸性碱中毒表现。神经症患者常伴胸部压抑感、气短，但仔细观察并无呼吸困难客观表现，偶尔在一次深长吸气之后伴有叹息样呼气，叹息之后自觉轻松舒适。

5. 血液型呼吸困难　表现为呼吸表浅、急促、心率增快。

参见表 1-1。

表 1-1　各类呼吸困难的主要症状及常见疾病

疾病分类		症状描述	常见疾病
肺源性呼吸困难	吸气性	吸气费力，伴有高调吸气性哮鸣音，出现"三凹征"	喉部、气管、大支气管的阻塞与狭窄
	呼气性	呼气延长伴哮鸣音	慢性支气管炎（喘息性）、支气管哮喘、COPD、弥漫性细支气管炎
	混合性	吸气和呼气均费力，呼吸频率增快、呼吸深度变浅、呼吸音异常	重症肺炎、肺水肿、气胸、肺间质纤维化、胸腔积液、急性呼吸窘迫综合征
心源性呼吸困难		日常劳动、平卧时加重，休息、坐位时减轻	急性左心衰、急性冠脉综合征、严重心律失常
中毒性呼吸困难		深而大或浅而慢的呼吸困难	CO 中毒、有机磷杀虫剂中毒、药物中毒、毒蛇咬伤
神经精神性与肌病性呼吸困难		呼吸节律改变，有时会出现手足搐搦	严重颅脑病变、重症肌无力危象、癔症
血液及内分泌性呼吸困难		心率快、相关疾病史	重度贫血、甲亢危象、糖尿病酮症酸中毒、尿毒症

注：COPD，慢性阻塞性肺疾病。

问题 5　呼吸困难应该做哪些检查？

答：1. 呼吸困难的实验室检查　血常规检查，在感染时有白细胞计数增高、中性粒细胞增高，过敏性疾病时嗜酸粒细胞计数增高；动脉血气分析也是患者在发生呼吸困难时重要的客观依据；支气管-肺疾病应注意痰量、性质、气味并做细菌培养、真菌培养。痰中找结核菌等也有一定诊断价值。

2. 呼吸困难的机械检查　因心肺疾患引起的呼吸困难均有明显的心肺 X 线征象。支气管造影诊断支气管扩张、支气管腺瘤和癌。心脏病患者可做心电图、超声心动图等检查。对 COPD、支气管哮喘等患者需做肺功能测定，以诊断肺功能损害的性质和程度。纤维支气管镜检查用于支气管肿瘤、狭窄、异物的诊断和治疗，肺穿刺活检对肺纤维化、肿瘤等意义重大。

问题 6 呼吸困难患者氧疗时应该注意些什么？

答：1. **注意掌握氧疗的一般原则** ①注意动脉血液气体改变。除紧急情况外，给氧前和治疗中应进行动脉血气分析，这对于选择给氧浓度、流量，维持预期的 PaO_2 水平，防止并发症及氧中毒都是必要的；②严格掌握给氧指征。轻度低氧血症，无症状，无发绀，一般不一定需要给氧，有呼吸困难者可以给氧。中度低氧血症，有呼吸困难和发绀，应用氧疗法不一定抑制患者的呼吸，但应密切观察病情变化。重度低氧血症，如高浓度给氧，极易抑制患者呼吸从而导致进行性肺泡通气不足，因此应引起注意。

2. **注意控制高浓度给氧及低浓度给氧** 氧疗是指通过严格控制吸入氧浓度来提高血氧饱和度的氧气吸入方法，多由呼吸机的氧浓度控制系统来精确完成。根据吸入氧浓度的不同可分为：

（1）低浓度氧疗（$FiO_2 < 35\%$）主要适用于有慢性二氧化碳潴留，此时主要为依赖低氧兴奋呼吸中枢的低氧血症患者，如 COPD 患者。该类患者的呼吸中枢对二氧化碳的敏感性下降，呼吸节律主要靠低氧对外周化学感受器的刺激，吸入高浓度氧气，可因低氧刺激的消失而发生呼吸抑制，加重二氧化碳潴留。

（2）中浓度氧疗（FiO_2 $35\% \sim 50\%$）适用于有明显 V/Q 血流比例失调或显著弥散障碍又无二氧化碳潴留的患者，如左心衰竭引起的肺水肿、心肌梗死、休克、脑缺血，特别是血红蛋白浓度低下或心排血量不足的患者。

（3）高浓度氧疗（$FiO_2 > 50\%$）适用于无二氧化碳潴留的严重 V/Q 比例失调的患者，如急性呼吸窘迫综合征（acute respiratory distress syndrome，ARDS）、急性严重低氧血症者、一氧化碳中毒以及 I 型呼吸衰竭经中浓度氧疗无效者。

3. **密切观察氧疗效果** 如呼吸困难等症状减轻或缓解，心跳正常或接近正常，则表明氧疗有效。否则应寻找原因，及时进行处理。

4. **氧疗应注意加温和湿化** 呼吸道内保持 37 ℃和 95%～100%的湿度是维持黏液纤毛系统正常清除功能的必要条件，故吸入氧气应通过湿化瓶和必要的加温装置，以防止吸入干冷的氧气刺激损伤气道黏膜，致痰干结和影响纤毛的"清道夫"功能。

5. **防止污染和导管堵塞** 对鼻塞、输氧导管、湿化加温装置、呼吸机管道系统等应经常定时更换和清洗消毒，以防止交叉感染。吸氧导管、鼻塞应随时注意检查有无分泌物堵塞，并及时更换，以保证有效和安全的氧疗。

专家评析

本病例是支气管哮喘所引发的呼吸困难，其特点是突然的、反复发作的喘息、呼气性呼吸困难、胸闷或咳嗽等，常于夜间和（或）清晨发作、加重，症状可自行缓解或经治疗后缓解。其主要护理诊断为气体交换受损等。护理此类患者需要注意：提供适宜环境，适宜的温度和湿度，避免粉尘、皮毛等诱因；根据病情提供舒适体位；给予营养丰富、高维生素、清淡流质或半流质饮食，避免食用可能诱发哮喘的食物；鼓励患者多饮水，大于 2500 mL/天，促使痰液排出；对症护理时注意保持呼吸道通畅，遵医嘱给予鼻导管或面罩吸氧，改善呼吸功能，一般吸氧流量为 2～4 L/min，还应当根据动脉血气分析结果和患者的临床表现，及时调整吸氧流量或浓度，吸入的氧气应加温、加湿，避免呼吸道干燥和寒冷气流的刺激而加重呼吸道痉挛；另外对于该类患者的心理护理及健康教育也相当重要。

（米洁　吕顺巧）

参考文献

［1］ Uccelli S，Pini L，Bottone D，et al. Dyspnea during night-time and at early morning in patients with stable COPD is associated with supine tidal expiratory flow limitation［J］. International Journal of Chronic Obstructive Pulmonary Disease，2020，15：2549 - 2558.

［2］ Novella C，Anna A，Antonietta C，et al. Diagnosis and treatment of pneumonia，a common cause of respiratory failure in patients with neuromuscular disorders［J］. Acta Myologica：Myopathies and Cardiomyopathies：Official Journal of the Mediterranean Society of Myology，2021，40(3)：124 - 131.

［3］ Lamia O B，Zeineb H，Sophia B，et al. Diagnosis of Sleep Apnea Syndrome in the ICU：A Case-Series of Survivors of Hypercapnic Respiratory Failure［J］. Annals of the American Thoracic Society，2021，18(4)：727 - 729.

病例 3 ▶ 过敏性休克

患者男性,56 岁,因外感风寒、受凉来医院就诊。主诉:咽痛、自感恶寒、发热。诊断:上呼吸道感染。

体格检查:咽部充血,扁桃体 Ⅱ 度肿大,T 37.5 ℃。给予生理盐水 250 mL＋青霉素 40 万单位静滴,滴速 40 滴/分。2 小时输液完毕后患者突感心慌、气短、呼吸困难,脉搏血压测不到,立即皮下注射 0.1% 肾上腺素 0.5 mL,氧气吸入,地塞米松 10 mg 静脉注射,5% 葡萄糖盐水 500 mL 加多巴胺 40 mg 静滴,双通道补液。10 分钟后 BP 60/40 mmHg, HR 120 次/分。给予琥珀酰明胶 500 mL 静滴,抬高下肢,半小时后 BP 90/60 mmHg, HR 110 次/分,2 小时后 BP 130/80 mmHg, HR 90 次/分,停用多巴胺,四肢变温暖,生命体征正常,病情稳定。

问题 1 该患者的主要诊断是什么? 诊断依据是什么?

答:其主要诊断是:过敏性休克。其诊断依据如下:

1. 血压急剧下降 血压急剧下降至休克水平,即 80/50 mmHg 以下。如果原来患有高血压的患者,其收缩压在原有的水平上猛降至 80 mmHg,亦可认为已进入休克状态。

2. 意识状态不稳定与模糊 开始有恐惧感、心慌、烦躁不安、头晕或大声叫喊,并可出现弱视、黄视、幻视、复视等;继而意识朦胧,乃至意识完全丧失,对光反射及其他反射减弱皆丧失。

具备血压下降和意识障碍,方能称之休克,两者缺一不可。若仅有休克的表现,并不足以说明是过敏性休克。

3. 过敏的前驱症状 包括皮肤潮红或一过性皮肤苍白、畏寒等;周身皮痒或手掌发痒,皮肤及黏膜麻感,多数为口唇及四肢麻感。继之,出现各种皮疹,多数为大风团状,重者见有大片皮下血管神经性水肿或全身皮肤均水肿。

4. 过敏原接触史 于休克出现前用药,尤其是药物注射史,以及其他特异性过敏原接触史,包括食物、吸入物、接触物、昆虫螫刺等。

问题 2 什么是过敏性休克? 其主要临床表现是什么?

答:过敏性休克,是外界某些抗原性物质进入已致敏的机体后,通过免疫机制在短时间内触发的一种严重的全身性过敏性反应,多突然发生且严重程度剧烈,若不及时处理,常可危及生命。昆虫刺伤及服用某些药品(特别是含青霉素的药品)是最常引发过敏性休克的原因,某些食物(如花生、贝类、蛋和牛奶)也会引起严重过敏性反应。

过敏性休克的临床表现与严重程度因机体反应性、抗原进入量及途径等不同而有很大差别。本病大多突然发生,约半数以上患者在接受病因抗原(如青霉素 G 注射等)5 分钟内发生症状,仅 10% 的患者症状起于半小时以后,极少数患者在连续用药的过程中出现。

1. 皮肤黏膜表现 往往是过敏性休克最早且最常出现的症状之一,包括皮肤潮红、瘙痒,继而广泛的荨麻疹和(或)血管神经性水肿;还可出现喷嚏、水样鼻涕、声音嘶哑等。

2. 呼吸道阻塞症状　喉头水肿和(或)支气管痉挛(哮喘)是本病多见的表现,也是最主要的死因之一。患者出现咽喉堵塞感、胸闷、气急、喘鸣、憋气、发绀以及因窒息而死亡。

3. 其他症状　较常见的有刺激性咳嗽、连续打喷嚏、恶心、呕吐、腹痛、腹泻,严重者可出现大小便失禁。

问题3　一旦确定患者出现了过敏性休克,该如何处理?

答:本病发生很快,因此必须及时做出诊断。凡在接受(尤其是注射后)抗原性物质或某种药物、蜂类叮咬后立即发生全身反应,而又难以用药品本身的药理作用解释时,应马上考虑到本病的可能。过敏性休克所致死亡可发生在几分钟内,迅速处理十分重要。开始治疗的关键是保持呼吸道通畅和维护有效的呼吸与循环功能。

(1) 立即停止进入并移除可疑的过敏原或致病药物。

(2) 确保患者气道开放,给氧。如果出现威胁生命的气道阻塞,立即气管插管或气管切开。

(3) 立即给肾上腺素,小儿 0.01 mg/kg,最大剂量 0.5 mg/次,皮下注射,必要时每隔 15 分钟重复 1 次;成人首次 0.5 mg,皮下或肌注,酌情重复。肾上腺素能通过 β 受体效应使支气管痉挛快速舒张,通过 α-受体效应使外周小血管收缩,此外,它还能对抗部分 I 型变态反应的介质释放,因此是救治本病的首选药物。如果出现低血压或对起始的肾上腺素剂量无反应,静脉给药 1:10 000 肾上腺素,输入生理盐水 20 mL/kg;如果低血压持续存在,予肾上腺素或多巴胺静脉滴注。

(4) 糖皮质激素,疗程不超过 3~5 日;或地塞米松,以 5% 葡萄糖注射液稀释后静滴,一般用药 1~3 日。

(5) 沙丁胺醇扩张支气管,吸入肾上腺素治疗哮喘。

(6) 抗过敏及其对症处理,常用的是扑尔敏或异丙嗪。

(7) 监测生命体征,最少观察 24 小时,临床表现严重需住院治疗。

问题4　过敏性休克的严重程度如何分级?

答:I 级——皮肤黏膜改变:红斑,伴或不伴血管源水肿、荨麻疹。

II 级——多器官中度改变:皮肤黏膜改变、低血压、呼吸困难、胃肠功能紊乱。

III 级——威胁生命的单器官或多器官重度改变:心功能下降、心动过缓或过速、皮肤黏膜改变、支气管哮喘、胃肠功能紊乱。

IV 级——心脏骤停。

问题5　过敏性休克的病因主要有哪些?

答:绝大多数的过敏性休克属 I 型变态反应。外界的抗原性物质(某些药物是不全抗原,进入人体后与蛋白质结合成为全抗原)进入体内能刺激免疫系统产生相应的 IgE 抗体,其中 IgE 的产量因体质不同而有较大差异。这些特异性 IgE 有较强的亲细胞特质,能与皮肤、支气管、血管壁等的"靶细胞"结合。此后当同一抗原物质再次与已致敏的机体接触时,就能激发广泛的 I 型变态反应,其中各种炎性细胞释放的组胺、血小板激活因子等是造成组织器官水肿、渗出的主要生物活性物质。

> **问题 6　为避免患者再次出现过敏性休克,应当注意些什么?**

答:过敏性休克的高危人群应明确自身的过敏原,并且进行有效的预防。具体的措施有:

(1) 避免滥用药物:是预防药物过敏性休克的重要措施。应严格掌握用药的原则。

(2) 仔细询问过敏史:用药前必须详细询问患者有无过敏史,对有过敏史的患者应提高警惕。

(3) 可以做皮肤过敏试验:按规定进行药物的皮肤过敏试验,对抗毒血清可进行脱敏治疗。

(4) 加强观察:对于有过敏史的患者用药后加强观察,以防意外发生。对于有可能引起过敏的药物,注射药物后应留观 20～30 分钟,以防发生意外。

> **问题 7　对于过敏性休克,应当设立应急预案,具体该如何做?**

答:(1) 立即平卧,遵医嘱皮下注射肾上腺素 1 mg,小儿酌减,注意保暖。

(2) 给予氧气吸入,呼吸抑制时应遵医嘱给予人工呼吸,必要时配合施行气管切开。

(3) 发生心搏骤停,立即进行心肺复苏等抢救措施。

(4) 迅速建立静脉通路,补充血容量。

(5) 密切观察患者意识,生命体征,尿量及其他临床变化。

(6) 准确地记录抢救过程。

专家评析

过敏性休克的表现和严重程度会因个体反应、抗原进入量及途径等不同存在巨大差异。本病大多突然发生,一半以上患者在接受病因抗原(如青霉素 G 注射等)5 分钟内发生症状,仅 10% 患者症状起于 30 分钟以后,极少患者在连续用药的过程中出现,本病例就是典型的因青霉素过敏引起的较为严重过敏性休克。

对患者而言,严重的过敏性休克可能会迅速致死,其死亡可发生在数分钟内。尤其在患者注射抗原性物质、某种药物或蜂类叮咬后即刻发生全身反应,而又难以以药品本身的药理作用解释时,应马上考虑到本病的可能。迅速正确的处理尤为重要,抢救的关键在于保持呼吸道通畅和维护有效的呼吸与循环功能。对于过敏性休克的高危人群应明确自身的过敏原并进行有效预防。

（米洁　吕顺巧）

参考文献

[1] 陈诚,邓莉,刘松青,等. 重庆市 2015～2020 年药源性过敏性休克报告分析[J/OL]. 中国药物警戒:1 - 10[2023 - 02 - 27]. DOI:10. 19803/j. 1672 - 8629. 20220570.

[2] 唐希希. 输液过程中的药物过敏性休克的急救护理体会[J]. 实用临床护理学电子杂志,2020,5(12):102,174.

病例 4 ▶ 高血压危象

患者男性，69岁，发现高血压8年，头晕头痛2天，加重1天急诊入院。入院前8年，患者体检时发现血压高达"150/100 mmHg"，一日监测血压3次，均高于正常，当时就诊于当地诊所给予口服"卡托普利片"，一直规律服药，血压控制尚可。近2天来，患者血压高达"220/100 mnHg"，在家未行特殊治疗，就诊于医院门诊，测血压为"180/100 mmHg"，遂以"高血压3级（极高危）"收入我科，患者自发病来，精神可，食欲欠佳，睡眠及二便均正常。

体格检查：精神欠佳，视物模糊，头晕头痛，无恶心，无呕吐，无耳鸣，无发热、大汗，无胸闷、胸痛。

实验室检查：头颅CT示未见明显异常。

问题1　什么是高血压危象？

答：高血压危象（hypertension crisis），包括高血压急症及亚急症，是指原发性和继发性高血压在疾病的发展过程中，在某些诱因作用下发生暂时性的全身细小动脉强烈痉挛，导致血压急骤、过度升高，病情急剧恶化，并引起心、脑、肾及视网膜等主要靶器官功能严重受损的一组严重危及生命的临床综合征，其发生率约为5%。收缩压或舒张压急剧升高，无靶器官急性损伤者定义为高血压亚急症。需要强调的是，靶器官损害而非血压水平是区别高血压急症与高血压亚急症的关键。患者血压的高低并不完全代表患者的危重程度，是否出现靶器官损害及哪个靶器官受累不仅是高血压急症诊断的重点，也直接决定治疗方案的选择，并决定患者的预后。

问题2　高血压危象的分类及主要表现是什么？

答：因累及器官的不同，有不同的临床表现，除测量血压以确定血压准确性外，应仔细检查心血管系统、眼底和神经系统，关键在于了解靶器官损害程度，评估有无继发性高血压。主要的临床表现有：神志变化、剧烈头痛、恶心、呕吐、心动过速、面色苍白、呼吸困难等，严重者可导致死亡。

（1）血压：舒张压高于130 mmHg，血压突然升高。

（2）眼底视网膜病变：出血、渗出和（或）视神经乳头水肿。必要时可做散瞳检查。新发的出血、渗出、视神经乳头水肿情况存在则提示高血压急症。

（3）神经系统表现：头痛、嗜睡、抽搐、昏迷。注意评估患者的意识状态、有无脑膜刺激征、视野改变及局部病理性体征等。

（4）心脏：心脏增大，可出现急性左心衰竭。患者出现呼吸困难，肺部听诊可发现有无肺水肿。心脏检查可发现心脏扩大、颈静脉怒张、双肺底湿啰音、病理性第三心音或奔马律。

（5）肾脏：少尿、氮质血症、尿毒症的表现。腹部听诊可闻及肾动脉狭窄导致的杂音。

（6）胃肠道：恶心、呕吐。

问题 3　高血压危象的主要诊断依据是什么？

答：（1）患者多数有原发或继发高血压史。

（2）血压显著升高，常以舒张压升高更明显，舒张压常高于 120～130 mmHg。

（3）眼底检查显示视网膜出血、渗出及视神经乳头水肿。

（4）伴或不伴有不同程度心、脑、肾功能障碍症状体征及实验室检查异常表现，可考虑诊断高血压危象。重点在于病因的鉴别诊断。

问题 4　处理高血压急症的患者，其降压治疗的主要原则是什么？

答：需要及早准确评估病情风险。对于高血压亚急症，需要密切监测，调整口服降压药，逐渐控制血压。对于高血压急症，需要快速、平稳降压，减轻靶器官损害，积极查找病因。

1. **高血压急症**　以防止或减轻心、脑、肾等重要脏器的损害为目的，早期对患者进行评估、做出危险分级，针对患者的具体情况制订个体化的血压控制目标和用药方案，迅速恰当地将患者血压控制在目标范围内。其中，采取紧急措施保护靶器官是高血压急症的首要任务。降压治疗的目标值如下。

1）降压治疗第一目标：高血压急症降压治疗的第一目标是在 30～60 分钟内将血压降低到一个安全水平。由于患者基础血压水平各异、合并的靶器官损害不一，这一安全水平必须根据患者的具体情况决定。除特殊情况外（缺血性脑卒中、主动脉夹层），建议第 1～2 小时内使平均动脉血压迅速下降但不超过 25%。一般掌握在近期血压升高值的 2/3 左右。在紧急降压治疗时，需要充分认识到血压的自身调节的关键性。如果通过治疗血压急骤降低，缩小血管床的自身调节空间，可导致组织灌注不足和（或）梗死。

2）降压治疗第二目标：在达到第一目标后，应放慢降压速度，加用口服降压药，逐步减慢静脉给药的速度，逐渐将血压降低到第二目标。建议在后续的 2～6 小时内将血压降至约 160/100～110 mmHg，根据患者的具体病情适当调整。

3）降压治疗第三目标：若第二目标的血压水平可耐受且临床情况稳定，在以后 24～48 小时逐步降低血压达到正常水平。

2. **高血压亚急症**　患者血压升高对短期预后无明显影响，而血压的突然下降会伴随严重的神经系统并发症，并影响预后，且初始的快速降压并不改善长期的血压控制，故初始治疗应在休息并观察的前提下，逐渐给予口服降压药治疗，以期在数天内将血压逐渐控制。在降压监测中，如果血压数值仍然维持较高，且出现靶器官损害征象，需要按照高血压急症进行治疗。

问题 5　常用的降压药有哪些？在这些药物应用过程中的观察重点是什么？

答：根据高血压危象不同类型选出疗效最佳、不良反应最小的降压药，将血压降至安全水平。具体的药物选择包括：依据临床情况，选择下列药物的单独或联合使用。常用的降压药物主要有利尿剂、肾上腺素能受体阻滞剂、周围交感神经抑制剂、血管扩张剂。

1. **利尿剂**　噻嗪类、帕胺类和氯噻酮、储钾利尿剂、袢利尿剂，具体如：氢氯噻嗪、氯噻酮、吲达帕胺等，其不良反应可能有：低血钾，血糖和血尿酸、胆固醇增高。呋塞米，其不良反应可能有：过度利尿可致低血压、低血钾。

2. 肾上腺素能受体阻滞剂　β受体阻滞剂,α受体阻滞剂,α、β受体阻滞剂,中枢神经和交感神经抑制剂,具体如:阿替洛尔、美托洛尔,其不良反应可能有:患者出现心动过缓、心力衰竭、支气管痉挛、恶心、腹泻、抽搐、头晕、乏力、雷诺现象等,还可能升高患者的血清三酰甘油、胆固醇水平和降低高密度脂蛋白胆固醇水平,冠心病患者突然停药可诱发心绞痛。哌唑嗪、特拉唑嗪、苯苄胺、酚妥拉明,其不良反应可能有:患者出现头痛、头晕、乏力、心动过速、首剂低血压(哌唑嗪)。拉贝洛尔,引起的不良反应与β受体阻滞剂相似。盐酸可乐定、甲基多巴,其不良反应可能有:患者出现疲乏、嗜睡、性功能减退、可逆性肝损害、狼疮样综合征(甲基多巴)、体位性低血压、嗜睡、口干、停药后血压反跳(可乐定);针对由药物引起的可能出现的以上不良反应,应重点关注。

3. 周围交感神经抑制剂　罗鞭木类节后交感神经抑制剂,具体如:利血平,其不良反应包括:鼻塞、心动过缓、胃酸过多、腹泻、乏力、嗜睡、水肿等,大量或长期服用可致严重抑郁和消化道出血。硫酸胍乙定,可能会引起患者出现口干、乏力、腹泻、鼻塞、水肿、阳痿、体位性低血压等。

4. 血管扩张剂　直接血管钙拮抗剂,血管紧张素转换酶抑制剂,具体如:肼屈嗪、双肼屈嗪,其可能会引起患者出现心率增快、乏力、头痛、恶心、呕吐、腹泻、周围神经炎等。长期大量服用(>400 mg/d)可引起类风湿性关节炎和系统性红斑狼疮的表现。米诺地尔,其不良反应包括:钠和水潴留、毛发增多、恶心、心动过速、心绞痛等。硝苯地平、氨氯地平、非洛地平缓释片、拉西地平、尼群地平、尼索地平、尼卡地平及缓释片、尼莫地平、地尔硫草或缓释片、维拉帕米缓释片,可能会引起患者出现颜面潮红、头痛、眩晕、心悸、胃肠道不适、体位性低血压等表现。地尔硫草与维拉帕米尚可抑制窦房结功能和心脏传导。

问题 6　高血压危象发生的主要原因有哪些?

答:常见诱因包括精神创伤、情绪波动、过度疲劳、寒冷刺激、气候变化和内分泌失调等。紧张、疲劳、寒冷、嗜铬细胞瘤发作、突然停服可乐定或肾上腺素能受体阻滞剂类降压药、摄入较大剂量拟交感类药物、某些心脏或血管手术等为常见的诱发因素,高血压危象在高血压的任何阶段包括早期都可发生,有动脉硬化病变的血管特别容易痉挛收缩;偶可发生在服用优降宁或三环类抗抑郁剂患者,当摄入富含酪氨酸的食物(如奶酪)或饮酒之后亦可发生。

专家评析

高血压危象主要包括高血压急症及亚急症,需要强调的是靶器官损害是区别高血压急症与高血压亚急症的关键,正确测量血压是至关重要的环节之一,另外还应仔细检查心血管系统、眼底和神经系统,评估其有无继发性高血压。对于高血压急症患者的处理,必须严格遵循降压治疗的主要原则,根据目标血压值有计划进行降血压,在降压过程中,除要仔细记录血压水平外,对于降压药物的主要副作用也应当密切观察和及时处理。高血压急症患者待病情稳定后,寻找血压异常升高的可纠正原因或诱因是预防再次复发的关键,对于有高血压病史的患者,不适当减药、停药和其他诱发因素未得到很好控制都会诱发高血压急症;提高高血压患者的知晓率、治疗率和控制率可有效预防高血压急症的发生。对于高血压急症患者,还应定期评估靶器官,及早发现靶器官损害,积极采取相关有效干预措施,避免出现靶器官的进行性损害。

（米洁　吕顺巧）

参考文献

［1］Kim W D，Kim B S，Shin J H. Association of anaemia with long-term mortality among patients with hypertensive crisis in the emergency department[J]. Annals of Medicine，2022，54（1）：2752-2759.

［2］Onor I C O，Hill L M，Famodimu M M，et al. Association of serum magnesium with blood pressure in patients with hypertensive crises：A Retrospective cross-sectional study[J]. Nutrients，2021，13（12）：4213.

［3］任慧琴,乔着意,王梅,等.56例老年高血压危象患者的急救治疗体会[J].第三军医大学学报,2012,34(24):2452+2455. DOI:10.16016/j.1000-5404.2012.24.014.

病例 5 ▶ 低血糖危象

患者男性,31 岁,因头痛 3 小时,昏迷 2 小时伴抽搐急诊入院。入院前 6 小时,患者空腹饮啤酒 400 mL,3 小时后头痛、头晕,头痛发作 1 小时后突然昏迷,院外未予处理,急诊入院。入院后立即予以 10% 水合氯醛 10 mL 肛注,抽搐停止,予以 50% 葡萄糖 50 mL 静脉推注,并静滴 10% 葡萄糖、电解液及能量合剂,80 分钟后患者突然明显烦躁,持续 1 分钟后神志清醒,自诉排尿,尿常规检查无异常,酮体(一),此时体温已渐上升,复查血糖已升至正常水平,连续 2 日查空腹血糖均在正常范围,血 T_3、T_4、TSH 无异常,痊愈出院。

体格检查:患者牙关紧闭,间段抽搐,四肢呈阵挛状,双目向右侧凝视,口吐白沫,神志不清,深昏迷,眼睑无浮肿,双瞳等大等圆,约 5 mm,光反射存在。颈软,甲状腺无肿大,双肺、心脏及腹部查体无异常,肝脾无肿大。体温不升,R 22 次/分,P 98 次/分,BP 100/65 mmHg。神经系统:膝腱反射消失,右侧巴氏征(+)。

实验室检查:头部 CT 检查未见异常,血 K^+、Na^+、Cl^- 正常,CO_2 结合力 18.1 mmol/L,血糖 2.1 mmol/L。

问题 1 根据病例,患者的初步诊断是什么? 该病可能出现的危害是什么?

答:(1) 该患者的初步诊断是低血糖危象。低血糖危象是指血糖降低,静脉血浆中葡萄糖浓度小于正常值,引起交感神经过度兴奋和中枢神经异常等一系列症状和体征。

(2) 通常,当成人血糖小于 2.8 mmol/L 时,可认定为血糖降低。但由于个人体质不同,有人在出现低血糖时没有症状,而有人会觉得虚弱、嗜睡、发抖、混乱、饥饿及头晕。皮肤苍白、头痛、激动、震颤、流汗、心跳加速、发冷、抽筋感以及突然间的情绪改变及行为改变,如无事哭泣、笨拙或痉挛性的活动、无法集中注意力、嘴部周围麻刺感等都是低血糖的症状。若症状一直未得到改善,患者可能出现脑功能障碍,如惊厥、反应迟钝、昏迷甚至是死亡。

问题 2 该患者发病的主要原因可能是什么?

答:1. 血糖来源减少

(1) 肝源性低血糖:常见于重症肝炎、肝硬化、肝癌晚期患者。其机制可能如下:

1) 肝细胞广泛损害致肝糖原合成和储备严重不足,糖原分解减少、糖异生障碍。

2) 肝细胞对胰岛素的灭活减少,使血浆胰岛素水平增高。

3) 肝癌或肝硬化时对葡萄糖消耗增多。癌组织产生胰岛素样物质。

4) 肝内雄激素灭活减弱而使其血中含量增高。拮抗生长激素及胰高血糖素的作用。

5) 有关糖原代谢的酶系功能失常或不足,因酶缺陷致肝糖异生障碍引起低血糖,见于遗传性代谢性肝病,如糖原累积病和半乳糖血症等。

(2) 肾源性低血糖:肾脏在正常情况下糖异生能力只有肝脏的 1/10。长期饥饿时肾糖异生能力则可大大增加。慢性肾衰竭导致低血糖症的机制是多方面的,主要包括:

1）血液中丙氨酸水平降低，肾脏糖原异生底物不足。

2）肾脏对胰岛素清除率下降。

3）肾性糖尿病患者由泌尿系统失糖过多。

（3）胰岛素拮抗激素缺乏性低血糖：胰高血糖素是升高血糖的主要激素，生理状态下，血糖降低会触发胰高血糖素的分泌并减少胰岛素的释放。胰高血糖素缺乏导致低血糖症的机制是：

1）胰高血糖素与受体结合障碍，使糖原合成酶活性增高而抑制磷酸化酶，肝糖原分解减少，血糖降低。

2）2,6-二磷酸果糖的合成增加，糖酵解被激活，糖异生减少。

3）抑制磷酸烯醇式丙酮酸羧激酶的合成，激活肝 L 型丙酮酸激酶，抑制肝脏摄取血液中的氨基酸从而抑制糖异生。此外，其他拮抗激素如糖皮质激素、肾上腺素、儿茶酚胺等缺乏均能导致低血糖症的发生。

（4）酒精性低血糖：酒精是一种胰岛素增敏剂，当肝糖原储备量不足、肝糖原耗尽时，酒精通过抑制糖异生造成低血糖症。此外，大量饮酒者可因慢性酒精中毒，引起下丘脑-垂体-肾上腺轴功能异常，导致机体低血糖时对刺激促肾上腺皮质激素分泌的反应差，加重低血糖反应。

（5）葡萄糖摄入不足：年老体弱、重症慢性疾病、消化道肿瘤、吞咽困难、精神病和精神性厌食等患者可由于食物摄入不足而诱发低血糖症状。

2. 血糖去路增加

（1）胰岛 B 细胞瘤性低血糖：胰岛 B 细胞瘤又称胰岛素瘤，是器质性低血糖症中最常见的原因，临床上以反复发作的空腹期低血糖症为主要特征。由于肿瘤或 B 细胞增殖造成胰岛素分泌过多，使糖原分解减少，组织利用葡萄糖增加，糖异生减弱而导致低血糖发生。

（2）胰外肿瘤性低血糖：除胰岛 B 细胞瘤外，还有许多胰外肿瘤可引起低血糖症，临床表现与胰岛 B 细胞瘤所致低血糖相似，病情较严重，患者多于饥饿时发生低血糖，其机制可能为：①肿瘤组织代谢旺盛，葡萄糖消耗增多。②患者进食减少，肝糖原贮备不足，糖异生原料减少。③肿瘤分泌类胰岛素样物质 ICF-2，抑制机体胰高血糖素和生长激素的分泌。

（3）自身免疫性低血糖：自身免疫性疾病所致低血糖症与抗胰岛素自身抗体和抗胰岛素受体自身抗体形成有关。其作用机制如下：

1）抗胰岛素自身抗体与胰岛素结合后，胰岛素与肝脏和外周组织的受体结合下降，不能发挥胰岛素的生理作用，造成高血糖；另一方面，抗胰岛素自身抗体与胰岛素的解离使胰岛素迅速发挥作用亦可造成低血糖。患者血液中胰岛素与自身抗体的结合、解离均不受血糖水平调控，造成反复发作的高血糖和低血糖并存。

2）抗胰岛素受体抗体具有很强的胰岛素活性，其活性比胰岛素强 10 倍，抗胰岛素受体抗体与胰岛素受体结合产生类胰岛素作用也可引起低血糖。

（4）反应性低血糖：主要是由于自主神经功能失衡，迷走神经兴奋性增高使胃排空加速，胰岛素分泌过多而引起低血糖。此外还见于：

1）胃大部切除术患者进食后胃排空过快，葡萄糖迅速吸收入血，从而刺激胰岛素大量分泌。其分泌高峰晚于血糖高峰，多于进食后 2 小时左右出现，引起继发性急性低血糖反应。

2）2 型糖尿病早期，由于患者的胰岛 B 细胞早期分泌迟钝，胰岛素快速分泌相出现障碍。胰岛素从胰岛 B 细胞释放延迟，表现为葡萄糖耐量试验（oral glucose tolerance test，OGTT）

的早期为高血糖,继之出现迟发性低血糖反应。

3)特发性反应性低血糖,可能与胰高血糖素受体的降解和受体敏感性下降及分泌障碍有关。

(5)药源性低血糖:口服降血糖药和(或)注射胰岛素也是造成低血糖的常见原因,尤其是老年人或肝肾功能不全者会因为药物不能及时清除而出现低血糖。另外,还有一些常用药物也可以诱发低血糖,如β肾上腺素能受体拮抗剂、血管紧张素转化酶抑制剂、奎尼丁、水杨酸类、复方磺胺甲噁唑、环丙沙星、加替沙星等单独或与其他药物合用均有引起低血糖的可能。

(6)脓毒血症性低血糖:脓毒血症患者常发生低血糖,其原因为脓毒血症时葡萄糖利用增加,主要表现为富含巨噬细胞的组织如肝、脾、肺等葡萄糖利用增加。此外,脓毒血症时,细胞因子如白介素-1、白介素-6和肿瘤坏死因子-a释放,使胰岛素分泌增多,刺激葡萄糖转运,导致葡萄糖生成和利用紊乱从而引起低血糖反应。

(7)葡萄糖消耗过多:常见于哺乳期妇女、剧烈运动或长时间重体力劳动后,尤其是自主神经功能不稳定或糖原储备不足者。临床还常见于中度腹泻、高热和重症甲状腺功能亢进者。

问题3　该疾病的主要临床表现有哪些?

答:主要分为自主(交感)神经过度兴奋表现和脑功能障碍的表现。

1. **交感神经过度兴奋表现**　出汗、神经质、颤抖、无力、眩晕、心悸、饥饿感,归因于交感神经活动增强和肾上腺素释放增多(可发生于肾上腺切除患者)。

2. **中枢神经系统的表现**　意识混乱,行为异常(可误认为酒醉),视力障碍,木僵,昏迷和癫痫;皮质下受抑制时患者可出现躁动不安,甚至惊厥、锥体束征阳性;波及延脑时,患者进入昏迷状态,各种反射消失;如果低血糖持续得不到纠正,常不易逆转,患者甚至可能死亡。

问题4　该疾病的急救处理该怎么做?

答:低血糖症状会随血糖恢复正常而很快消失,脑功能障碍症状则在数小时内逐渐消失,较重低血糖时,需要数天或更长时间才能恢复。由于严重持久的低血糖发作易导致不可逆性脑损伤甚至死亡,故及早识别和防治低血糖症尤为重要。

1. **低血糖发作时的处理原则**　低血糖发作时的处理原则主要是解除神经缺糖症状。轻者口服糖水、含糖饮料,进食糖果、饼干、面包、馒头等即可缓解。重者和疑似低血糖昏迷的患者,应及时测定血糖,立即给予50%葡萄糖液60~100 mL静脉注射,继以5%~10%葡萄糖液静脉滴注,必要时可加用氢化可的松100 mg和(或)胰高糖素0.5~1 mg肌内或静脉注射。

2. **病因学防治**　针对引起低血糖症的不同病因,应采取相应的治疗。如胰岛素瘤导致的低血糖症,应及早进行肿瘤切除术;因口服降糖药物引起低血糖症,则应及时调整药物用法、用量。同时,应注意规律定时、定量进食、适量运动,避免过度疲劳及剧烈运动,防止葡萄糖过度消耗;此外,患者外出时应随身携带糖果、饼干之类,并随身携带患者求助卡,以防发生意外。

问题5　对于一些被昏迷、镇静治疗、血流动力学不稳定等因素影响的危重患者,如果其发生了低血糖,会有些哪些表现?

答:(1)不明原因的烦躁、大汗、呼吸增快。

(2)突然出现意识障碍加重或意识丧失。

（3）不能解释的心律失常。

（4）血压突然降低或升高、休克。

在临床上，ICU 里易发生低血糖的患者主要包括：严重感染，有肝、肾、心脏、脑等多器官功能损害者，年老衰弱伴意识能力差者，消瘦营养不良者，伴有低体温者，垂体/肾上腺病变者，既往有内分泌疾病者，长期慢性疾病者，长期应用糖皮质激素者。在严重的情况下，患者可能丧失意识，甚至昏迷。长期的糖尿病患者，由于某些对低血糖反应的机能受到破坏，所以可能无任何警觉性症状，发生低血糖时并不察觉，当血糖低到某一程度，便马上昏迷，是极度危险的一种表现。

问题 6　血糖的正常范围是多少？

答：1. 空腹血糖正常值

（1）一般空腹全血血糖为 3.9～6.1 mmol/L，血浆血糖为 3.9～6.9 mmol/L。

（2）空腹全血血糖≥6.7 mmol/L、血浆血糖≥7.8 mmol/L，2 次重复测定可诊断为糖尿病。

（3）当空腹全血血糖在 5.6 mmol/L 以上，血浆血糖在 6.4 mmol/L 以上，应做糖耐量试验。

（4）当空腹全血血糖超过 11.1 mmol/L 时，表示胰岛素分泌极少或缺乏。因此，空腹血糖显著增高时，不必进行其他检查，即可诊断为糖尿病。

2. 餐后血糖正常值

（1）餐后 1 小时：血糖 6.7～9.4 mmol/L，最多也不超过 11.1 mmol/L。

（2）餐后 2 小时：血糖≤7.8 mmol/L。

（3）餐后 3 小时：第 3 小时后恢复正常，各次尿糖均为阴性。

3. 孕妇血糖正常值

（1）孕妇空腹不超过 5.1 mmol/L。

（2）孕妇餐后 1 小时：餐后 1 小时血糖值一般用于检测孕妇糖尿病检测中，权威数据表明孕妇餐后 1 小时不得超过 10.0 mmol/L 才是血糖的正常水平。

（3）孕妇餐后 2 小时：餐后正常血糖值一般规定不得超过 11.1 mmol/L，而孕妇餐后 2 小时正常血糖值规定不得超过 8.5 mmol/L。

专家评析

低血糖危象与高血糖危象是 ICU 病房较为常见的内分泌及代谢急危重症，严重者有出现中枢神经损害、致残和致死的风险。低血糖危象是因血糖水平过低（<2.2 mmol/L）和（或）血糖下降过快导致，临床是以出现脑功能受损和自主神经兴奋性异常为主要表现的综合征，严重者可致永久性神经系统损害甚至死亡。早期识别低血糖危象，及时正确处理是改善预后和提高救治成功率的关键，尽快提高血糖水平，待患者血糖稳定后，逐步检查输糖速度，切忌突然停止输注葡萄糖，以防反跳性胰岛素分泌增多，再次诱发低血糖危象。

（米洁　吕顺巧）

参考文献

［1］李庆印,陈永强. 重症专科护理［M］. 北京:人民卫生出版社. 2018.

［2］葛均波,徐永健,王辰. 内科学［M］. 9 版. 北京:人民卫生出版社. 2018.

［3］张波,桂莉. 急危重症护理学［M］. 4 版. 北京:人民卫生出版社. 2017.

［4］王建枝,钱睿哲. 病理生理学八年制教材［M］. 3 版. 北京:人民卫生出版社. 2015.

［5］赵庆华. 危重症临床护理实用手册［M］. 北京:人民卫生出版社. 2014.

病例 6 ▶ 糖尿病酮症酸中毒

患者女性,55 岁,因"意识障碍 10 小时"急诊入院。既往有糖尿病史 5 年,未规律服药。

体格检查:患者嗜睡,双侧瞳孔直径 3 mm,光反应(＋),皮肤干燥,巩膜无黄染,双肺呼吸音粗,呼吸深快,呼气中有烂苹果味,R 25 次/分,T 38 ℃,P 120 次/分,BP 145/78 mmHg,腹软,无压痛、反跳痛。

实验室检查:末梢血糖 19.05 mmol/L,血酮体 4.1 mmol/L;血气析示:pH 7.15,乳酸 16 mmol/L,$PaCO_2$ 18 mmHg,PaO_2 170 mmHg,HCO_3^- 12.8 mmol/L,Na^+ 128 mmol/L,K^+ 3.12 mmol/L;尿常规尿蛋白(＋),尿 pH 5.6,尿酮体(＋＋);糖化血红蛋白(HbA1c)为 6.5％。转入 ICU 后给予补液、控制血糖、维持内环境稳定等治疗。

问题 1　根据病情,该患者发生了什么情况?

答:该患者发生了糖尿病酮症酸中毒(diabetic ketoacidosis,DKA),属于中度症状。

问题 2　DKA 诊断标准有哪些?

答:DKA 的诊断主要依靠实验室指标,包括 3 个方面:血糖＞13.9 mmol/L,尿酮或血酮阳性,pH＜7.3 或血清碳酸氢盐水平＜18.0 mmol/L。

根据酸中毒的严重程度及精神状态的改变,可将 DKA 分为轻度、中度、重度(表 1-2)。

表 1-2　糖尿病酮症酸中毒的诊断标准

DKA	血糖 (mmol/L)	动脉血 pH	血清 HCO_3^- (mmol/L)	尿酮体[a]	血清酮体[a]	血浆有效渗透压[b]	阴离子间隙 (mmol/L)[c]	神经状态
轻度	＞13.9	7.25～7.30	15～18	阳性	阳性	可变	＞10	清醒
中度	＞13.9	7.00～＜7.25	10～＜15	阳性	阳性	可变	＞12	清醒/嗜睡
重度	＞13.9	＜7.00	＜10	阳性	阳性	可变	＞12	木僵/昏迷

注:a.硝普盐反应方法;b.血浆有效渗透压的计算公式:$2×([Na^+]+[K^+])$(mmol/L)+血糖(mmol/L);c.阴离子间隙的计算式:$[Na^+]-([Cl^-]+[HCO_3^-])$(mmol/L)。

问题 3　DKA 主要临床表现有哪些?

答:DKA 多起病急骤,常在 24 小时内发生。

(1)轻度表现:酮症或酸中毒早期代偿段,患者常有多尿、口渴、多饮、乏力、疲劳等原糖尿病症状的加重或上述症状首次出现。

(2)中度表现:酸中毒发展渐至失代偿阶段,病情迅速恶化,可见患者面颊潮红、口唇樱红、食欲减退、恶心、呕吐或有腹痛(易误诊为急腹症)、极度口渴、尿量显著增多等,常伴有头痛、烦躁、嗜睡、呼吸加深(酸中毒深大呼吸),伴有烂苹果味,pH<7.0时,患者可发生呼吸中枢抑制。

(3)重度表现:患者出现严重失水、尿量减少、皮肤黏膜干燥、弹性差、眼球凹陷、眼压降低、声音嘶哑、脉搏细速、四肢湿冷、血压下降、并发休克或心、肾功能不全。部分患者还可出现与感染不相称的低体温及精神症状。当病情发展到晚期,患者的各种反射迟钝,甚至消失,最终陷入昏迷。

问题4　DKA 发生的诱因有哪些?

答:Ⅰ型糖尿病有发生 DKA 的倾向;Ⅱ型糖尿病亦可发生 DKA。

DKA 的发生诱因包括急性感染、胰岛素减量不当或突然中断治疗、饮食不当、胃肠疾病、脑卒中、心肌梗死、创伤、手术、妊娠、分娩及精神刺激等。发达国家,DKA 最常见诱因是治疗依从性差,其次是感染及新发糖尿病;发展中国家最常见的诱因是感染和医疗护理欠缺。目前我国 DKA 诱因中占首位的仍是感染,其次是治疗依从性差。

问题5　DKA 的治疗原则有哪些?

答:DKA 的治疗以预防为主。包括控制好患者的糖尿病,及时防止感染等措施。

DKA 的治疗原则为尽快补液以恢复血容量、纠正失水状态,降低血糖,纠正电解质及酸碱平衡失调,同时积极寻找和消除诱因,防治并发症,降低病死率。对单有酮症者,需适当补充液体和胰岛素治疗,直至血清酮体消失。

问题6　DKA 液体治疗如何实施?

答:DKA 患者液体丢失总量 3～6 L,一经诊断应立即开始液体治疗,能纠正失水,恢复血容量和肾灌注,有助于降低血糖和清除酮体。

治疗中补液速度应先快后慢,第 1 小时输入生理盐水,速度为 15～20 mL/(kg·h)(一般成人 1.0～1.5 L)。随后补液速度取决于脱水程度、电解质水平、尿量等。诊断后 24 小时内应补液以替代总失水量,补液治疗是否有效,要看血流动力学(如血压)、出入量、实验室指标及临床表现。

对有心、肾功能不全者,在补液过程中要监测血浆渗透压,并经常对患者心脏、肾脏、神经系统状况进行评估以防止补液过多。

当 DKA 患者血糖≤13.9 mmol/L 时,需补充 5%葡萄糖并继续胰岛素治疗,直至血清酮体、血糖均得到控制。

问题7　如何对 DKA 患者实施胰岛素治疗?

答:胰岛素治疗对降低血糖、抑制脂肪分解和酮体生成至关重要,但治疗前应监测血钾浓度。在大多数患者中,胰岛素注射后 1～2 小时导致酸中毒恶化的风险要小于低钾血症加重和引起心律失常的风险。

推荐采用连续胰岛素静脉输注 0.1 U/(kg·h),但对于重症患者,可采用首剂静脉注射胰岛素 0.1 U/kg,随后以 0.1 U/(kg·h)速度持续输注。若第 1 小时内血糖下降不足 10%,或有条件监测血清酮体时,血清酮体下降速度<0.5 mmol/(L·h),且脱水已基本纠正,则增加

胰岛素剂量至 1 U/h。

缓解标准如下：血糖＜11.1 mmol/L，血清酮体＜0.3 mmol/L，血清 HCO_3^-≥15 mmol/L，血 pH＞7.3，阴离子间隙≤12 mmol/L。需注意，不可完全依靠监测尿酮值来确定 DKA 的缓解，因尿酮在 DKA 缓解时仍可持续存在。

问题 8　DKA 患者电解质紊乱如何纠正？

答：DKA 患者常发生轻至中度高钾血症。随着胰岛素的使用、酸中毒的纠正、补液扩容等治疗的进行，血钾浓度下降，若患者尿量正常，血钾＜5.2 mmol/L，推荐补钾治疗；若治疗前已有低钾血症，且尿量≥40 mL/h 时，在补液和胰岛素治疗同时必须补钾。严重低钾血症可危及生命，若发现血钾＜3.3 mmol/L，应优先进行补钾治疗，当血钾升至 3.5 mmol/L 时，再开始胰岛素治疗，以免发生心律失常、心脏骤停和呼吸肌麻痹。补钾过程中遵循补钾原则，即尿少不补钾，补钾不过量，速度不过快，禁止静脉注射 10% 氯化钾。口服是最安全的补钾途径。同时注意监测电解质、心电图、血镁、血磷等指标，及时发现异常并纠正。

问题 9　DKA 患者酸中毒如何纠正？

答：DKA 患者在注射胰岛素治疗后会抑制脂肪分解，进而纠正酸中毒，一般认为无需额外补碱。但严重的代谢性酸中毒可能会引起心肌受损、脑血管扩张、严重的胃肠道并发症以及昏迷等严重并发症。指南推荐仅在 pH＜7.0 的患者中考虑适当补碱治疗，且需每 2 小时测定 1 次血 pH，直至其维持在 7.0 以上。治疗中加强复查，防止过量。

问题 10　DKA 急诊识别及处理要点有哪些？

答：血酮体床边监测对诊断糖尿病急症有一定意义，能鉴别单纯的高血糖和 DKA，能较单独血糖监测更快速有效地诊断 DKA，避免误诊、误治，有助于分诊时对患者做出快速诊断。糖尿病患者在患急性疾病、血糖持续＞16.7 mmol/L、妊娠或有任何 DKA 症状等情况下均应监测血酮体。测试毛细血管血 β-羟丁酸能快速发现 DKA，是取代尿酮体检测的一个可靠、有效的方法。

一旦出现血酮体阳性，应立即给予小剂量胰岛素静脉滴注治疗，并根据用药后患者血糖下降程度进行调整，以每小时血糖下降 4.2～5.6 mmol/L 较理想。待血酮体稳定转阴，患者恢复进食后可改用胰岛素皮下注射。

问题 11　该患者治疗后好转出院，如何对其进行宣教？

答：（1）当随机血糖超过 19.05 mmol/L（血清酮体≥3 mmol/L）时，可预警 DKA。

（2）控制血糖，糖尿病自我管理。

（3）规律用药，增强依从性，定时监测血糖。

（4）养成良好的生活习惯，在医师指导下进行运动治疗。

专家评析

本病例表现为糖尿病酮症酸中毒，给予补液、控制血糖、纠正内环境紊乱后，患者症状好转，血糖逐步控制、血酮体转阴，内环境稳定。

糖尿病酮症酸中毒是一种罕见但具有潜在致死性的高血糖危象,由于胰岛素严重缺乏和升糖激素不适当升高引起的糖、脂肪和蛋白质代谢严重紊乱综合征,临床以高血糖、高血酮体和代谢性酸中毒为主要表现,可见于1型和2型糖尿病患者。糖尿病酮症酸中毒的发生常有诱因,包括急性感染、胰岛素不适当减量或突然中断治疗、饮食不当、胃肠疾病、脑卒中、心肌梗死、创伤、手术、妊娠、分娩、精神刺激等。一旦糖尿病患者发生酮症酸中毒,应尽快补液以恢复血容量、纠正失水状态,降低血糖,纠正电解质及酸碱平衡失调,同时积极寻找和消除诱因,防治并发症,降低病死率。对单有酮症者,需适当补充液体和胰岛素治疗,直到酮体消失。对于糖尿病患者来说,长期坚持严格控制血糖是预防酮症酸中毒发生的最有效措施,因此,做好糖尿病患者及家属糖尿病相关基础知识宣教,提高对酮症酸中毒的认识,一旦怀疑出现了酮症酸中毒应及早到医院就诊至关重要。

(李晓青)

参考文献

[1] 中华医学会糖尿病学分会. 中国高血糖危象诊断与治疗指南[J]. 中华糖尿病杂志,2013,5(8):449-461.

[2] 中华医学会糖尿病学分会. 中国2型糖尿病防治指南(2017年版)[J]. 中国实用内科杂志,2018,38(4):292-344.

[3] Umpierrez G, Korytkowski M. Diabetic emergencies-ketoacidosis, hyperglycaemic hyperosmolar state and hypoglycaemia [J]. Nature Reviews Endocrinology, 2016,12(4):222-232.

[4] Xu Y, Bai J, Wang G, et al. Clinical profile of diabetic ketoacidosis in tertiary hospitals in China: a multicentre, clinic-based study [J]. Diabet Med, 2016,33(2):261-268.

[5] 中华医学会内分泌学分会. 中国糖尿病血酮监测专家共识[J]. 中华内分泌代谢杂志,2014,30(3):177-183.

[6] Peters A L, Buschur E O, Buse J B, et al. Euglycemic diabetic ketoacidosis: a potential complication of treatment with sodium-glucose cotransporter 2 inhibition [J]. Diabetes Care, 2015,38(9):1687-1693.

[7] Kamel K S, Schreiber M, Carlotti A P, et al. Approach to the treatment of diabetic ketoacidosis [J]. Am J Kidney Dis, 2016,68(6):967-972.

[8] Gao L, Li Y, Fei D, et al. Prevalence of and risk factors for diabetic ketosis in Chinese diabetic patients with random blood glucose levels >13.9 mmol/L: Results from the China study in prevalence of diabetic ketosis (CHECK) study [J]. Journal of Diabetes, 2018,10(3):249-255.

病例 7 ▶ 甲状腺危象

患者女性，38 岁，因"咳嗽、活动后气喘 1 周，意识障碍、心肺复苏术后 14 小时"入院。入院 1 周前，患者受凉后出现咳嗽、活动后气喘，入院前 14 小时，患者晨起后，无明显诱因突发呕吐少量胃内容物，欲解大便，后很快出现躁动不安，全身大汗，呼之不应，予以气管插管、心肺复苏术等抢救治疗，抢救时长约 12 分钟。入院后查甲状腺功能 TSH＜0.015 mU/L，FT$_3$ 32.14 pmol/L，FT$_4$ 65.38 pmol/L，心脏彩超示 EF 53％，左房饱满，左室增大，二尖瓣前叶钙化伴对合错位及中度关闭不全，轻度主动脉瓣关闭不全，轻度肺动脉高压，轻度三尖瓣关闭不全，既往有"甲亢"病史 15 年，未规律服药及定期复查，甲状腺功能不佳，反复出现心慌不适。

体格检查：T 38.5℃，P 140 次/分，R 30 次/分，BP 140/35 mmHg，患者神志浅昏迷，查体不合作，头颅无畸形，巩膜无黄染，眼球突出，双侧瞳孔等大等圆，直径约 2 mm，对光反射消失。气管插管在位，呼吸机辅助通气，口唇无发绀，颈软，无抵抗，双侧甲状腺 Ⅱ 度肿大，胸廓无畸形，呼吸运动对称，听诊两肺呼吸音粗，双下肺可闻及少许湿啰音，HR 140 次/分，心律齐，各瓣膜听诊区未及明显杂音。腹部膨隆，压痛及反跳痛，肠鸣音减弱，脊柱及四周无畸形，肌张力高，肌力 1 级，双下肢轻度水肿。生理反射存在，病理反射未引出。

问题 1　患者能否诊断甲状腺危象？诊断依据是什么？

答：患者可以诊断甲状腺危象。甲亢危象的诊断主要依赖临床症状和体征，患者有甲亢的病史和特异体征如突眼、甲状腺肿大及有血管杂音等，同时该患者甲功 TSH＜0.015 mU/L，FT$_3$ 32.14 pmol/L，FT$_4$ 65.38 pmo/L。依据表 1 甲状腺危象诊断标准，患者诊断标准评分为 90 分，高度提示甲状腺危象（表 1-3）。

表 1-3　甲状腺危象诊断标准

诊断参数	分值	诊断参数	分值
1. 温度调节功能失常		无	0
体温（℃）		轻度（烦躁）	10
37.2～37.7	5	中度（谵妄、精神病、昏睡）	20
37.8～38.2	10	重度（癫痫、昏迷）	30
38.3～38.8	15	3. 胃肠-肝脏功能异常	
38.9～39.4	20	无	0
39.5～39.9	25	中度（腹泻，恶心或呕吐，腹痛）	10
≥40	30	重度（无法解释黄疸）	20
2. 中枢神经系统异常		4. 心血管异常	

（续表）

诊断参数	分值	诊断参数	分值
心动过速每分钟心率（次/分）		中度（双肺底啰音）	10
90～109	5	重度（肺水肿）	15
110～119	10	房颤	
120～129	15	无	0
130～139	20	有	10
≥140	25	5.诱因	
充血性心力衰竭		无	0
无	0	有	10
轻度（足水肿）	5		

注：总分≥45 高度提示甲状腺危象；25～44 提示危象先兆；<25 排除危象。

问题2 什么是甲状腺危象？

答：甲状腺危象是内分泌系统疾病中较常见的急症之一，多发生于甲状腺功能亢进（简称：甲亢）未得到及时治疗或治疗不充分的患者，是甲亢病程中出现的一种严重并发症，表现为甲亢症状的急骤加重和恶化，可危及患者的生命。

（1）发病率：甲亢危象常在未诊断或治疗不彻底的久病甲亢患者中发生，新诊断或经治疗病情已得到控制的患者中少见。现甲亢手术前均用抗甲状腺药物准备，故甲亢危象较少发生。甲亢危象一般占住院甲亢人数的 1%～2%。

（2）年龄与性别：男女比例为 1∶4.8。各年龄均可发病，儿童少见，中老年人较多见。

（3）甲状腺：弥漫性和结节性甲状腺肿的甲亢患者均可罹患危象。甲亢患者中 2/3 甲状腺呈重度肿大，甚至进入胸腔，压迫气管。

（4）甲亢的类型：甲状腺性甲亢，分为：毒性弥漫性甲状腺肿（Graves 病），毒性多结节性甲状腺肿，自主性高功能甲状腺结节，甲状腺癌（滤泡性甲状腺癌），新生儿甲亢，碘甲亢。垂体性甲亢，分为：垂体瘤（TSH 瘤）致甲亢，非垂体瘤致甲亢（垂体型 TH 抵抗症）。伴肿瘤甲亢，分为：绒毛膜上皮癌伴甲亢葡萄胎伴甲亢肺癌、消化系统（胃、结肠、胰）癌等伴甲亢，卵巢甲状腺肿伴甲亢。甲状腺炎性甲亢，分为：亚急性甲状腺炎，桥本甲状腺炎，放射性甲状腺炎，药源性甲亢。

问题3 甲状腺危象临床表现有哪些？

答：主要临床表现：甲亢危象的典型临床表现为高热、大汗淋漓、心动过速、频繁呕吐及腹泻、极度消耗、谵妄、昏迷。严重者出现休克、心肺功能衰竭、黄疸及电解质紊乱甚至死亡。

（1）体温：急骤上升，高热 39 ℃以上，大汗淋漓，皮肤潮红，继而汗闭，皮肤苍白和脱水。高热是甲亢危象与重症甲亢的重要鉴别点。

（2）中枢神经系统：精神变态，极度烦躁不安，谵妄，嗜睡，最后昏迷。

（3）心血管系统：心动过速，常达 160 次/分以上，与体温升高程度不成比例。可出现心律失常，如早搏、室上性心动过速、心房纤颤、心房扑动或房室传导阻滞等，也可以发生心力衰竭。

最终血压下降,陷入休克。一般有甲亢性心脏病者较易发生危象,一旦发生甲亢危象也促使心脏功能恶化。

（4）胃肠道:食欲极差,恶心,频繁呕吐,腹痛,腹泻甚为突出,每日可达十数次,体重锐减。

（5）肝脏:肝脏肿大,肝功能不正常,终至肝细胞功能衰竭,出现黄疸。黄疸的出现是预后不良的征兆。

（6）电解质紊乱:多数患者有电解质紊乱,约半数患者有低钾血症,1/5 患者有低钠血症。

（7）淡漠型甲亢危象:小部分甲亢危象患者临床表现不典型,其特点是表情淡漠、嗜睡、反射降低、低热、恶病质、明显无力、心率慢、脉压小,突眼和甲状腺肿常是轻度的。

问题 4　甲状腺危象的危险因素有哪些?

答:甲状腺危象可能危险因素:年龄≥60 岁;甲亢合并感染;甲亢合并创伤、手术;合并房颤;合并心肌梗死;合并糖尿病酮症酸中毒;合并肾功能衰竭;[131]I 治疗后;甲状腺损伤。

问题 5　该患者发生甲状腺危象的诱因是什么?

答:大多数甲亢危象的患者在发病大多受到某种诱因诱发,比如:感染、非甲状腺手术、外伤、急性心肌梗死、甲状腺手术、心律失常等,其中感染为最常见原因。该患者有"甲亢"病史15 年,未规律服药及定期复查,甲状腺功能不佳,近期受凉存在上呼吸道感染。

问题 6　甲状腺危象治疗措施有哪些?

答:一旦确诊甲状腺危象,需及时抢救,行综合治疗(表 1-4)。
（1）去除可能的诱因。
（2）保证足够的热量和液体补充。
（3）有高热症状者积极降温,必要时进行人工冬眠。
（4）有心力衰竭症状者使用洋地黄并利尿。

表 1-4　甲状腺危象的处理

治疗药物	剂量和途径	作用
抗甲状腺功能亢进药物		
丙硫氧嘧啶(PTU)	500～1 000 mg 立即,以后 250 mg 每 4 小时 1 次,口服或经胃管注入或直肠给药	抑制甲状腺激素合成外,大剂量抑制外周组织 T_4 向 T_3 转化(只有 PTU 有该作用)
甲巯咪唑(MMI)(备选)	60 mg 立即,以后 20 mg 每 8 小时 1 次,经胃管注入或直肠给药	
碘剂		
复方碘溶液(SSPI 液)或饱和的碘化钾溶液	应用抗甲状腺药物 1 小时之后,SSPI 液 5 滴,6 小时 1 次,饱和碘化钾溶液 5 滴,每 6 小时 1 次	抑制甲状腺内释放甲状腺激素
碘化钠		
碳酸锂(备选)		

(续表)

治疗药物	剂量和途径	作 用
β受体阻断剂		
普萘洛尔	口服,60~80 mg,每 4 小时 1 次	拮抗甲状腺激素的外周作用,制外周组织 T_4 向 T_3 转化
艾司洛尔	0.5~1.0 mg 稀释后缓慢静注	
糖皮质激素		
氢化可的松	200~300 mg 静脉滴注,每 6 小时 1 次	纠正肾上腺皮质功能相对不足,抑制免疫反应,阻断 T_4 向 T_3 的转化
地塞米松(备选)	2 mg 静注,每 6 小时 1 次	

(5)给予抗甲状腺药物,大剂量应用,以对甲状腺素合成进行抑制,如表 1-4。

(6)透析和血浆置换:甲状腺激素的主要代谢途径是肝脏代谢,当出现甲亢后可导致大量甲状腺激素不能有效被清除,同时,甲状腺激素还不同程度的影响肝内各种酶的活力,进而出现黄疸、肝功能异常等表现,血浆置换可迅速降低循环中甲状腺激素水平,当上述常规治疗方法治疗无效时可以选用。但血浆置换疗效是一次性,仅能维持 24~48 小时。

(7)对症支持治疗和诱因治疗:同时给予吸氧、镇静、补充营养、降温,纠正水、电解质和酸碱平衡紊乱,寻找并解除诱因,积极治疗各种并发症和合并症,防治多器官功能衰竭。

问题 7　甲状腺危象急救护理措施有哪些?

答:(1)密切观察病情变化:一旦患者发生甲状腺危象须转入 ICU 治疗,进行心电监护,密切观察神志、体温、脉搏、呼吸、血压并详细记录出入量。

(2)治疗护理:保持静脉输液通畅,抢救药品及时输入,给予多种维生素及液体的补充。①降低血液中甲状腺激素的水平,迅速抑制甲状腺激素的释放和合成,抑制 T_4 向 T_3 转化,首选丙基硫氧嘧啶、卢戈液。昏迷及吞咽困难患者采用鼻饲给药。②保持患者呼吸道通畅,平躺时头稍前倾、偏向一侧,防止舌后坠,利于口腔内分泌物流出,防止吸入性肺炎。床边备用气管插管盘及负压吸引装置。③迅速阻滞儿茶酚胺释放,降低周围组织对甲状腺素的反应,可选用心得安。④拮抗应激:可使用氢化可的松或地塞米松。⑤防治感染:选用广谱抗生素,如头孢类。⑥补液:患者因发热、大量出汗及呕吐、腹泻等,往往有较明显失水,故每日补充液体应在 3 000~6 000 mL,同时防止电解质失衡。⑦加强对症治疗及护理:对有精神症状,如躁动、谵妄或昏迷的患者,要注意安全,如床档保护、防止意外事故的发生,必要时予镇痛镇静治疗及保护性约束。对心动过速(心率≥160 次/分),体温升高,出现心律失常,心力衰竭或血压下降,有心衰危象者,予以吸氧,注意控制输液速度(≤30 滴/分)。若 T≥39 ℃,伴大汗淋漓、皮肤潮红,应积极进行物理降温及药物降温,必要时可使用异丙嗪进行人工冬眠,避免使用水杨酸制剂。因水杨酸制剂可竞争性与甲状腺激素结合球蛋白结合,使游离 T_3 和游离 T_4 水平升高。此外,大剂量水杨酸制剂还可使代谢率加快。腹泻严重者应注意肛周护理,便后清洗肛门、预防肛周感染。

问题 8　甲状腺危象还应注意预防哪些并发症?

答:(1)防止院内感染:长期服用抑制甲状腺激素释放和合成的药物,极易出现白细胞下降,致使患者机体抵抗力低下,应予重视。严格无菌操作,保持管道密闭、清洁、通畅。

（2）预防压力性损伤的发生:保持皮肤的清洁,床单的整洁,卧床患者勤翻身,注意受压部位血液循环。

（3）其他:心律失常、内环境紊乱。

问题 9　甲状腺危象缓解期应如何护理?

答:应重视缓解期护理。

（1）饮食护理:给予禁碘饮食,嘱患者多饮水,给高热量、高蛋白质、高糖及多种维生素饮食,水肿、心衰者给予低盐、高蛋白质饮食。肾功能受损者限制蛋白及盐的摄入,肝功能受损者限制脂肪的摄入,血糖升高者给糖尿病饮食、注意少食多餐。

（2）服药指导:指导患者要按时按量服药,不能随意减药或停药,或自行增加药量,服药疗程要足。

（3）心理护理:细心观察患者,积极与患者交流,了解和掌握患者心理,因势利导、耐心回答患者提出的问题,针对个体情况进行耐心细致的卫生宣教,讲述甲亢危象的诱发因素,提供详细的诊治患者资料,使患者对甲亢危象有较全面的认识、积极配合治疗。

（4）做好出院指导,预防复发:指导患者出院后除坚持服药外,要定期到门诊随访,每隔30～40 天复查血象,甲功、肝、肾功一次,稳定情绪,并指出焦虑、恐惧、惊吓、情绪不稳及持久的精神紧张、情绪过分激动可使病情易于复发,指导患者在工作中要进行自我调节、消除精神压力,保持情绪稳定,避免从事较为激烈的活动,减少心脏负担;合理安排日常生活、不熬夜、保证充足的休息和睡眠;对突眼患者,嘱其保护好角膜、结膜,睡前涂眼膏或眼药水,防止感染,外出时戴墨镜,避免阳光和风、沙、灰尘的污染刺激,指导患者每天做眼球运动以改善眼肌功能。

专家评析

本病例表现为甲亢合并甲状腺危象,在快速识别后,给予尽早治疗,迅速纠正严重的甲状腺毒症和诱发疾病;抑制新的甲状腺激素的合成,阻止储存的甲状腺激素的释放,抑制 T_4 向 T_3 的转换;阻断 β 肾上腺素能受体兴奋症状;解除诱因,加强支持疗法,患者甲状腺危象得到控制。

甲状腺危象也称甲亢危象,是一种危及生命的内分泌急症,其特征是由严重甲状腺毒症引起的多器官衰竭,多发生于严重或久患甲亢未治疗或治疗不充分的患者,常见诱因有感染、手术、创伤、精神刺激等。由于甲状腺危象缺乏特异性诊断指标,早期诊治存在困难,导致病死率较高。美国一项研究纳入 121 384 例在 2004 年至 2013 年确诊的甲状腺毒症患者,其中 19 723（16.2%）被诊断为甲状腺危象。在日本住院患者中,甲状腺危象年发病率为 0.2/100 000 人,患者数占所有甲状腺毒症患者的 0.22%,占住院甲状腺毒症患者的 5.4%,病死率超过 10%。也有文献资料显示甲状腺危象病死率为 20% 左右。多器官衰竭和急性心力衰竭是常见的死亡原因。早期疑诊、及时诊断和强化治疗将提高甲状腺危象患者的存活率。

此外,一旦患者发生甲状腺危象,临床医护人员需掌握以下急救措施用于改善这些患者的死亡率。包括:快速抑制甲状腺素的合成和分泌（予以抗甲状腺药、碘剂）,迅速降低循环血中甲状腺素水平（血浆置换、透析）,降低周围组织对甲状腺素的反应（β_2 肾上腺素能阻断剂、利血平或胍乙啶),保护重要脏器,防治器官功能衰竭(予以退热剂、糖皮质激素或人工冬眠)。

(李晓青)

参考文献

[1] Swee D S,Chng C L,Lim A. Clinical characteristics and outcome of thyroid storm:a case series and review of neuropsychiatric derangements in thyrotoxicosis 1[J]. Endocrine Practice,2015,21(2):182 - 189.

[2] 向甜,石光清,邱娟,等.手术后分化型甲状腺癌患者首次^{131}I清除残余甲状腺组织的治疗疗效分析[J].中国医师杂志,2015,17(7):978 - 980.

[3] 周细华,吴鹏飞.体重指数对于甲状腺术后患者药物替代治疗剂量预测的研究[J].中国医师杂志,2017,19(12):1879 - 1881.

[4] 刘光辉.甲状腺危象的识别和治疗[J].医师在线,2019,9(31):32 - 33.

[5] 周敬伟,刘国莉.妊娠期甲状腺危象的早期识别及诊治策略[J].中华产科急救电子杂志,2018,7(2):86 - 89.

[6] 郑彩虹,郗光霞,高林琳,等.甲状腺危象死亡相关危险因素分析[J].中国医师杂志,2019,21(7):1085 - 1087.

[7] 《中国医学论坛报》.全科医生小词典——甲状腺危象[J].中国全科医学,2015,(12):128.

[8] 中华医学会,中华医学会杂志社,中华医学会全科医学分会,等.甲状腺功能亢进症基层诊疗指南(2019 年)[J].中华全科医师杂志,2019,18(12):1118 - 1128.

[9] 林果为,王吉耀,葛均波.实用内科学[M].15 版.北京:人民卫生出版社,2017.

病例 8 ▶ 急性水、电解质、酸碱平衡紊乱

一、高钾血症和低钙血症

患者男性,52 岁,因颜面浮肿伴腹胀半年,加重 2 天,晨起小便时突发呼吸困难,于 2020 年 6 月 20 日由 120 急救车送至医院急诊入院。患者 3 年前开始无诱因出现口干、多饮、多尿、饥饿多食,在当地医院查血糖升高,诊断为 2 型糖尿病,平素使用胰岛素控制血糖,随机血糖控制在 10～20 mmol/L,血糖控制欠佳,高血压病史 2 年余,长期服用降压药,血压控制尚可。患者 1 个月前因甲状腺功能亢进接受了甲状旁腺切除术。因近日未控制饮食,大量饮水,并于 1 天前进食柑橘 3 个,今晨小便时出现全身乏力,突发呼吸困难,遂来院就诊。

体格检查:患者神志模糊,呼吸困难,颜面肿如球,眼睑似卧蚕,腹部胀满,双下肢严重水肿,四肢末梢冰凉,听诊双下肺明显湿啰音,体温不升,R 20 次/分,HR 46 次/分,BP 68/45 mmHg,经皮动脉血氧饱和度(SpO$_2$)84%,心律不齐,心电图如下图(图 1-8),四肢肌力及肌张力尚正常,左前臂见自体动静脉内瘘成形术后改变。急查肾功能示:血糖(GLU) 32.79 mmol/L,肌酐 761.9 μmol/L、尿素氮 19.43 mmol/L、尿酸 553 μmol/L,电解质示:钾 7.20 mmol/L,钙 1.25 mmol/L,游离钙 0.46 mmol/L,镁 1.11 mmol/L,白蛋白 3.6 g/dL。

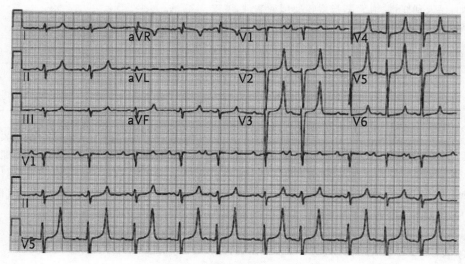

图 1-8　患者入院心电图

问题 1 ┃ 根据病例,该患者可能出现哪种类型的电解质紊乱? 诊断依据是什么?

答:高钾血症,低钙血症。**诊断依据:**血清钾正常浓度为 3.5～5.5 mmol/L,患者血清钾

7.2 mmol/L,临床表现有:呼吸困难,肌无力,迟缓性麻痹,肌束颤动,腱反射消失,手足麻木等,心电图示 T 波高尖,QT 延长。钙 1.25 mmol/L(正常值 2.10～2.58 mmol/L),术后甲状旁腺激素迅速下降导致钙稳态失衡,产生低钙血症和其他电解质紊乱。低钙血症时,心室动作电位及 ST 段延长,引起 QT 间期延长。

转入 ICU 后,诊断:糖尿病肾病、高钾血症,甲状旁腺切除术后,低钙血症,2 型糖尿病,急性左心衰,高血压病 3 级。

问题 2　钾离子的生理作用是什么?

答:钾在人体的主要生理作用是:①维持细胞的正常代谢。②维持机体(主要是细胞内)容量、离子、渗透压及酸碱平衡。③维持神经肌肉细胞膜的应激性。④维持心肌的正常功能。钾 98% 分布在细胞内,浓度为 150～155 mmol/L,构成机体钾库;2% 在细胞外,血浆钾仅占总量 0.3%,血浆钾浓度为 3.5～5.5 mmol/L,细胞间液为 3.0～5.0 mmol/L。

问题 3　高钾血症的原因有哪些?

答:见表 1-5。

表 1-5　高钾血症的原因

肾功能不全	横纹肌溶解
酸血症	肿瘤溶解
醛固酮减少症	烧伤
药物(如:保钾利尿剂、血管紧张素转换酶抑制剂、琥珀酰胆碱、非甾体抗炎药、甲氧氨苄嘧啶-磺胺甲噁唑)	溶血
细胞死亡	钾摄入过多

问题 4　什么是低钙血症? 临床表现有哪些?

答:低钙血症(总钙水平<8.5 mg/dL 或<2.12 mmol/L,离子钙<1 mmol/L)在重症患者中十分常见,常见于甲状旁腺功能和(或)维生素 D 吸收或代谢异常。重症患者低钙血症最常见的临床表现为心血管系统异常,包括低血压、心动过缓、心律失常、心力衰竭、心脏骤停、对洋地黄药物治疗不敏感、QT 间期延长、ST 段上抬。在肌肉神经系统可表现为乏力、肌肉痉挛、喉痉挛、反射亢进、癫痫、手足抽搐、感觉异常。

问题 5　低钙血症的原因有哪些?

答:低钙血症原因主要有:甲状旁腺功能减低、脓毒症、烧伤、横纹肌溶解、胰腺炎、吸收不良综合征、肝脏疾病、肾脏疾病、使用钙螯合剂、低镁血症、大量输血等。

问题 6　高钾血症的治疗措施有哪些?

答:(1) 急性严重高钾血症:对于急性严重高钾血症,既要对抗钾对心肌的毒性,也要迅速降低血钾浓度。对抗钾对心肌的毒性：立即静脉推注 10％葡萄糖酸钙 10 mL，于 5～10 分钟完成，如果需要，可在 1～2 分钟后再静注 1 次，以迅速消除室性心律不齐。因钙的作用维持时间短，故在静脉推注后，接着应持续静脉滴注。可在生理盐水 500 mL 或 5％葡萄糖液中加入 10％葡萄糖酸钙 20～40 mL 静脉滴注。钙对血钾浓度无影响。

降低血清钾的方法：主要目的是将血浆与细胞外钾暂时移入细胞内。可静脉滴注高渗葡萄糖及胰岛素，25％～50％葡萄糖液 60～100 mL，每 2～3 g 葡萄糖加胰岛素 1 U 静脉推注，接着静脉滴注 10％葡萄糖液 500 mL，内加胰岛素 15 U。如遇心衰或肾脏患者，输注速度宜慢；如果要限制入水量，可将葡萄糖液浓度调高至 25％～50％，在滴注过程中密切监测血钾变化及低血糖反应。亦可静脉推注 5％碳酸氢钠溶液，继以 5％碳酸氢钠 150～250 mL 静脉滴注。此方法对有代谢性酸中毒患者更为适宜。应当注意的是碳酸氢钠不能与葡萄糖酸钙合用，合用会产生碳酸钙沉淀。

（2）轻中度高钾血症：首先要去除高钾血症的病因，或治疗引起高钾血症的原因，停止可导致血钾升高的药物；采用低钾饮食，每天摄入钾限于 50～60 mmol，以减少肠道钾吸收和体内钾的排出。

问题 7　低钙血症的治疗措施有哪些？

答：（1）有症状和体征的低钙血症患者应予治疗，血钙下降的程度和速度决定纠正低钙血症的快慢。当血钙降至 1.5 mmol/L 以下时，患者的神经肌肉兴奋性加强，口周及指尖麻木，肌肉收缩，汗腺、口涎腺分泌增加，钙离子进一步减少，全身平滑肌痉挛，胸廓呼吸运动减弱变浅，喉及支气管痉挛，甚至心肌收缩功能障碍死亡。若总钙浓度小于 1.875 mmol/L，无论有无症状均应进行治疗。

（2）低钙血症若症状明显，应予立即处理。一般采用 10％葡萄糖酸钙 10 mL（含 Ca^{2+} 90 mg）稀释后静脉注射（大于 10 分钟），注射后立即起作用，必要时可重复使用以控制症状。注射过程中应密切监测心率，尤其是使用洋地黄的患者，以防止严重心律失常的发生。若症状性低钙血症反复发作，可在 6～8 小时内输注 10～15 mg/kg 的 Ca^{2+}。氯化钙亦可使用，但对静脉刺激大。Ca^{2+} 浓度不应大于 200 mg/100 mL，以防止外渗后造成对静脉和软组织的刺激。若患者伴有低镁血症必须同时予以纠正。

（3）慢性低钙血症首先要治疗基本病因，如低镁血症，维生素 D 缺乏等；另外可以给予口服钙和维生素 D 制剂。

二、低钾血症和低镁血症

患者女性，24 岁，孕 5 个月，因"呕吐、腹泻伴全身乏力 2 天"于 2020 年 6 月 10 日就诊。近两天以来患者频繁呕吐，每日 3～7 次，无咖啡样物质，腹泻每日 10 次以上，稀水样便，无腹痛及发热，无胸闷气短，自感全身乏力，不进饮食，尿少。查体：T 37.8℃，P 110 次/分，R 18 次/分，BP 88/52 mmHg。神志清，由家属搀扶进入诊室。心音有力，律齐。双上肢肌力 4 级，双下肢肌力 3 级，腱反射稍弱，病理征（一）。血常规：白细胞 $11.8×10^9$/L，中性粒细胞 0.88％，尿常规（一），肾功能（一），血钾 2.8 mmol/L，血镁 0.6 mmol/L；心电图：大致正常。超声检查：胎心、羊水正常。诊断：急性胃肠炎，低钾。给予生理盐水 250 mL、头孢曲松钠 3.0 g，5％葡萄糖 500 mL、维生素 C 2.0 g，葡萄糖盐水 500 mL 静脉滴注，见尿后补钾。

　　患者在门诊输液 2 小时后突发胸闷气短、呼吸困难、说话无力,立即转入急诊抢救室给予心电监护,吸氧。患者口唇发绀,意识丧失,呼吸微弱,血氧饱和度 66%,心电图呈室性心动过速,心率 180 次/分。立即予心肺复苏、紧急经口气管插管,呼吸机辅助呼吸,请 ICU 急会诊。急查血气分析显示:血钾 1.6 mmol/L,血镁 0.4 mmol/L,立即经外周静脉输注钾镁。

问题 1　根据病例,该患者出现了哪种类型的电解质紊乱? 诊断依据是什么?

　　答:该患者出现了严重低钾血症和低镁血症。诊断依据如下:患者有严重呕吐、腹泻伴乏力病史两天,血钾 1.6 mmol/L(正常值 3.5~5.5 mmol/L),血镁 0.4 mmol/L(正常值 0.75~1.0 mmol/L)均远低于正常水平,且心电图呈室性心动过速,心率 180 次/分。

问题 2　低钾血症的常见原因有哪些?

　　答:低钾血症的原因如下。
　　(1) 跨细胞转运:急性碱中毒、过度通气、胰岛素、β 肾上腺素激动剂。
　　(2) 肾脏丢失:利尿剂、代谢性碱中毒、肾小管缺陷、糖尿病酮症酸中毒、药物(利尿剂、氨基糖苷类、两性霉素 B)、高镁血症、呕吐、醛固酮增多症、库欣综合征。
　　(3) 肾外丢失:腹泻、大汗、胃肠减压。
　　(4) 摄入减少:营养不良、酒精中毒、神经性厌食症。

问题 3　低镁血症的主要原因有哪些?

　　答:低镁血症的主要原因如下。
　　(1) 跨细胞转移:再喂养综合征、低体温恢复期。
　　(2) 肾脏丢失:肾小管功能障碍、利尿剂使用、低钾血症、药物(如氨基糖苷类抗生素、两性霉素)。
　　(3) 胃肠道丢失:吸收障碍综合征、腹泻、经鼻胃管营养。
　　(4) 摄入减少:营养不良、酒精中毒、肠外营养。

问题 4　低钾血症的临床表现有哪些?

　　答:低钾的致命性临床表现主要集中在心血管和神经肌肉系统。低钾血症的临床表现包括:心律失常(室性及室上性、传导阻滞、窦性心动过缓)、心电图异常(U 波、QT 间期延长、T 波地平或倒置)、肌无力或瘫痪、感觉异常、肠梗阻、腹痛、恶心及呕吐。

问题 5　低钾血症的心电图有哪些表现?

　　答:低钾血症患者,常出现 U 波振幅增大,可达 0.2 mV 以上,超过 T 波振幅,U 波增高以 V_2~V_4 导联最明显,其对诊断低血钾具有相对特异性;此外,还包括:T 波低平或倒置,ST 段压低≥0.05 mV,QTU 间期延长,P 波增高,心律失常,室性早搏,室性心动过速,严重者发生心室颤动。详见图 1-9。

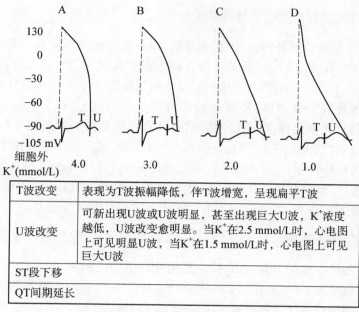

T波改变	表现为T波振幅降低，伴T波增宽，呈现扁平T波
U波改变	可新出现U波或U波明显，甚至出现巨大U波，K^+浓度越低，U波改变愈明显。当K^+在2.5 mmol/L时，心电图上可见明显U波，当K^+在1.5 mmol/L时，心电图上可见巨大U波
ST段下移	
QT间期延长	

图1-9　低钾血症心电图

问题6　低镁血症的临床表现有哪些？

答：低镁血症的临床表现可与低钾血症及低钙血症的临床表现重叠，包括：心血管系统异常（如 QT 间期延长、心律失常、血管痉挛、心肌缺血），神经肌肉系统异常（如乏力、震颤、痉挛、手足抽搐、迟钝、昏迷）及电解质紊乱（如低钾血症、低钙血症）。

问题7　低钾血症如何治疗？

答：见图 1-10。

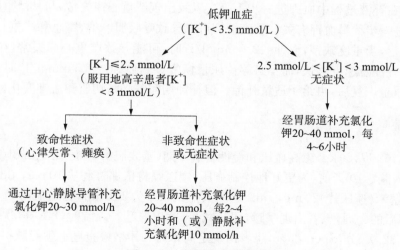

图1-10　低钾血症治疗流程

问题 8　静脉补钾的原则及注意事项有哪些?

答:补钾原则是尽量口服补钾:①遵医嘱予以 10% 氯化钾或枸橼酸钾溶液口服。鼓励患者多进食肉类、牛奶、香蕉、橘子汁、番茄汁等含钾丰富的食物。②见尿补钾:静脉补钾前先了解肾功能,因肾功能不良可影响钾离子排出。每小时尿量大于 40 mL 或每日尿量大于 500 mL 方可补钾。③控制补液中钾浓度:静脉补液中钾浓度不宜超过 40 mmol/L(相当于氯化钾 3 g);禁止静脉直接推注氯化钾,以免血钾突然升高致心脏骤停。④速度勿快:溶液应缓慢滴注,补钾速度不宜超过 20 mmol/h;⑤总量限制、严密监测:定时监测血钾浓度,及时调整每日补钾总量。一般每日补钾 40~80 mmol,以每克氯化钾等于 13.4 mmol 钾计算,则应每日补氯化钾 3~6 g。此外,因低钾血症常伴碱中毒,而补给的氯化钾中的 Cl^- 有助于减轻碱中毒。同时,Cl^- 缺乏会影响肾的保钾能力,故输入氯化钾还可增强肾的保钾能力。

问题 9　如何治疗低镁血症?

答:低镁血症的治疗包括去除病因,停止使用导致低镁的药物,纠正伴发的其他电解质紊乱,补充镁剂。紧急情况下(如心律失常),可立即在 5~10 分钟内予静脉输注硫酸镁 1~2 g。在次紧急情况下,硫酸镁输注速度可减慢至 10~60 分钟输注 1~2 g。根据临床情况,后续硫酸镁补充速度可调整至每 4~6 小时 1~2 g。在血清镁浓度稳定后,静脉补充硫酸镁的维持量控制在每天 0.1~0.2 mmol/kg(1 g 硫酸镁含有 8 mmol 镁),维持量的镁可经肠道内补充。对肾衰竭的患者,补镁剂量可相应减少。补镁期间应进行血镁浓度监测。膝腱反射可用于判断是否出现高镁血症(血镁 4~5 mg/dL 或 1.65~2.06 mmol/L)。

问题 10　针对此案例,为防止心室颤动再次发作,该采取什么措施?

答:为防止心室颤动再次发作可能致死,应注意尽快恢复维持血钾与血镁在正常范围,建议建立中心静脉导管使用专用通路补充钾、镁,可使用微量泵精准控制短时泵入高浓度钾,快速大量补钾期间必须动态监测电解质、酸碱变化和心电图、尿量。

讨论:

本例患者在补液过程中血钾进一步下降。以致出现严重心律失常,与其严重脱水、钾排泄过量、补液后进一步稀释血钾有关。重度缺钾可以导致呼吸肌麻痹、窒息和严重心律失常。对于低血钾的治疗,当重度缺钾,血钾<2.5 mmol/L 时,可能导致严重心律失常,在补液同时即应当立即补钾并注意速度够快,而不必等待尿量恢复。当血钾>2.5 mmol/L 时,可酌情减慢补钾速度,等尿量恢复后,再给予适量补钾。但补钾期间务必密切监测血钾变化。

三、低钠血症

患者女性,62 岁,60 kg,患高血压和慢性肾病 4 期(基线肌酐 170~210 μmol/L),因萎靡不振、意识混乱入院。10 天前,为更好地控制血压,遵医嘱将依那普利从 10 mg, tid 增至 20 mg, tid,并添加呋塞米(速尿片)20 mg, tid。当时其血钠水平为 126 mmol/L,肌酐为 240 μmol/L。调整治疗方案后的一周,患者出现嗜睡,尿量减少,意识混乱。入院时,HR 96 次/分,BP 140/88 mmHg, R 32 次/分,SpO_2 85%,患者出现定向障碍。体格检查显示颈静脉扩张,双侧湿啰音,心音尚可。血液检查:pH 7.25,钠 116 mmol/L,钾 5.8 mmol/L,氯 105 mmol/L,碳酸氢盐

16 mmol/L，尿素氮 93 μmol/L，肌酐 320 μmol/L。

问题 1　根据以上资料，你认为患者出现了哪种电解质紊乱？该如何处理？

答：该患者患有慢性肾病（chronic kidney disease，CKD），出现急性损伤，伴少尿，容量超负荷，严重低钠血症和高钾血症以及代谢性酸中毒。通过病史可发现，患者具有慢性低钠血症。因此，该患者的主要管理为纠正代谢紊乱，同时还应避免血钠纠正过快。鉴于患者具有容量超负荷以及其他代谢紊乱症状，应全面监测以免加重容量超负荷。因此，紧急开始连续性肾脏替代治疗（continuous renal replacement therapy，CRRT）治疗将是最佳选择。

患者入院后，在急诊立即行气管插管，予呼吸机辅助呼吸，模式：SIMV＋PS，设 VT 420 mL，PEEP 5 cmH$_2$O，PEEP 8 cmH$_2$O，FiO$_2$ 40％，HR 86 次/分，BP 142/84 mmHg，R 15 次/分，SpO$_2$ 98％，为进一步治疗，转入 ICU。入科后诊断：CKD 4 期，水中毒（高容量性低钠血症），高钾血症，高血压。查血气：pH 7.28，钠 110 mmol/L，钾 6.0 mmol/L，氯 106 mmol/L，碳酸氢盐 18 mmol/L。立即床边深静脉置管，行 CRRT 治疗。

问题 2　什么是低钠血症？有何临床表现？

答：低钠血症是一种重要且常见的电解质异常情况，可独立或作为其他疾病的并发症出现。血浆钠离子水平＜135 mmol/L 即可视为低钠血症，血浆钠离子＜125 mmol/L 可视为严重低钠血症。充血性心衰、肝脏衰竭、肾衰竭与肺炎等多种内科疾病均与低钠血症相关。

临床表现：低钠血症的临床表现累及中枢神经系统和肌肉系统，包括定向障碍、精神状态变差、易怒、癫痫、嗜睡、昏迷、恶心/呕吐、乏力和呼吸暂停。治疗需首先明确低钠血症的类型，积极治疗原发病，同时停用排钠药物并提高血钠水平。补充血管内容量（即生理盐水）通常对低容量性低钠血症有效。在血容量补足的情况下，抗利尿激素被抑制，肾脏开始排出自由水。高容量性低钠血症预后可明显改善。

问题 3　低钠血症病因的诊断流程是什么？

答：低钠血症病因的诊断流程见图 1-11。

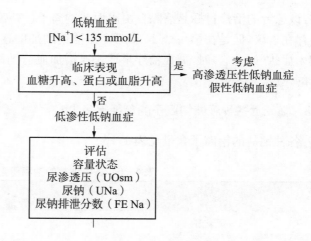

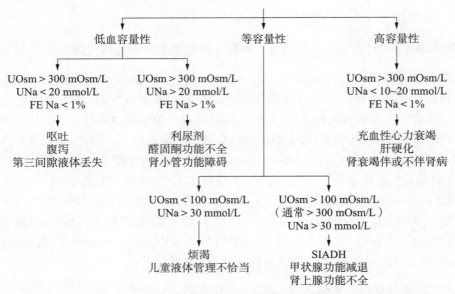

图 1-11　低钠血症病因的诊断流程

SIADH,抗利尿激素分泌失调综合征

问题 4　该患者神志未好转的原因可能是什么?

答:过快纠正血清钠水平,特别在慢性低钠血症时,会导致中枢神经系统的损伤(即渗透压性神经脱髓鞘综合征)。当患者血钠大于 120 mmol/L 时很少发生渗透压性神经脱髓鞘综合征,脱髓鞘综合征常出现在低钠的意识状态刚刚改善后。在低钠血症迅速逆转后 1～7 天,患者可能出现局灶性运动障碍、呼吸功能不全以及进行性意识障碍。酗酒、营养不良、低钾血症、老年女性以及烧伤患者是渗透压性神经脱髓鞘综合征的高危人群。若患者的低钠血症是慢性的或无症状,无论低钠血症的程度,仅仅限制入水量即可使血钠恢复至正常水平。

问题 5　该患者的治疗应注意什么?

答:该患者的治疗目标是清除自由水而非钠离子。补钠时需控制血清钠增加的速度,尽管目前仍存在争议,但是在第一个 24 小时内血清钠增加的速度需控制在 6～8 mmol/L;当出现严重临床症状(如癫痫)时,需在治疗早期快速增加血清钠的水平;当症状消退时,需减慢血清钠上升的速度。

问题 6　临床上各种液体钠离子的含量是多少?

答:各种钠盐的钠离子含量见表 1-6。

表 1-6　各种钠盐的钠离子含量

钠盐	钠离子含量(mmol/L)
5%氯化钠	855
3%氯化钠	513

（续表）

钠盐	钠离子含量（mmol/L）
0.9%氯化钠	154
林格液	130
0.45%氯化钠	77
5%葡萄糖	0

四、高钠血症

患者男性，52岁，体重55 kg。予2020年7月10日全麻下行"前交通动脉瘤破裂出血，介入栓塞术"，术后转入神经外科，生命体征平稳，神志昏睡，予利尿脱水降颅压、营养神经等常规治疗，尿量4 000 mL/天。7月12日患者突发意识丧失，心跳呼吸骤停，立即床边行CPR，十分钟后，患者心律恢复窦性，立即予气管插管，转入ICU。入科时，患者深昏迷，双瞳孔等大等圆，直径约3 mm，光反应（−），E1M1V1，气管插管接呼吸机辅助呼吸，模式SIMV＋PS，设VT 420 mL，PEEP 5 cmH$_2$O，PS 10 cmH$_2$O，FiO$_2$ 40%，患者HR 102次/分，BP 96/50 mmHg，SpO$_2$ 95%。查血气：pH 7.28，Na$^+$ 182 mmol/L，K$^+$ 2.6 mmol/L，碳酸氢根19 mmol/L，Lac 5.6 mmol/L。头颅CT示有仍有出血，当日行"去骨瓣减压＋血肿清除术"，并放置颅内压监护仪，术后患者出现无尿状态，诊断：心跳呼吸骤停，心肺复苏术术后，前交通动脉瘤破裂出血，介入栓塞术术后，去骨瓣减压＋血肿清除术，急性肾损伤（acute kidney injury，AKI）3级。

问题1　根据病例，患者出现了哪种电解质紊乱？出现该种情况的原因是什么？

答：患者出现高钠血症、低钾血症。血清钠高于150 mmol/L时称高钠血症。鞍区术后患者高钠血症发生率约25%，且由于患者缺乏口渴意识，不能主动饮水，此外，该患者进行脱水利尿后，尿量增加，易出现严重高钠血症，低钾血症。术后高钠血症是患者病死率增加的独立危险因素。

问题2　高钠血症有哪些临床表现？

答：轻度的高钠血症一般无特异性临床表现。有症状高钠血症表现为烦躁、易激怒、知觉减退、肌张力增高、抽搐和昏迷。如果高钠血症未得到及时有效控制，会导致横纹肌溶解、认知障碍、锥体外系功能障碍和癫痫，甚至诱发多器官功能衰竭导致死亡。血清钠浓度异常或急剧变化，可能对术后病死率有显著影响。患者病死率随着血钠浓度升高而升高。血钠水平越高，上升速度越快，持续时间越长，波动范围越大，患者意识障碍发生率越高。文献报道：血清钠浓度为149～159 mmol/L时，病死率为46%；血清钠浓度24小时内升至160 mmol/L，病死率可达70%以上。当血清钠浓度在48小时内升高到160 mmol/L时，病死率降低为60%。

问题3　该患者纠正电解质紊乱是否合适？为什么？

答：合适，高钠血症患者应在2～3天内补足液体量，但是血钠纠正的速度不宜超过1 mmol/h；对血清钠＞170 mmol/L的患者，不应该在2～3天内将其纠正到150 mmol/L以下；对于有脑水肿风险的患者，在血清钠<160 mmol/L 的情况下，不宜补液。当高钠血症合并尿崩症时，在纠正高钠血症的同时可皮下注射垂体后叶素或口服弥凝。当高钠血症合并低钾血症时，可行锁骨下静脉穿刺置管，补水的同时补入高浓度的钾。

专家评析

本病例表现为急性水、电解质、酸碱平衡紊乱，在积极治疗原发病的基础上，针对不同类型的电解质紊乱给予针对性治疗，并注意不同电解质之间的相互影响与酸碱平衡，使患者症状得到快速纠正。

体液的容量、渗透压和电解质含量、分布是机体代谢和各器官功能正常的基础，重要离子（K^+、Na^+、Ca^{2+}、Mg^{2+}）浓度的相对稳定是心、肝、肾功能正常的体现，由于心脏对重要离子的敏感性，尤其是 K^+ 的浓度高低将影响心脏的自律性及传导性。Na^+ 作为维持血浆晶体渗透压的首要成分，在调节细胞内外水平衡方面发挥巨大作用，维持血浆 Na^+ 浓度的正常，在保护重要脏器及组织细胞功能恢复方面具有重要意义。Ca^{2+} 参与体内许多重要的生理及生化反应，尤其在维持血管张力及心脏兴奋收缩耦联方面起重要作用。Mg^{2+} 浓度维持其正常水平可以更有效地辅助 K^+、Ca^{2+} 功能的发挥，同时保障细胞正常新陈代谢的进行。许多系统的疾病、药物使用不当、饮食失调、酗酒甚至运动不当等均可能导致电解质紊乱。水、电解质紊乱纠正的原则是解除病因、补充血容量和电解质，但对于严重低钾、高钾、低钙和高钙血症等危及生命的情况，须紧急纠正电解质紊乱，但每种电解质纠正时都有一定的注意事项，如治疗低钾血症时，去除引起低血钾原因，需按照补钾原则进行补充，控制补钾浓度，不超过 3‰ 的 KCl 给药浓度；补钾速度要适宜，1.5～3 g/h 较适宜；见尿补钾。治疗高钾血症时，治疗原则除针对病因外，还需关注患者是否存在酸碱平衡失调。除此之外，低钠血症时要注重钠的补充，不宜过快，24 小时的血清钠上升不应超过 10 mmol/L，避免渗透性脱髓鞘的发生。因此，临床工作人员需掌握不同水、电解质、酸碱平衡紊乱的纠正方法，纠正电解质早期需严密监测电解质水平，才能确保正常体液容量、渗透压及电解质含量，使机体正常代谢和各器官功能正常进行。

（李晓青）

参考文献

［1］李乐之. 外科护理学［M］. 5 版. 北京：人民卫生出版社，2012.

［2］杨毅，刘玲. 重症医学支持基础教程/美国重症医学会［M］. 6 版. 南京：东南大学出版社，2018.

［3］卢喜烈，丁芳. 电解质紊乱的常见心电图表现及处理［J］. 中国循环杂志，2014，29(9)：664-666.

［4］中华医学会神经外科学分会，中国神经外科重症管理协作组. 中国神经外科重症管理专家共识(2020 版)［J］. 中华医学杂志，2020，100(19)：1443-1458.

［5］Finken M J J, Han K S, Hoving E W, et al. Management and consequences of postoperative fluctuations in plasma sodium concentration after pediatric brain tumor surgery in the sellar region: a national cohort analysis ［J］. Pituitary, 2018,21(4):384-392.

［6］Vandergheynst F, Kengne F G, Decaux G. Vasopressin antagonists ［J］. New England Journal of Medicine, 2015,373 (10):981.

［7］Tzamaloukas. Principles of management of severe hyponatremia ［J］. Journal of the American Heart Association, 2013,2(4):e005199.

第二章　常见危重症的救治与护理

第一节　循环系统

病例 1 ▶ 低血容量性休克

患者男性,24 岁,工作时从 10 米高处坠地,因"外伤致右下肢疼痛出血,活动受限 3 小时"被急送入院。

体格检查:T 36.5℃,P 121 次/分,R 40 次/分,BP 76/43 mmHg。患者精神萎靡,皮肤湿冷,伴口唇青紫,颈静脉怒张不明显,右下肢损伤处持续出血严重。入科后立即给予深静脉置管、补液输血扩容、镇痛、局部清创缝合、加压包扎止血等治疗。既往体健,无特殊病史。

问题 1　该患者属于休克的哪期? 为什么?

答:患者正处于休克二期(失代偿期),即休克中期,此期患者的表现为神志尚清楚,表情淡漠,全身无力,反应迟钝,意识模糊,脉搏细速,收缩压降至 80 mmHg 以下,脉压<20 mmHg,浅静脉萎陷,口渴,尿量减少至 20 mL/h 以下。该患者目前精神萎靡,皮肤湿冷,伴口唇青紫,颈静脉怒张不明显,同时脉搏细速(121 次/分)、呼吸急促(40 次/分),可以判断其为休克二期。

问题 2　休克的分类有哪些?

答:休克一般分为低血容量性休克、血管扩张性休克、心源性休克这三种类型。低血容量性休克包括失血性休克、烧伤性休克和创伤性休克。血管扩张性休克包括感染性休克、过敏性休克和神经源性休克。心源性休克包括心脏本身病变、心脏压迫或梗阻引起的休克,是由心脏泵血功能受损或心脏血流排出道受损引起的。

问题 3　临床上将休克分为哪几期? 其临床表现如何?

答:休克分期主要包含三期。

一期（代偿期）：该期也就是休克早期，表现为过度兴奋、烦躁不安、意识清楚、面色及皮肤苍白湿冷、口唇和甲床轻度发绀、脉搏快而有力、血压正常或偏高、舒张压稍升高、脉压减小。

二期（失代偿期）：该期也就是休克中期，除早期表现外，患者神志尚清楚，表情淡漠，全身无力，反应迟钝，意识模糊，脉搏细速，收缩压降至 80 mmHg 以下，脉压<20 mmHg，浅静脉萎陷，口渴，尿量减少至 20 mL/h 以下。经过充分代偿后不能维持血压，器官出现功能障碍，代谢紊乱，微循环淤血。

三期（不可逆期）：该休克分期为休克晚期，也就是器官功能衰竭期。长期组织灌注不足导致细胞功能损害，微循环及重要器官功能衰竭。除中期表现继续加重外，患者呼吸急促，极度发绀，意识障碍甚至昏迷，收缩压<60 mmHg，甚至测不出，无尿。此外，患者皮肤黏膜出现大片瘀斑，上消化道出血，肾脏出血（表现为血尿），肺出血，肾上腺出血后导致急性肾上腺功能衰竭。发生多系统器官衰竭后，患者出现急性心功能不全、急性呼吸衰竭、急性肾功能衰竭、急性肝功能衰竭、脑功能障碍等。

问题 4　低血容量性休克有哪些常用的初始评估？

答：（1）休克患者早期进行临床检查。临床征象比如皮肤花斑和延迟的毛细血管充盈时间是外周低灌注的良好指标，同时在休克早期它们也是低心排的标记。比如低舒张压提示血管弹性低，尤其在心动过速的病例中。

（2）休克早期推荐放置中心静脉导管和动脉内导管，必要时行超声心动图。①中心静脉导管：通过中心静脉导管能获得重要的血流动力学参数如中心静脉压（central venous pressure，CVP），中心静脉血氧饱和度（central venous blood oxygen saturation，$ScvO_2$）和中心静脉二氧化碳分压（central venous partial pressure of carbon dioxide，$PcvCO_2$）。CVP 已经不能预测液体反应性，但可用它来评估器官灌注压，目前认为相较单一平均动脉压（mean arterial pressure，MAP），CVP 和 MAP 的差值能更好地反映器官灌注压，尤其是那些同时低血压和高 CVP 的病例。此外 CVP 高可能是评价右心功能不全的指标，但是需要超声心动图去证实。$ScvO_2$ 是目前接受的混合静脉血氧饱和度（mixed venous oxygen saturation，SvO_2）的替代，它反映了氧消耗和氧输送之间的平衡。$ScvO_2$ 低是氧输送相对氧消耗不足的指标。休克时，低 $ScvO_2$ 会促使临床医师增加氧输送或减少氧消耗。如果 $ScvO_2$ 在正常范围同时患者处于休克，这就提示氧摄取存在变化。这种情况下，建议测 $PcvCO_2$，并通过动脉二氧化碳分压（$PaCO_2$）计算二氧化碳分压差（$PcvO_2 - PaCO_2$），对于全身代谢需要来说这是一个好的心输出量足够的指标。低二氧化碳分压差时（<6 mmHg），增加心输出量不会有预期的益处，但高二氧化碳分压差时（>6 mmHg）就要考虑增加心输出量（cardiac output，CO）。②动脉内导管：动脉导管不仅能提供动脉血气，还能精确测量动脉血压相关的所有组成参数：收缩压、舒张压、脉压以及平均动脉压（各自生理意义见上述）。动脉导管还能提供脉搏压变异（pulse pressure variability，PPV）的计算。在机械通气情况下，符合一定适应性时 PPV 能作为液体反应性的预测指标。PPV 在潮气量至少 8 mL/kg 的机械通气且没有自主呼吸和心律失常的患者中已被反复证实其可靠性。③超声心动图：超声心动图能提供关于心脏功能的重要信息，但相对于监测来说它更像是一个评估技术，为了突破这一仅作为评估手段的限制，目前已经开发出避免相关并发症并能放置更长时间的小型经食管超声探头，能用于存在休克的机械通气患者的血流动力学管理。然而,超声心动图也存在局限性。首先,超声心动图要依赖操作者的技术,操作者需要足够训练才能熟练处理复杂的心脏疾病,但是要掌握重症经胸超声心动图的基本技能,训练时间一般较长;其次,在液体反应性动态试验时评估 CO 的反应时,这一技术的精准性也需要考虑。

问题5 低血容量性休克的高级血流动力学监测有哪些?

答:获取体格检查、CVP、动脉血压(arterial blood pressure,ABP)和超声心动图等信息后,对大部分病例就能做出治疗决策和选择最合适的血流动力学治疗。如果患者对治疗有反应、休克纠正就没有必要加用其他血流动力学监测,但治疗反应不够明显时就建议行高级血流动力学监测技术从而获取更多的信息。

(1)肺动脉导管(pulmonary artery catheter,PAC):PAC 在重症患者的血流动力学监测方面有重要地位。目前 PAC 推荐使用于顽固性休克合并右心功能不全的患者或合并急性呼吸窘迫综合征。PAC 的优势在于能测量肺动脉压和提供肺血管阻力的评估,这些参数在 ARDS 或右心功能不全时可能有用。PAC 也能提供其他潜在的有用参数,如右房压、肺动脉嵌顿压以及 SvO_2 的持续监测。值得注意的是 PAC 只能提供间断或半连续的 CO 监测,它不能可靠地追踪到 CO 的短期变化。

(2)经肺热稀释装置:在严重休克患者尤其是 ARDS 的病例推荐使用。这一技术测量 CO 是间断性的,但经肺热稀释装置可以通过定标后的压力波形分析(pressure waveform analysis,PWA)提供实时的 CO 测量。PWA 还能提供 PPV 以及每搏量变异(stroke volume variation,SVV)这两种前负荷反应性的动态指标。有趣的是运用这一技术的 CO 测量十分精准,即使在高流量肾替代治疗的患者或低体温治疗的患者。这一技术主要的局限在于 PWA 潜在的时间偏倚,这就需要反复的再定标。热稀释曲线的数学分析提供了其他的血流动力学参数。全心舒张末期容积(globe end diastolic volume,GEDV)是前负荷指标。心功能指数(cardiac function index,CFI)和全心射血分数(total ejection fraction,GEF)是心脏收缩功能指标。血管外肺水(extravascular pulmonary water,EVLW)是肺水肿的定量测量,肺血管通透指数(pulmonary vascular permeability index,PVPI)是肺血管渗漏的指标。

(3)经食管多普勒:除了 CO 测量,这一技术能提供其他可能有用的血流动力学参数,尤其是收缩期主动脉血流的平均加速度和峰流速,可以用来评估心脏收缩功能的改变,最后主动脉血流变异能可靠地预测机械通气患者的液体反应性。但这一技术的可靠性受到多普勒探头在食道内位置移动的影响,所以这一技术被认为更适合在手术室中进行,因为 ICU 患者镇静程度较浅。因此,经食道多普勒技术主要运用在围手术期,在 ICU 中的地位有限。

(4)生物阻抗:基于生物阻抗的系统从心脏周期穿胸电流的电压变化相来获取 CO。脉搏改变胸内血容量从而导致经胸导电率。这些系统运用患者颈部胸部皮肤表面的电极获得低振幅高频率的穿胸电流。最近一项研究比较,目前的生物阻抗装置技术已经通过减少获取平均 CO 的时间而得到了提高。虽然生物阻抗装置提供于手术室,当没有其他血流动力学测量装置时,它的使用在院前、急诊室或 ICU 也可能有意义。

关于如下休克患者血流动力学技术选择如下图 2-1,关于现有主要血流动力学监测技术的优缺点详见表 2-1。

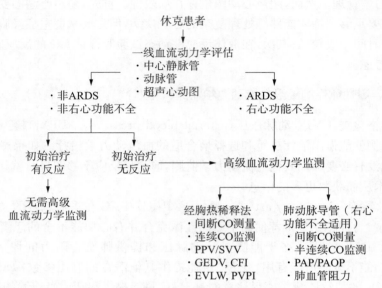

图 2-1 休克患者血流动力学技术选择图

ARDS:急性呼吸窘迫综合征;CFI:心脏功能指数;EVLW:血管外肺水;GEDV:全心舒张末期容量;PAOP:肺动脉嵌顿压;PAP:肺动脉压;PPV:脉压变异;PVPI:肺血管通透指数;RV:右心室;SVV:每搏量变异

表 2-1 现有主要血流动力学监测技术的优缺点

	侵入性	ICU 患者可行度	设定后便携性	定时 CO 测量	CO 以外的参数
肺动脉导管	+++	+++	−	−	+++
经肺热稀释	+++	+++	+	+++	+++
非量化脉搏	++	+/−	++	+++	+
轮廓分析					
无创脉搏轮廓分析	0	+/−	+++	+++	+
食道多普勒	+	++	+	+++	++
生物电阻抗	0	+/−	+++	+++	−

问题 6 中心静脉压、血压与补液的关系是什么?

答:中心静脉压是上、下腔静脉进入右心房处的压力,通过上、下腔静脉或右心房内置管测得,反映右房压,是临床观察血液动力学的主要指标之一,受心功能、循环血容量及血管张力 3 个因素影响,通常将右心房和胸腔内大静脉的血压称为中心静脉压。测定 CVP 对了解有效循环血容量和心功能有重要意义。正常值为 $0.5 \sim 1.2\,kPa$ 或 $0.49 \sim 1.18\,kPa(5 \sim 12\,cmH_2O)$。CVP、血压与补液的关系详见表 2-2。

表2-2 中心静脉压、血压与补液的关系

中心静脉压	血压	原因	处理原则
低	低	血容量严重不足	充分补液
低	正常	血容量不足	适当补液
高	低	心功能不全或血容量相对过多	给予强心药,纠正酸中毒,舒张血管
高	正常	容量血管过度收缩	舒张血管
正常	低	心功能不全或血容量不足	补液试验*

注:*补液试验:等渗盐水250 mL,5~10分钟内滴入,如血压升高中心静脉压不变,提示血容量不足,如血压不变中心静脉压升高3~5 cmH$_2$O,提示心功能不全。

问题7 对低血容量性休克应积极补液,其补液的原则是什么?

答:休克补液的原则主要秉持先盐后糖,先快后慢,见尿补钾等,根据患者的血压适时应用血管活性药物,同时预防休克的各种并发症,包括脑水肿,凝血病,肾功能不全等,通常采取综合治疗。

低血容量休克补液,可以根据血压和脉率的变化,来估计失血量。虽然失血性休克时,丧失的主要是血液,但补充血容量时,并不需要全部补充血液,而是抓紧时机,及时增加静脉回流。首先,可以经静脉快速滴注平衡盐溶液和人工胶体,其中快速输入胶体,更容易恢复血管内容量和维持血流动力学的稳定,同时能维持胶体渗透压,持续时间也较长。一般认为维持血红蛋白浓度在100 g/L,血红细胞压积在30%为佳。若血红蛋白浓度大于100 g/L,可不必输血;低于70 g/L,可输浓缩红细胞;在70~100 g/L时,可根据患者的代偿能力、其他器官情况,来决定是否输注红细胞。急性失血量超过总量的30%,可输全血。输入液体的量,应根据病因、尿量、血液动力学进行评估。

问题8 如何进行补液实验?

答:补液试验是通过在10分钟内快速输注500 mL生理盐水,观察患者血压及心率变化,来判断患者是否存在容量不足或容量过负荷的方法。如果在10分钟内输入500 mL的0.9%氯化钠注射液后,患者出现心率下降,血压升高至正常范围,则提示患者存在有效循环容量不足,需要补液治疗。如果通过补液治疗后,患者心率进一步增快,血压显著升高,则提示出现心功能不全,提示患者容量过负荷。

问题9 休克典型的组织关注不足表现是什么?如何进行早期识别与治疗?

答:急性循环衰竭(休克)典型的组织灌注不足表现包括意识改变(烦躁、淡漠、谵妄、昏迷),充分补液后尿量仍然<0.5 mL/(kg·h),皮肤湿冷、发绀、花斑、毛细血管充盈时间>2秒。对于早期识别休克:应综合病因、组织灌注不足临床表现、血压、血乳酸情况。同时APACHE Ⅱ评分、SOFA评分、乳酸有助于评估患者预后。对于休克的治疗:患者应第一时间给予氧疗,改善通气,建立有效的静脉通道,进行液体复苏,复苏液体首选晶体液;血管活性药物的应用一般应建立在充分液体复苏治疗的基础上,首选去甲肾上腺素;前负荷良好而心排血量仍不足时给予正性肌力药物。

专家评析

本病例表现为坠落伤致右下肢持续出血,患者出现由大量失血引起的低血容量性休克失代偿期。经积极的输液输血扩容、镇痛、局部清创缝合、加压包扎止血等措施后,病情得到控制。

休克是临床常见症状,根据血流动力学分型一般分为分布性(S,distributive)、低血容量性(H,hypovolemic)、梗阻性(O,obstructive)、心源性(C,cardiogenic)四型。其中低血容量性休克是由于血管内容量的丧失而引起的器官灌注不足,通常是急性的。其结果是心脏前负荷下降到临界水平,大循环和微循环减少,对组织代谢和炎症反应的触发产生负面影响。其临床前和临床治疗包括立即进行液体复苏,对于出血患者,采取有效的快速止血措施。持续性低血压,应立即使用血管收缩剂(如去甲肾上腺素)使收缩压(SAP)≥90 mmHg。通常引起容量丢失的原因如果及时被去除,有效容量得到及时补充,低血容量休克可以很快得到纠正。但如果休克持续存在,上述失血性休克无法及时止血,休克本身也会导致组织细胞损伤,从而使低血容量休克的特点进一步复杂化。而及早选用中心静脉血氧饱和度(SvO_2)及静脉血氧饱和度监测、动态进行CVP的监测对指导休克治疗有重要意义。

（邵小平）

参考文献

[1] 中国医师协会急诊医师分会. 急性循环衰竭中国急诊临床实践专家共识[J]. 中华急诊医学杂志,2016(25):146-152.

[2] 不明原因休克急诊超声临床实践专家共识组. 不明原因休克急诊超声临床实践专家共识[J]. 中华急诊医学杂志,2017,26(5):498-506.

[3] Mathieu J, Xavier M, Jean-Louis T. Less or more hemodynamic monitoring in critically ill patients [J]. Current Opinion in Critical Care, 2018:1-7.

[4] Teboul J L, Saugel B, Cecconi M, et al. Less invasive hemodynamic monitoring in critically ill patients [J]. Intensive Care Med, 2016,42:1350-1359.

[5] Monnet X, Marik P, Teboul J L. Prediction of fluid responsiveness: an update [J]. Ann Intensive Care, 2016, 6:111.

[6] Vieillard-Baron A, Matthay M, Teboul J L, et al. Experts' opinion on management of hemodynamics in ARDS patients: focus on the effects of mechanical ventilation [J]. Intensive Care Med, 2016,42:739-749.

[7] Simmons J, Ventetuolo C E. Cardiopulmonary monitoring of shock [J]. Curr Opin Crit Care, 2017,23:223-231.

病例 2 ▶ 急性左心功能衰竭

患者男性,80 岁,主因"直肠癌"在全麻下行"剖腹探查术＋粘连松解＋直肠癌根治术",手术顺利。术后第 1 日因剧烈咳嗽、咳痰,突发"胸闷、呼吸困难加重"转入 ICU。

入 ICU 体格检查:T 37.6 ℃, P 150 次/分, R 40 次/分, BP 156/93 mmHg, SpO$_2$ 89%。患者大汗淋漓,烦躁不安,Glasgow 评分 E3V4M5,床旁心电图示:房颤心率,ST－T 改变,心音低,双肺对称性湿啰音,给予心电持续监护,头高卧位,50%酒精湿化氧气吸入,立即给予毛花苷 C(西地兰)、呋塞米静脉注射,硝酸甘油持续静脉泵入,患者呼吸困难缓解不明显,无创通气治疗不能耐受,SpO$_2$ 86%予急行气管插管接呼吸机辅助通气治疗等抢救措施。既往重度主动脉瓣狭窄,房颤病史。

问题 1 患者入 ICU 的诊断是什么? 病因如何分析?

答:该患者入 ICU 主要诊断为急性左心衰。病因分析:该患者为高龄老年人,因剧烈咳嗽、咳痰过程,诱发房颤,加之既往重度主动脉瓣狭窄病史,导致心脏后负荷明显增加,心脏代偿功能下降,诱发急性左心衰。

问题 2 急性左心衰的病因及发病机制是什么?

答:急性左心衰通常是由一定的诱因引起急性血流动力学变化。可分为心源性和非心源性心衰。

1. 心源性急性心衰

(1)急性弥漫性心肌损害:急性冠状动脉综合征、急性心肌损害如急性重症心肌炎,使心肌收缩力明显降低,心排血量减少,肺静脉压增高,引起肺淤血、急性肺水肿。

(2)急性心脏后负荷过重:如动脉压显著升高、原有瓣膜狭窄、突然过度体力活动、急性心律失常(快速型心房颤动或心房扑动、室性心动过速)并发急性心衰,由于后负荷过重导致肺静脉压显著增高,发生急性肺水肿。

(3)急性容量负荷过重:如新发心脏瓣膜反流,使容量负荷过重导致心室舒张末期容积显著增加、肺静脉压升高,引起急性肺水肿。

2. 非心源性急性心衰 无心脏病患者由于高心输出量状态(甲亢危象、贫血、败血症)、快速大量输液导致容量骤增、肺动脉压显著升高(哮喘、急性肺栓塞、房颤射频消融术后等),引起急性肺水肿。

问题 3 急性左心功能衰竭的临床表现有哪些? 与急性右心衰竭的临床表现有哪些不同?

答:(1)急性左心功能衰竭

症状:发病急骤,患者突然出现严重的呼吸困难、端坐呼吸、烦躁不安,呼吸频率增快,达 30~40 次/分,咳嗽,咳白色泡沫痰,严重时出现咳粉红色泡沫痰,并可出现恐惧和濒死感。

体征:患者面色苍白、发绀、大汗、皮肤湿冷、心率增快。开始肺部可无啰音,继之双肺布满湿啰音和哮鸣音,心尖部可闻及舒张期奔马律,肺动脉第二心音亢进。当发生心源性休克时可出现血压下降、少尿、神志障碍等。

(2)急性右心功能衰竭主要表现为低心输出量综合征、右心循环负荷增加、颈静脉怒张、肝颈静脉征反流阳性、低血压。

问题4 急性左心功能衰竭的辅助检查有哪些? 如何进行临床诊断?

答:辅助检查包括:

(1)心电图:主要了解有无急性心肌缺血、心肌梗死和心律失常,可提供急性心衰病因诊断依据。

(2)X线胸片:急性心衰患者可显示肺淤血征。

(3)超声心动图:床旁超声心动图有助于评估急性心肌梗死的机械并发症、室壁运动失调、心脏的结构与功能、心脏收缩与舒张功能,了解心脏压塞。

(4)脑钠肽检测:检查血浆 BNP 和 NT-proBNP,有助于急性心衰快速诊断与鉴别,阴性预测值可排除急性心力衰竭。诊断急性心衰的参考值 NT-proBNP>300 pg/mL,BNP>100 pg/mL。

(5)有创的导管检查:安置漂浮导管进行血流动力学检测,有助于指导急性心衰的治疗。急性冠脉综合征的患者酌情可行冠状动脉造影及血管重建治疗。

(6)血气分析:急性心衰时常有低氧血症,中毒与组织灌注不足有二氧化碳潴留。

临床诊断:根据急性呼吸困难的典型症状和体征、NT-proBNP 升高即可诊断。

问题5 急性左心功能衰竭如何根据严重程度分级?

答:常用 Forrester 法、临床程度分级如表 2-3 和表 2-4 所示。

表 2-3 急性左心衰的 Forrester 法分级

分级	PCWP(肺毛细血管楔压)(mmHg)	CI(心脏排血指数)[mL/(s·m²)]	组织灌注状态
Ⅰ级	≤18	>36.7	无肺淤血,无组织灌注不良
Ⅱ级	>18	>36.7	有肺淤血
Ⅲ级	<18	≤36.7	无肺淤血,有组织灌注不良
Ⅳ级	>18	≤36.7	有肺淤血,有组织灌注不良

表 2-4 急性左心衰的临床程度分级

分级	皮肤	肺部啰音
Ⅰ级	干、暖	无
Ⅱ级	湿、暖	有
Ⅲ级	干、冷	无/有
Ⅳ级	湿、冷	有

问题 6　急性左心功能衰竭患者氧气或雾化吸入时为什么建议加入乙醇? 需要注意什么?

答:患者急性左心功能衰竭时大量浆液从肺毛细血管渗漏,在气道中经呼吸气流冲击形成泡沫,充满于肺泡和支气管、气管内,严重影响通气及换气功能,使用消泡剂可以减少或消除泡沫,但是更为重要的是终止液体从血管内向外渗漏,从根本上消除泡沫的来源。在湿化瓶中放入 75%～95% 乙醇,通过鼻导管、面罩供氧吸入,或 20% 乙醇超声雾化吸入,可达到消泡作用。低浓度乙醇适用于昏迷患者,高浓度乙醇适合用于清醒患者,如采用高浓度乙醇吸入,宜间歇使用,吸入 30～40 分钟后休息 10～15 分钟,在治疗过程中,注意患者是否耐受乙醇和防止乙醇全身反应。

问题 7　如何维持急性左心功能衰竭患者呼吸道通畅?

答:患者头高卧位。在湿化瓶中放入 75%～95% 乙醇,通过鼻导管、面罩供氧吸入,或 20% 乙醇超声雾化吸入。若 SpO_2 不能维持,则可逐级选择高流量吸氧,无创通气治疗等措施。如 PaO_2 仍低于 70 mmHg,肺泡-动脉氧分压差($A-aDO_2$)大于 450 mmHg,或有大脑缺氧、呼吸性酸中毒,病情危重者宜迅速作气管插管或气管切开,进行机械正压通气治疗,同时可进行气管内抽吸泡沫样阻塞物、雾化吸入消泡剂。可选用低压气囊的导管,患者易于接受和维持时间较久。如应用正压通气后,PaO_2 仍较低,可加用呼气末正压通气,能有效阻止呼气时肺泡萎陷,防止肺毛细血管液渗出,但因胸腔和肺泡内于吸气相和呼气相均为正压,易导致血压下降和气胸。如在 PEEP 治疗下 PaO_2 仍低于 50 mmHg,可使用体外膜氧合器(extracorporeal membrane oxygenation,ECMO)改善缺氧状态。

问题 8　急性左心功能衰竭的监测方法及注意事项有哪些?

答:1. 无创性监测　每个急性左心衰竭患者均需应用床边监护仪持续测量体温、心率、呼吸频率、血压、心电图和血氧饱和度等。

注意事项:要保证测量的准确性,定时检查,及时处理监护仪报警,发现患者病情变化。

2. 血流动力学监测　适用于血流动力学状态不稳定、病情严重且治疗效果不理想的患者,如伴肺水肿和(或)心源性休克的患者。包括外周动脉插管、床边漂浮导管、肺动脉插管等。

注意事项:①在二尖瓣狭窄、主动脉瓣反流、肺动脉闭塞病变以及左心室顺应性不良等情况下,PCWP 往往不能准确反映左心室舒张末压力。对于伴严重三尖瓣反流的患者,热稀释法测定 CO 也不可靠。②严格无菌操作,加强管路维护,预防插入导管的各种并发症如感染、血栓形成或栓塞以及血管损伤等。

问题 9　护士如何进行急性左心功能衰竭病情观察及处理?

答:急性左心衰发病急,进展快,严重危及生命,因此,早期病情观察和诊断尤为重要。护士首先应熟知急性左心衰的相关知识,评估患者风险等级,巡视患者时,观察病情细致,当发现患者出现表情痛苦,端坐呼吸,或痰液的性质发生变化时,应主动询问患者主诉,评估诱发因素,立刻报告医生,维持呼吸道通畅,遵医嘱准确给药并注意观察药物疗效和副作用,密切监测生命体征变化,关注血气结果,加强心理护理,配合医生积极治疗和控制基础病及消除诱因等相应治疗、护理措施(图 2-2)。

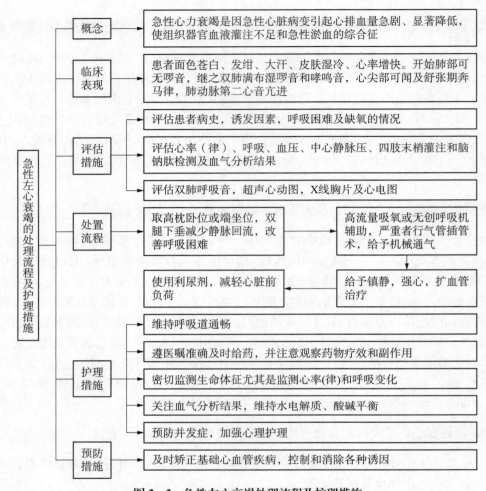

图 2-2 急性左心衰竭处理流程及护理措施

专家评析

　　本病例以高龄患者术后诱发急性左心衰为例,探讨急性左心衰的诱因、临床特征、早期诊断、正确的治疗对策、护理要点及疗效。

　　心衰是人体部分心血管疾病发展的最终阶段。其发病率高。目前我国≥35 岁人群心衰的患病率为 13%(女性 12%,男性 14%),心衰患者大概 890 万。急性心衰是指继发于心脏功能异常而迅速发生或恶化的症状和体征,并伴有血浆利钠肽水平的升高,临床上可以表现为新发的急性心力衰竭(acute heart failure,AHF)(左心衰或右心衰)以及急性失代偿心衰(acute decompensated heart failure,ADHF),其中 ADHF 多见,约占 70%。与 ADHF 相比,新发的 AHF 有更高的院内病死率,但出院后病死率和再住院率较低。

　　急性心衰是临床常见的急重症,严重危及生命,须快速诊断、评估和紧急抢救治疗。因此,护士应熟知 AHF 的相关知识,提高评估风险的能力以及配合医生诊断和治疗的能力。

（李尊柱）

参考文献

［1］葛均波,徐永健,王辰. 内科学［M］.9 版. 北京:人民卫生出版社,2018:172-173.

［2］中国医师协会急诊医师分会,中国心胸血管麻醉学会急救与复苏分会. 中国急性心力衰竭急诊临床实践指南(2017)［J］. 中华急诊医学杂志,2017,26(12):1347-1348.

［3］Roberts E,Ludman A J,Dworzynski K,et al. The diagnostic accuracy of the natriuretic peptides in heart failure:systematic review and diagnostic meta-analysis in the acute care setting［J］. BMJ,2015,350:h910.

［4］He J,Wang J,Zhou Y,et al. Safety and efficacy of urapidil and nitroglycerin in the treatment of elderly patients with acute heart failure:A randomized multi-center parallel-control study in China［J］. International Journal of Clinical and Experimental Medicine,2017,10(6):9729-9739.

［5］Members A F,Kirchhof P,Benussi S,et al. 2016 ESC Guidelines for the management of atrial fibrillation developed in collaboration with EACTS:The Task Force for the management of atrial fibrillation of the European Society of Cardiology (ESC) Developed with the special contribution of the European Heart Rhythm Association (EHRA) of the ESCEndorsed by the European Stroke Organisation (ESO)［J］. European Heart Journal,2016,74(12):1359.

病例 3 ▶ 急性心肌梗死

患者男性,56 岁,发作性胸痛 3 天,于今日凌晨 1:00 无明显诱因突发心前区疼痛,持续不缓解,伴大汗、咳嗽、四肢湿冷,自行服用硝酸甘油无缓解,120 送入急诊。

体格检查:T 36.5℃,P 106 次/分,R 20 次/分,BP 95/65 mmHg,SpO$_2$ 98%。

辅助检查:CK 204 U/L,CKMB - mass 12.1 μg/L,cTnI 0.743 μg/L。心电图:窦性心律,90 次/分,V$_1$～V$_5$ 导联 ST 段抬高,频发室性期前收缩。

问题 1 该患者是心绞痛还是急性心肌梗死? 为什么?

答:患者诊断急性心肌梗死(acute myocardial infarction,AMI)。

诊断依据:①患者心肌肌钙蛋白升高。②患者有急性心肌缺血症状:表现为心前区剧烈的压榨性疼痛,持续 10～20 分钟,并伴背部和肩部的放射性疼痛、大汗和呼吸困难,患者含服硝酸甘油后不能缓解。③患者心电图提示缺血性心电图改变,ST 段弓背向上抬高。根据第四版"全球心肌梗死定义",患者可诊断为急性心肌梗死。对于急性胸痛的患者,应注意鉴别心绞痛和急性心肌梗死。急性心肌梗死患者心前区剧痛是最突出的症状,相对于心绞痛,其疼痛程度更剧烈并常伴有濒死感,持续时间长多数持续 10～20 分钟以上,并且口服硝酸甘油无缓解。

问题 2 急性心梗的临床表现有哪些?

答:急性心肌梗死的临床表现与心肌梗死的部位、面积大小和侧支循环情况密切相关。

先兆症状:绝大多数患者在起病前有乏力、胸部不适、活动时心悸等前驱症状。

典型症状:①疼痛:表现为胸骨后或心前区剧烈的压榨性疼痛,可向左上臂、下颌、颈部、背或肩部放射。②胃肠道症状:剧烈疼痛时常伴有恶心、呕吐、上腹胀痛等胃肠道不适,与坏死心肌刺激迷走神经及心输出量不足导致组织器官灌注不足有关。③心律失常:室性心律失常最为常见,尤其是室性期前收缩,严重者可发生室颤。

问题 3 急性心肌梗死的诊断措施和危险分层有哪些?

答:1. 初始诊断 持续性心肌缺血症状和心电图。典型的缺血性胸痛为胸骨后或心前区剧烈的压榨性疼痛,可向左上臂、下颌、颈部、背或肩部放射;常伴有恶心、呕吐、大汗和呼吸困难等,部分患者可发生晕厥。对疑似急性心肌梗死的患者,应在首次医疗接触 10 分钟内记录 12 导联心电图,推荐记录 18 导联心电图。特征性心电图表现为 ST 段弓背向上型抬高(呈单相曲线)伴或不伴病理性 Q 波、R 波降低,常伴对应导联镜像性 ST 段压低。对有持续性胸痛症状但首份心电图不能明确诊断的患者,需在 15～30 分钟内复查心电图。

2. 体格检查 密切注意患者生命体征,观察患者一般状态,有无皮肤湿冷、面色苍白、烦躁不安、颈静脉怒张等,听诊有无肺部啰音、心律不齐、心脏杂音和奔马律;评估神经系统体征。

Killip 心功能分级法见表 2-5。

表 2-5　Killip 心功能分级法

分级	症状与体征
Ⅰ级	无明显的心力衰竭
Ⅱ级	有左心室衰竭,肺部啰音<50%肺野,奔马律,窦性心动过速或其他心律失常,静脉压升高,X线胸片有淤血的表现
Ⅲ级	肺部啰音>50%肺野,可出现急性肺水肿
Ⅳ级	心源性休克,有不同阶段和程度的血流动力学障碍

3. 血清学检查　推荐急性期常规检测心肌损伤标志物水平,优选 cTn,cTn 也是一种对心肌损伤和坏死具高度特异性的血清学指标,在 AMI 4～6 小时或更早即可升高,24 小时后达到峰值,约 1 周后降至正常。CK-MB 判断心肌坏死的临床特异性和敏感性较高,在起病后 4 小时内增高,16～24 小时达高峰,3～4 日恢复正常。

4. 超声心动图　有助于对急性胸痛患者的鉴别诊断和危险分层,可床旁施行且可反复进行。当有胸痛而无特征性心电图变化时,有助于鉴别除外主动脉夹层。

5. 选择性冠状动脉造影　明确冠状动脉病变的主要方法,用以指导治疗方案的制订,其最佳时机随患者发病至就诊的时间而异,且需要结合患者情况如是否合并血流动力学或心电不稳定。对适合直接经皮冠状动脉介入治疗(percutaneous coronary intervention,PCI)的患者,冠状动脉造影的时间越早越好。

问题 4　急性心梗的院内急救措施有哪些?

答:急性心肌梗死的患者院内急救措施至关重要,是改善患者预后的关键。

(1)生命体征监测:所有急性心肌梗死患者应立即行心电、血压和氧饱和度的监测,观察生命体征,应配备完好备用的除颤仪,以防患者发生恶性心律失常。

(2)缓解疼痛:疼痛会引起交感神经兴奋,导致血管收缩和心脏负荷加重。剧烈胸痛患者可考虑适当镇痛,可静脉予阿片类药物,如吗啡 3 mg 静脉注射;对于情绪焦虑或者烦躁的患者,可适当镇静,如苯二氮䓬类镇静剂(咪达唑仑)。

(3)绝对卧床:急性心肌梗死的患者在最初的 1～2 天内应卧床休息,医务人员要帮助并满足患者的生活需要,减少患者的体力消耗。卧床的同时应注意预防血栓形成,进行四肢被动运动,应用抗血栓压力梯度带或泵;适当应用缓泻剂,保持排便通畅。

(4)吸氧:高氧状态可能会加重患者心肌损伤,动脉血氧饱和度>90%的患者不推荐吸氧,当患者合并低氧血症时,应吸氧。

(5)药物治疗:遵医嘱予阿司匹林肠溶片 300 mg 嚼碎口服和氯吡格雷 500 mg 口服。

问题 5　急性心梗的再灌注治疗有哪些?

答:及时给受损心肌恢复血流是最有效的恢复心肌氧供平衡的关键,血流恢复越早,左心室收缩功能和舒张功能恢复越好,总的病死率也降低。包括:经皮冠状动脉介入治疗、溶栓治疗和冠状动脉旁路移植术(coronary artery bypass grafting,CABG)。

1. 直接 PCI　指 AMI 患者未经溶栓治疗直接行冠状动脉血管成形术,是目前公认的首选的最安全有效的再灌注治疗手段,梗死血管的开通率高于药物溶栓治疗。直接 PCI 时推荐使用新一代药物洗脱支架;优先选择桡动脉入路,冠状动脉内血栓负荷大时可考虑应用血栓抽吸。值得注意的是,发病超过 48 小时,无心肌缺血表现、血流动力学和心电稳定的患者不宜行直接 PCI 治疗。

2. 溶栓治疗　快速简便,在不具备 PCI 条件的医院或者因各种原因无法行 PCI 治疗的患者静脉内溶栓仍是较好的选择。随着心梗的发病时间延长,溶栓治疗的临床获益会降低,患者就诊越晚越应考虑行 PCI。阿替普酶是目前最常用的溶栓剂,可选择性激活纤溶酶原,对全身纤溶活性影响较小,无抗原;但其半衰期短,为防止再栓塞需联合应用肝素(1～2 天)。尿激酶也是常用的溶栓药物之一,由于其再通率低,使用不便,不推荐院前溶栓使用。典型的溶栓治疗成功的标志是 ST 段回落 50% 以上,同时胸痛症状缓解和(或)出现再灌注性心律失常。

3. 冠状动脉旁路移植术　对于梗塞相关动脉明确但解剖结构不适合行 PCI 且存在大面积受损心肌、严重心力衰竭或心源性休克风险的患者,应考虑行急诊 CABG。

问题 6　急性心梗如何进行血流动力学监测?

答:1. 血压监测　血压作为重要的生命体征之一是最基本的血流动力学监测项目,可以反映心输出量和外周血管阻力,是衡量循环功能的重要指标。有创血压测量是一种经动脉穿刺置管后直接测量的方法,能够反映每一个心动周期的血压变化,可直接显示收缩压、舒张压和平均动脉压,并可根据动脉压波形初步判断心脏功能。

2. 中心静脉压　是指腔静脉与右心房交界处的压力,反映右心前负荷的指标,CVP 的大小和血容量、静脉压力和右心功能有关。

3. 肺动脉漂浮导管(S－G 导管)　适用于对血流动力学指标、肺脏和机体组织氧合功能的监测,可以反映左心室前负荷,心输出量和氧输送及其相关问题。

4. 脉搏指示持续心输出量监测(pulse indication continuous cardiac output,PiCCO)　可全面地反映血流动力学参数和心脏舒缩功能,可以连续的测量心输出量,还可以测量胸腔内血容量(intrathoracic blood volume,ITBV)和血管外肺水量,可以更好地反映心脏前负荷和肺水肿情况,实现连续性心输出量监测。应用 PiCCO 监测测量 ITVB 和 EVWL 及 SVV 来反映机体容量状态,指导临床医生及时调整心脏的容量负荷。

问题 7　急性心梗的常见并发症如何处理?

答:1. 心力衰竭　是急性心肌梗死最常见的并发症,也是最重要的预后不良指标之一。心衰的患者应持续监测心率、血压和尿量。存在肺水肿且 $SaO_2 < 90\%$ 的患者推荐吸氧,维持氧饱和度 95% 以上;对于呼吸衰竭且无法耐受无创通气支持的患者建议有创通气治疗。焦虑或烦躁的患者可应用镇静剂缓解;难以纠正的低血压患者可以应用正性肌力药物;收缩压升高的患者可以考虑使用硝酸酯类药物或硝普钠;存在容量负荷过重症状和体征的患者可应用利尿剂或行血液净化治疗。

2. 心源性休克　心源性休克可以是急性心肌梗死的首发表现,也可以发生在急性期的任何阶段,通常是由于大面积心肌梗死或合并严重的机械性并发症所致,是急性心肌梗死的最主要死亡原因。表现为心脏充盈状态合适的情况下,仍有严重持续的低血压(收缩压 < 90 mmHg)伴有组织低灌注(静息心率增快、意识状态改变、少尿、四肢湿冷)。为维持血流动

力学稳定可使用正性肌力药物及血管扩张剂,血管活性药物首选去甲肾上腺素。心源性休克难以纠正的患者可考虑短期使用机械循环辅助装置,包括体外膜肺、左心室辅助装置、心室辅助系统或体外循环。

3. **心律失常**　发病早期心律失常比较常见,室性心律失常是急性心肌梗死作为常见的心律失常表现。无症状且不影响血流动力学的室性心律失常不需要使用抗心律失常药物,反复出现多形性室性心动过速推荐使用胺碘酮,如β受体阻滞剂、胺碘酮及超速抑制治疗无效可使用利多卡因治疗。心房颤动是急性心梗患者最常见的室上性心律失常,可诱发加重心力衰竭。如无心力衰竭或低血压时可以使用β受体阻滞剂控制心室率;当存在急性心力衰竭但不伴有低血压时,可以静脉使用胺碘酮控制心室率;同时存在急性心力衰竭和低血压时,可以考虑使用洋地黄类药物控制心室率;如药物不能控制,应立即行电复律。窦性心动过缓多见于下壁心肌梗死的患者,一般不需要特殊处理,如伴有血流动力学不稳定的心动过缓,有指征的应用正性传导药物。房室传导阻滞则需要进行风险评估,完全房室传导阻滞和二度Ⅱ型房室传导阻滞有干预指征。

4. **机械并发症**　再灌注治疗使机械并发症的发生率明显降低,但仍然是急性心肌梗死患者致死的主要原因,包括游离壁破裂、室间隔穿孔、乳头肌或腱索断裂及心包并发症。

问题 8　应用主动脉内球囊反搏有哪些注意要点?

答:主动脉内球囊反搏技术(intra aortic balloon pump,IABP)在缺血性心脏病中应用显著增加,对于出现严重左心功能不全的患者是非常重要的支持治疗选择。IABP 的触发主要有三种,心电触发、压力触发和起搏器触发,保证反馈监测系统的稳定和信号准确是使 IABP 运行平稳的关键。主要常见的并发症以动脉血管合并症为主,术后监测应常规观察脉搏、皮肤颜色、感觉、肢体运动、毛细血管充盈时间、插管侧肢体温度,主动脉内膜剥脱的临床表现为突然的剧烈的背痛或腹痛、低血压、心动过速。撤除 IABP 的指征是在 1∶4 比例辅助下患者血流动力学稳定,逐渐减少抗凝剂的应用,这样可以减少出血风险;拔出导管后应持续手压法压迫 30 分钟,以防血肿的形成。

问题 9　急性心肌梗死患者的长期治疗方式有哪些?

答:非药物治疗:急性心肌梗死的患者应终生戒烟,合理膳食,控制体重,对于肥胖和超重的患者应进行减重治疗。

药物治疗:如无禁忌证,所有急性心肌梗死患者出院后应长期服用阿司匹林、ACEI 和β受体阻滞剂。出院后应进行有效的血压管理,目标血压为<130/80 mmHg。出院后应持续强化调脂治疗,LDL-C 治疗目标值<1.8 mmol/L,首选他汀类药物。合并糖尿病的患者应积极控制饮食和改善生活方式,同时给予降糖药物治疗。

专家评析

该病例是临床典型的急性心肌梗死病例,编者从症状识别、鉴别诊断、并发症的管理,机械辅助治疗的应用及护理等几方面,深入浅出地进行了分析和总结。对危重症护理人员提高冠脉综合征的救护能力有较强的学习借鉴意义。数据显示,我国每年发生急性心肌梗死的患者接近 100 万人,而心肌梗死的死亡多发生在起病 1 小时内。心肌梗死起病急、进展快、致死率高。自2016年胸痛中心建立以来,我国已有2000余家医院通过了胸痛中心的认证,初步形成了急性胸痛救治网络,但是护理及相关从业人员的救治水平依然存在地区差异性。本教材结合具体病例,提高护理人员心肌梗死的救护知识,护理管理者应结合护士培训的需求现状,制订切实可行的培训方案,提高胸痛中心核心科室护士的岗位胜任力。

(李尊柱)

参考文献

[1] Kristian, Thygesen, Joseph S, et al. Fourth universal definition of myocardial infarction (2018) [J]. European heart journal,2018,72(18):2231 – 2264.

[2] 中华医学会心血管分会,中华心血管病杂志编辑委员会.急性ST段抬高型心肌梗死诊断和治疗指南(2019)[J].中华心血管病杂志,2019,47(10):766 – 783.

[3] 刘大为.实用重症医学[M].2版.北京:人民卫生出版社,2017:494 – 499.

病例 4 ▶ 心律失常：以房颤为例

患者男性,46岁,2小时前无明显诱因下出现心悸,双下肢无力,无胸闷、胸痛,无黑蒙、晕厥,至急诊就诊。

体格检查:T 36.5℃,P 96次/分,R 19次/分,BP 146/93 mmHg。患者神志清楚,精神萎靡,颈软,双肺听诊呼吸音低,肺底未闻及干啰音。心前区无隆起,无震颤,无抬举性搏动,心尖搏动正常,心浊音界大致正常。ECG示心房颤动伴快速心室率(心室率 140 次/分,心律绝对不齐),心脏超声提示:左、右心室整体收缩活动减弱,LVEF 40%,轻度二尖瓣反流。入室后给予心电监护,胺碘酮 150 mg 静脉推注后按 60 mg/h 持续静脉泵入,口服华法林,监测国际标准化比值(international normalized ratio,INR),维持水电解质平衡等治疗。患者既往有房颤病史 2 月余,曾使用胺碘酮成功复律 2 次。有高血压病史 3 年,最高血压 165/105 mmHg,平时服用降压药物,自诉血压控制可,活动后否认有气急胸闷表现。否认脑卒中、糖尿病、高脂血症等病史。否认药物过敏史。有吸烟史,每日约 10 支。

问题 1　根据病例,该患者属于哪一类心房颤动?

答:心房颤动(atrial fibrillation,AF)简称房颤,是最常见的心律失常之一。目前,临床上常将房颤分为:(1)首诊房颤:首次确诊,不论持续时间,不论有无症状、症状轻重及能否自行复律。

(2)阵发性房颤:能自行终止,一般每次发作不超过 48 小时,但也可持续 7 天时间,7 天内经药物或电复律转复者也是为阵发性房颤。

(3)持续性房颤:持续时间>7 天,经常不能自行复律。也包括持续 7 天以上后药物或电复律转复者。

(4)长期持续性房颤:持续时间在 1 年以上并有意愿准备采用节律控制策略者。

(5)永久性房颤:持续时间在 1 年以上,不能终止或终止后又复发的房颤,对于持续时间较长、不适合复律或患者不愿意复律的房颤也归于此类。根据病例特点,该患者既往有房颤病史 2 月余,曾使用胺碘酮成功复律 2 次,因此其房颤类型属于持续性房颤。

问题 2　发生房颤的主要原因有哪些?

答:房颤常发生于器质性心脏病及其他慢性病导致代谢紊乱的患者,多见于高血压性心脏病、冠心病、风湿性心脏病二尖瓣狭窄、心肌病以及甲状腺功能亢进,其次缩窄性心包炎、慢性肺源性心脏病、预激综合征和老龄也可引起房颤。部分房颤原因不明,可见于正常人,可在情绪激动、外科手术、运动或大量饮酒时发生。

问题 3　房颤的病理生理特点是什么?

答:房颤是指心房规则有序的电活动丧失,代之以许多大小不等、快速无序的折返环,使心房产生不规则且频率极快的颤动,是严重的心房电活动紊乱。心房无序的颤动使其失去了有效的收缩与舒张,心房泵血功能恶化或丧失,心排血量减少25%或更多。加之房室结对快速心房激动的递减传导,引起心室极不规则的反应。另外,房颤时因心房丧失有效机械收缩、血流淤滞导致心房及心耳内附壁血栓形成,血栓脱落可引起动脉系统栓塞,尤以脑栓塞危害最大。因此,心室律(率)紊乱、心功能受损和心房附壁血栓形成是房颤患者的主要病理生理特点。

问题 4 房颤的临床表现和典型体征是什么?

答:房颤引起的症状由多种因素决定,包括发作时的心室率和心功能、伴随的疾病、房颤持续时间以及患者感知症状的敏感性等。房颤引起的心室率异常是产生症状的重要原因。常见症状为心悸、头晕、胸闷、运动耐量下降等。心室率超过150次/分,患者可发生心绞痛与充血性心力衰竭。心室率不快时,患者可无症状。部分房颤患者出现房颤的严重并发症如卒中、栓塞或心力衰竭时才被发现。大部分患者由于心房利钠肽的分泌增多还可引起多尿。房颤引起心室停搏还可导致脑供血不足而发生黑蒙、晕厥。

典型的房颤体征为心脏听诊第一心音强弱不定,心律绝对不规则,当心室率快时可发生脉搏短绌,原因是许多心室搏动过弱以致未能开启主动脉瓣,或因动脉血压波太小,未能传导至外周动脉。

问题 5 房颤患者的辅助检查有哪些?

答:房颤初始评估时,实验室检查应重点关注血清电解质、肝肾功能、全血常规、甲状腺功能等。甲状腺功能亢进(甲亢)是房颤的重要原因之一。无器质性心脏病的年轻患者,尤其是房颤心室率快、药物不易控制者,应怀疑甲状腺功能异常。房颤也可以是某一疾病的临床表现之一,如重症感染、急性心衰、急性心肌炎和心包炎等,临床上需进行与可疑病因相关的实验室检查。其他相关检查还包括:心电图、心脏超声、经食道心脏超声、电生理检查运动试验、胸部X线等。

问题 6 房颤患者的心电图特点是什么?

答:房颤的心电图特点为:P波消失,仅见心房电活动呈振幅不等、形态不一的小的不规则的基线波动,称为f波,频率为350～600次/分;心室律绝对不齐,即R-R间期完全不等;QRS波形态通常正常,当心室率过快时,发生室内差异性传导,QRS波增宽变形。

问题 7 房颤患者的治疗措施有哪些?

答:心房颤动治疗强调长期综合管理,在治疗原发疾病和诱发因素基础上,积极预防血栓栓塞、转复并维持窦性心律及控制心室率,是房颤治疗的基本原则。

1. 抗凝治疗 血栓栓塞性并发症是房颤致死、致残的主要原因,而脑卒中则是最为常见的表现类型。对于合并瓣膜病患者,尤其是使用机械心脏瓣膜的房颤患者,需应用华法林抗凝。对于非瓣膜病患者,需进行血栓栓塞的危险分层。临床上多采用CHA_2DS_2-VASc评分系统(表2-6)。男性评分≥2分、女性评分≥3分推荐抗凝治疗。评分为1分(除外女性性别得分)者,根据获益与风险衡量,可考虑采用口服抗凝药。若评分为0分,不用抗凝及抗血小板药物。女性性别在无其他脑卒中危险因素存在时不增加脑卒中风险。房颤患者抗凝治疗前需同时进行出血风险评估,临床上常用 HAS-BLED 评分系统(表2-7)。HAS-BLED 评分有助于评价房颤患者抗凝出血风险,评分≤2 分为出血低风险者,HAS-BLED 评分≥3 分提示出血风险增高。从房颤患者血栓栓塞危险分层和抗凝出血危险评估可以看出,出血和血栓具有很多相同的危险因素。出血风险增高者发生血栓栓塞事件的风险往往也高,这些患者接受抗凝治疗的临床净获益可能更大。因此,只要患者具备抗凝治疗的适应证仍应进行抗凝治疗,而不应将 HAS-BLED 评分增高视为抗凝治疗的禁忌证。对于 HAS-BLED 评分≥3 的患者,应注意筛查并纠正增加出血风险的可逆因素,并在开始抗凝治疗之后加强监测。

表 2-6　CHA_2DS_2-VASc 评分系统

危险因素	评分
充血性心力衰竭/左心室功能障碍(C)	1
高血压(H)	1
年龄≥75 岁(A)	2
糖尿病(D)	1
脑卒中/TIA/血栓栓塞病史(S)	2
血管疾病(V)	1
年龄 65~74 岁(A)	1
性别(女性,Sc)	1

注:TIA=短暂性脑缺血发作;血管疾病包括:既往心肌梗死、外周动脉疾病、主动脉斑块。

表 2-7　HAS-BLED 评分系统

临床特点	评分
高血压(H)	1
肝肾功能异常(各1分,A)	1 或 2
脑卒中(S)	1
出血(B)	1
INR 值易波动(L)	1
老年(如年龄>65 岁,E)	1
药物或嗜酒(各1分,D)	1 或 2
最高值	9 分

注:高血压定义为收缩压>160 mmHg(1 mmHg=0.133 kPa);肝功能异常定义为慢性肝病(如肝纤维化)或胆红素>2 倍正常上限。丙氨酸氨基转移酶>3 倍正常上限;肾功能异常定义为慢性透析或肾移植或血清肌酐≥200 μmol/L;出血指既往出血史和(或)出血倾向;国际标准化比值易波动指 INR 不稳定,在治疗窗内的时间<60%;药物为合并应用抗血小板药物或非甾体抗炎药。

华法林抗凝治疗的效益和安全性取决于抗凝治疗的强度和稳定性。在应用华法林治疗过程中,应定期监测 INR,并据此调整华法林剂量。INR 在治疗目标范围内的时间越长,华法林疗效越明显。临床研究证实抗凝强度为 INR 2.0～3.0 时，华法林可有效预防脑卒中事件，并不明显增加出血的风险。如 INR<2.0，出血并发症少，但预防脑卒中的作用显著减弱；INR>4.0，出血并发症显著增多，而进一步降低脑卒中事件的作用有限。

治疗监测的频率应该根据患者的出血风险和医疗条件而定。在开始服用华法林后应隔天监测 INR，直到 INR 连续 2 次在目标范围内，然后每周监测 1～2 次。抗凝强度稳定后（连续 3 次 INR 均在监测窗内），每月复查 1～2 次。由于老年患者华法林清除减少，合并其他疾病或合并用药较多，应加强监测。合用可能影响华法林作用的药物或发生其他疾病，则应增加监测频次，并视情况调整华法林剂量。华法林剂量根据 INR 调整，INR 在 2.0～3.0 内时华法林剂量不变，如超出范围则应调整华法林原服用剂量的 10%～15%。由于华法林的药代动力学受多种食物、药物、酒精等因素影响，故华法林治疗需长期监测和随访。如以往 INR 一直很稳定，偶尔出现 INR 增高的情况，若不超过 3.5，可暂时不调整剂量，2 天后复查 INR。INR 升高明显（4.0～10.0）时，暂停华法林 1 天或数天，重新开始用药时调整剂量并密切监测。如果患者有高危出血倾向或者发生出血，则需要采取更积极的措施迅速降低 INR，包括应用维生素 K_1、输注新鲜冰冻血浆、凝血酶原浓缩物或重组凝血因子 $\mathbb{W}$a。应用维生素 K_1 时避免剂量过高，使 INR 降至安全范围即可，避免重新应用华法林时产生抵抗。当大剂量应用维生素 K_1 后，继续进行华法林治疗时，可以给予肝素直至维生素 K_1 的作用被逆转，恢复对华法林治疗的反应。服用华法林出现轻微出血而 INR 在目标范围内时，不必立即停药或减量，应寻找原因并加强监测。患者若出现与华法林相关的严重出血，首先立即停药，输注凝血酶原复合物迅速逆转抗凝，静脉应用维生素 K_1。

新型口服抗凝药物（new-oral-anticoagulants，NOACs）可特异性阻断凝血瀑布中某一关键环节，在保证抗凝疗效的同时显著降低出血风险，在预防非瓣膜病房颤患者发生血栓栓塞事件方面的疗效不劣于、甚至优于华法林，目前主要用于非瓣膜性房颤的抗凝治疗。NOACs 具有稳定的剂量相关性抗凝作用，受食物和其他药物的影响小，应用过程中勿需常规监测凝血功能，便于患者长期治疗。由于其疗效，安全性和使用方便等特点，可以优先于华法林使用。自体主动脉瓣狭窄及关闭不全、三尖瓣关闭不全、二尖瓣关闭不全患者合并房颤亦可应用 NOACs。心脏人工机械瓣膜和中度至重度风湿性二尖瓣狭窄房颤患者禁用 NOACs。普通肝素或低分子肝素为静脉和皮下用药，一般用于华法林开始前或停用华法林期间的短期替代抗凝治疗。经皮左心耳封堵术是预防脑卒中和体循环栓塞事件的策略之一。对于 CHA_2DS_2-VASc 评分≥2 分的非瓣膜性房颤，且不适合长期抗凝治疗或长期规范抗凝治疗基础上仍发生卒中或栓塞事件、HAS-BLED 评分≥3 分的患者，可考虑行经皮左心耳封堵术。

2. **转复并维持窦性心律**　将房颤转复为窦性心律的方式包括自动复律、药物复律、电复律及导管消融治疗。复律存在血栓栓塞的风险，复律前需确认心房内是否有血栓，并应依据房颤持续时间而采用恰当的抗凝。初发 48 小时内的房颤多推荐应用药物复律，时间更长的则采用电复律。对于房颤伴较快心室率并且症状重、血流动力学不稳定的患者，则应尽早或紧急电复律。大多数阵发性或持续性房颤患者，恢复窦性心律后房颤复发风险仍然很大，抗心律失常药物还可减少房颤复发频率、缩短房颤持续时间。

抗心律失常药物可用于房颤转复窦性心律。大多数阵发房颤在 1～2 天内可自行转复，药物可加快转复速度。对于房颤发作持续时间 7 天内的患者，药物复律有效。超过 7 天药物复律的有效性下降。大多数接受药物复律的患者应在药物注射和之后的一段时间内（通常约为药物半衰期的一半时间)持续进行医疗监护和心电监测,警惕抗心律失常药物的致心律失常事件。IA(奎尼丁、普鲁卡因胺)、IC(普罗帕酮)或Ⅲ类(胺碘酮、伊布利特)抗心律失常药物均可转复房颤,成功率60%左右。但奎尼丁可诱发致命性室性心动过速,增加死亡率,目前已很少应用。IC类亦可致室性心律失常,严重器质性心脏病患者不宜应用。胺碘酮致心律失常发生率最低,是目前常用的维持窦性心律药物,特别适用于合并器质性心脏病的患者。其他维持窦性心律的药物的临床疗效均不及胺碘酮。对于症状不明显的房颤患者也可口服抗心律失常药物进行复律。

药物复律无效时,电复律是转复房颤的有效手段,伴有严重血流动力学障碍及预激综合征旁路前传伴快速心室率的房颤首选电复律。电复律比药物复律转复率高,但操作稍复杂,并需镇静或麻醉。起始使用较高能量可提高有效率,且减少电击次数和缩短需要镇静的时间。疑有房室传导阻滞或窦房结功能低下者,电复律前应有预防性心室起搏的准备。如复律不成功,可通过增加复律电量、改变电极板位置(前-后电极放置优于前-侧放置)、对前胸电极板施加一定压力提高能量传递或使用抗心律失常药物降低除颤阈值等方法提高电复律成功率。电复律治疗成功与否与房颤持续时间的长短、左心房大小和年龄有关。预先使用某些抗心律失常药可提高转复窦性心律的成功率并预防房颤复发。房颤患者经适当的准备和抗凝治疗,电复律并发症较少。

在房颤持续时间>48小时或持续时间不明的患者中,拟行择期心脏复律前,应使用剂量调整的华法林(使INR维持在2.0~3.0)或NOACs进行至少3周的抗凝治疗。或经食管超声心动图(transesophageal echocardiography,TEE)检查无左心房或心耳血栓(TEE是监测左心房血栓敏感性和特异性较高的检查),在抗凝治疗下,提前进行转律治疗(不必等待3周的抗凝),复律后继续进行4周的抗凝治疗。其后,具有栓塞危险因素的患者,继续长期抗凝治疗;房颤发作<48 h的患者,在应用普通肝素、低分子肝素或NOACs治疗下可直接进行心脏复律。CHA_2DS_2-VASc评分系统男性评分≥2分、女性评分≥3分者,转律后无论有否栓塞危险因素继续进行4周的抗凝。其后,具有脑卒中危险因素的患者,长期抗凝治疗。评分为1分(除外女性性别得分)者,在转律后无需抗凝治疗;房颤发生>48小时且伴血流动力学不稳定(心绞痛、心肌梗死、休克或肺水肿)应立即进行心脏复律,尽快启动抗凝治疗。复律后继续抗凝治疗。口服抗凝治疗的持续时间(4周或长期)取决于患者是否存在脑卒中的危险因素。

对于症状明显、药物治疗无效的阵发性房颤,导管消融可以作为一线治疗;病史较短、药物治疗无效且无明显器质性心脏病的症状性持续性房颤以及存在心衰和(或)左心室射血分数(left ventricular ejection fraction,LVEF)减少的症状性房颤患者,亦可行导管消融治疗。目前房颤的导管消融以射频能为主,也有其他能源的临床研究评价,包括冷冻、超声和激光消融等。尤其是冷冻球囊消融,已和射频消融成为房颤导管消融的两种主要消融能源。此外,外科迷宫手术也可用于维持窦性心律,且具有较高成功率。

3. 控制心室率　对于部分房颤患者而言,心室率控制后可显著减轻或消除症状,减少其诱发心力衰竭、心绞痛、心肌梗死等发生以改善心功能,提高生活质量,所以是紧急且基本的处理。临床研究表明,持续性房颤患者选择控制心室率加抗凝治疗,预后与经复律后维持窦性心律者并无显著差异,且更简便易行,尤其适用于老年患者。控制心室率的药物包括β受体阻滞剂、钙离子拮抗剂、洋地黄制剂和某些抗心律失常药物(如胺碘酮、决奈达隆)。心室率控制的药物选择需考虑患者症状的严重程度、血流动力学状态、是否伴有心衰和是否有潜在诱因而进行综合判断。所有的治疗药物均有潜在副作用,应从低剂量开始,逐渐滴定增加剂量直至症状改善,临床实践中通常需要联合用药以达到较好的心室率控制目标,同时注意这些药物的禁忌证。临床如需紧急控制快心室率,可考虑静脉用药或电复律。心衰失代偿、急性心肌缺血、低血压等情况下首选同步直流电复律。血流动力学稳定的快心室率患者,可选择口服药物控制心室率。

对于无症状的房颤,且左心室收缩功能正常,控制静息心室率<110次/分。对于症状明显或出现心动过速心肌病时,应控制静息心室率<80次/分且中等运动时心室率<110次/分。达到心室率严格控制目标后,应行24小时动态心电图监测以评估心动过缓和心脏停搏情况。当药物控制心室率和症状失败时,消融房室结并植入永久起搏器可有效控制心室率,改善症状。房室结消融后初始心室起搏常设置在90~100次/分,并在数月内逐渐降低心室起搏频率,以减少猝死风险。房室结消融导致患者起搏器依赖,因此房室结消融并植入永久起搏器仅限于药物不能有效控制心室率和症状明显的患者。

问题 8 房颤患者的护理注意事项有哪些?

答:(1)房颤患者的临床表现多为心悸、胸闷、体力下降等,患者入室后应协助其卧床休息,采取舒适体位,注意保证充足的休息与睡眠。

(2)遵医嘱给予患者连接心电监护,吸氧,记录24小时出入量,有不适主诉时应及时通知医生。

(3)对于应用华法林抗凝的患者,告知患者严格遵照医嘱定时服用药物,不可自行减量、停药或擅自改用其他药物。向患者说明药物的不良反应及食物、药物对华法林抗凝效果的影响。定期监测 INR,患者如出现华法林的漏服,应及时通知医生调整用药。

(4)使用胺碘酮时,宜选用5%葡萄糖注射液稀释,选择粗大血管穿刺给药,常采用静脉推注(负荷量)和静脉泵入(维持量),静脉推注时应有医生一同监测生命体征变化,推注速度应不低于每十分钟150 mg。静脉泵入时应遵医嘱剂量给药,并严密监测生命体征变化,发现异常及时通知医生并配合处理。用药期间保持输液通路通畅,观察患者穿刺部位有无红肿,询问患者有无穿刺部位疼痛发生。

(5)保持除颤仪及心电图机处于完好备用状态,心电监护发现心律失常及患者自觉不适时,协助医生进行心电图检查。检查前告知患者检查时的注意事项,检查过程中注意保暖及保护隐私。

(6)HAS-BLED出血风险评分可评价心房颤动患者的出血风险。对于评分≥3分的出血高危患者,责任护士应加强巡视,并加强出血高危患者的健康宣教,指导患者学会自我保护和预防出血的方法。

(7)对于非瓣膜性房颤患者采用 CHA_2DS_2-VASc 积分评估房颤患者卒中及血栓栓塞风险,积分≥2分表明患者卒中及血栓栓塞风险较高,应密切观察患者神志、肢体活动、语言功能,发现异常及时通知医生,做好脑部 CT 物品准备。

(8)责任护士应注意监测患者心率、心律、血压变化,当发现患者出现心房扑动与心房颤动时,警惕心室颤动的发生,立即通知医生,同时将除颤器推至患者床旁,按需配合医生电复律。

(9)评估患者焦虑、抑郁状况,向患者及家属讲解房颤的常见病因、诱因及防治知识,安慰并指导患者避免引起或加重心律失常的因素，保持乐观、稳正的情绪。

专家评析

　　本病例给予心电监护、胺碘酮输注、维持水电解质平衡等治疗后症状好转。后期在严密监测国际标准化比率下进行华法林药物抗凝治疗。

　　房颤是临床最常见的心律失常，其主要危害是缺血性脑卒中。由于房颤并发脑卒中具有发病率高、致残率高、致死率高和复发率高的特点，使得抗凝治疗成为房颤患者治疗策略的重中之重。临床上最常用的口服抗凝药物是华法林，它通过抑制维生素 K 在肝脏细胞内合成凝血因子 Ⅱ、Ⅶ、Ⅸ、Ⅹ，从而发挥抗凝作用，显著降低房颤患者缺血性脑卒中的发生率。但由于该药治疗安全窗窄、半衰期长、与食物药物的相互作用明显，抗凝治疗需在严密监测 INR 下进行，一般要求 INR 维持在 2.0～3.0，这样既可保证治疗效果，也可使出血风险维持在较低水平。同时，由于维生素 K 能够拮抗华法林的抗凝药效，从而降低抗凝作用。为了维持华法林稳定的抗凝强度，患者对富含维生素 K 的绿色蔬菜的摄入量需保持相对平衡。由此可见，指导口服华法林抗凝的患者规律饮食、按时服药、监测有无出血倾向、定期化验 INR、遵医嘱调整药物用量是健康教育的重要内容。

　　所有心律失常的患者都应该进行密切监测，精细化调整药物治疗。

（李尊柱）

参考文献

［1］葛均波，徐永建，王辰. 内科学［M］. 9 版. 北京：人民卫生出版社，2018：188 - 190.
［2］曹林生，廖玉华. 心脏病学［M］. 3 版. 北京：人民卫生出版社，2015：407 - 411.
［3］郑一梅，高玲玲. 心内科护理工作指南［M］. 北京：人民卫生出版社，2016：179 - 188.
［4］January C T, Wann L S, Calkins H, et al. 2019 AHA/ACC/HRS focused update of the 2014 AHA/ACC/HRS guideline for the management of patients with atrial fibrillation［J］. Heart Rhythm, 2019,140(2)：e125 - e151.
［5］中华医学会心电生理和起搏分会，中国医师协会心律学专业委员会心房颤动防治专家工作委员会. 心房颤动：目前的认识和治疗建议(2018)［J］. 中华心律失常学杂志，2018,22(4)：279 - 346.
［6］国家卫生和计划生育委员会脑卒中防治专家委员会房颤卒中防治专业委员会，脑卒中防治系列指导规范编审委员会《中国心房颤动患者卒中防治指导规范》专家委员会. 中国心房颤动患者卒中预防规范(2017)［J］. 中华心律失常学杂志，2018,22(1)：17 - 30.

病例 5 ▶ 主 动 脉 夹 层

患者男性,65 岁,4 小时前上厕所时突发胸痛、后背痛,表现为电击样刺痛,疼痛持续无缓解,视觉模拟评分法(visual analogue scale, VAS)评分 8～9 分,伴胸闷、憋气,来我院急诊就诊。

体格检查:T 36.5 ℃,P 121 次/分,R 30 次/分,BP 165/90 mmHg,SpO$_2$ 98%。心电图无异常改变,予以患者镇痛、降压后外出行计算机体层血管造影(CT angiography, CTA)检查提示患者主动脉夹层(aortic dissection, AD)累及升主动脉,紧急联系急诊手术。

问题 1 根据病例,该患者是主动脉夹层的哪种类型? 为什么?

答:根据病例特点,患者是主动脉夹层 Stanford 分型的 A 型,患者以急性胸痛为主要表现就诊,测量血压偏高,氧和正常,心电图表现正常,排除急性肺栓塞与心肌梗死后行 CTA 检查显示主动脉夹层累及升主动脉,因此按照分型诊断为 Stanford 分型 A 型主动脉夹层。

问题 2 主动脉夹层分为哪几类? 分类依据是什么?

答:主动脉夹层根据解剖学分类分为 Debakey 系统和 Stanford 系统。Stanford 系统更常用,其将累及升主动脉且有可能蔓延至主动脉弓或降主动脉的夹层归为 A 型,不考虑初始内膜撕裂位置;其余均为 B 型。而 Debakey 系统以夹层的起点为分类依据,1 型源于升主动脉并至少蔓延至主动脉弓,2 型源于并局限于升主动脉,3 型源于降主动脉并向近端或远端蔓延。此外,还有几种特殊的主动脉夹层,包括主动脉壁间血肿、无血肿的内膜撕裂以及穿透性动脉粥样硬化性溃疡。

问题 3 发生主动脉夹层的高危因素有哪些?

答:目前认为主动脉夹层发病主要与以下危险因素相关:
(1) 增加主动脉壁张力的各种因素,如高血压、主动脉缩窄、外伤等。
(2) 导致主动脉壁结构异常的因素,如动脉粥样硬化、遗传性结缔组织疾病(如 Marfan 综合征、Loeys-Dietz 综合征、Ehlers-Danlos 综合征等)、家族性遗传性主动脉夹层或主动脉瘤、大动脉炎等。
(3) 其他因素如妊娠、医源性主动脉夹层等。高血压、Marfan 综合征、吸烟、饮酒、主动脉瓣二叶畸形(bicuspid aortic valve, BAV)、动脉粥样硬化等是我国主动脉夹层发病的主要独立危险因素。

问题 4 主动脉夹层的临床表现是什么?

答:疼痛是主动脉夹层患者最为普遍的主诉。主动脉夹层导致的疼痛常被描述为"撕裂样"或"刀割样"持续性难以忍受的锐痛。疼痛的部位和性质可提示主动脉夹层破口的部位及进展情况。Stanford A 型夹层常表现为前胸痛或背痛,Stanford B 型夹层常表现为背痛或腹痛,但两者疼痛部位可存在交叉。出现迁移性疼痛可能提示夹层进展,如患者出现下肢疼痛,则提示夹层可能累及髂动脉或股动脉。部分患者亦可无疼痛症状。心脏是 Stanford A 型主动脉夹层最常受累的器官。

主动脉夹层可导致心脏正常解剖结构破坏或心脏活动受限从而引起相关症状:①夹层导致主动脉根部扩张、主动脉瓣对合不良等可引起主动脉瓣关闭不全,轻者无明显临床表现,重者可出现心力衰竭甚至心源性休克。②夹层累及冠状动脉开口可导致急性心肌梗死、心功能衰竭或恶性心律失常,患者可表现为典型的冠状动脉综合征,如胸痛、胸闷和呼吸困难,心电图ST 段抬高和 T 波改变。③夹层假腔渗漏或夹层破入心包可引起心包积液或心包压塞。④急性主动脉瓣关闭不全、急性心肌缺血或梗死及心包填塞常表现为心力衰竭。

主动脉夹层累及主动脉的其他重要分支血管可导致其他脏器缺血或灌注不良:①夹层累及无名动脉或左颈总动脉可导致中枢神经系统症状,患者表现为晕厥或意识障碍;夹层影响脊髓动脉灌注时,脊髓局部缺血或坏死可导致下肢轻瘫或截瘫。②夹层累及一侧或双侧肾动脉可有血尿、无尿、严重高血压甚至肾功能衰竭。③夹层累及腹腔干、肠系膜上及肠系膜下动脉时可引起胃肠道缺血表现,如急腹症和肠坏死,部分患者表现为黑便或血便;有时腹腔动脉受累引起肝脏或脾脏梗死。④夹层累及下肢动脉时可出现急性下肢缺血症状,如疼痛、无脉甚至下肢缺血坏死等。

除上述症状外,疑似主动脉夹层的患者出现以下体征有助于临床诊断。①血压异常:主动脉夹层常可引起远端肢体血流减少,导致四肢血压差别较大。若测量的肢体是夹层受累一侧,将会误诊为低血压,从而导致误诊和错误治疗。因此对于主动脉夹层患者,应常规测量四肢血压。大部分主动脉夹层患者合并高血压,但也有部分患者就诊时表现为低血压,此时应考虑心包填塞可能。②主动脉瓣区舒张期杂音且患者既往无心脏病史,则提示夹层所致急性主动脉瓣反流可能。③胸部体征:主动脉夹层大量渗出或者破裂出血时,可出现气管向右侧偏移,左胸叩诊呈浊音,左侧呼吸音减弱,双肺湿啰音提示急性左心衰。④腹部体征:主动脉夹层导致腹腔脏器供血障碍时,可造成肠麻痹甚至坏死,表现为腹部膨隆,叩诊呈鼓音,广泛压痛、反跳痛及肌紧张。⑤神经系统体征:脑供血障碍时出现淡漠嗜睡、昏迷或偏瘫;脊髓供血障碍时,可有下肢肌力减弱甚至截瘫。

问题 5　主动脉夹层患者常用的实验室检查有哪些?

答:胸痛且高度怀疑急性主动脉夹层的患者,应尽快完善常规检查如血常规及血型、尿常规、肝肾功、血气分析、血糖、传染病筛查、心肌酶、肌红蛋白、凝血 5 项(包括 D-二聚体)和血脂检查。这些检查有助于鉴别诊断和评估脏器功能及手术风险,减少术前准备时间。患者D-二聚体快速升高时,拟诊为主动脉夹层的可能性增大。研究表明,发病 24 小时内,当 D-二聚体达到临界值 $500\ \mu g/L$ 时,其诊断急性主动脉夹层的敏感性为 100%,特异性为 67%,故可作为急性主动脉夹层诊断的排除指标。但 D-二聚体阴性也不能除外主动脉溃疡或壁间血肿可能。其他有助于主动脉夹层诊断及评估的生物标记物有:反映内皮或平滑肌细胞受损的特异性标记蛋白,如平滑肌肌球蛋白重链和弹性蛋白降解产物;反映血管间质受损的钙调蛋白和基质金属蛋白酶-9;反映炎症活动的 C 反应蛋白等。

问题 6　主动脉夹层患者常用的影像学检查有哪些?

答:主动脉夹层的影像学检查目的是要对全主动脉进行综合评价,包括主动脉夹层受累的范围、形态、不同部位主动脉的直径、主动脉瓣及各分支受累情况、与周围组织的关系,以及主动脉夹层的其他相关表现如心包积液、胸腔积液及脏器缺血情况等。具体如下:①明确内膜片;②明确内膜破口的位置;③识别真腔与假腔;④明确主动脉夹层的累及范围;⑤明确主动脉窦、主动脉瓣累及情况;⑥主动脉一级分支受累情况及血流状态;⑦识别主要脏器的缺血情况;⑧识别心包积液、胸腔积液及程度;⑨识别主动脉周围出血与否;⑩识别扫描野内其他脏器的病变及性质。

主动脉夹层患者影像学检查主要包括:

(1) CT:由于其普及性、快速采集、多种后处理方法100%的敏感性及98%~99%的特异性而广泛应用于临床,可作为可疑主动脉夹层患者的首选术前检查手段。

(2) MRI:对于碘过敏、肾功能损害、妊娠及甲状腺功能亢进或其他CTA检查相对或绝对禁忌的患者,MRI可作为首选的替代检查手段。MRI对主动脉夹层的诊断效率与CTA相似。除了形态学的显示,MRI还能对瓣膜功能、内膜片的摆动及通过破口的血流、真假腔内血流进行评价。但MRI扫描时间较长,对于循环不稳定的患者难以配合、耐受。另外,对于体内置入生命辅助装置和金属物的患者是禁忌。

(3) 超声心动图:超声心动图对主动脉夹层的诊断准确性较CT、MRI略低,但由于其便携性强,故可用于各种状态患者的术前、术中及术后评价。经胸超声心动图(transthoracic echocardiography, TTE)诊断Stanford B型主动脉夹层的灵敏度较低,但经食管超声心动图可明显提高诊断的准确性。当受患者体型、胸壁、肺部疾病等因素影响时,TEE可提高主动脉夹层诊断的准确性,但作为一种侵入性操作对急性主动脉夹层患者具有一定的风险,非全麻状态下不建议常规实施。TTE诊断Stanford A型AD的灵敏度可达88%~98%,特异度可达90%~95%。对于Stanford A型主动脉夹层,TTE可便捷、快速评价患者心功能、主动脉瓣膜功能及主动脉窦受累情况,为制订手术方案提供帮助。

(4) 血管造影:血管造影曾被认为是主动脉夹层诊断的"金标准",但是对于内膜片、内膜破口及主动脉双腔的显示并不优于CTA。作为一种侵入性有创操作,依靠血管造影明确Stanford A型主动脉夹层的诊断存在巨大的风险。因此,血管造影不作为主动脉夹层的常规诊断检查手段,仅作为Stanford B型主动脉夹层行覆膜支架置入手术中的辅助检查。

问题7 成人胸痛患者如何早期快速诊断是否为主动脉夹层?

答:对于急性胸痛的患者,2010年美国心脏协会指南中提出疑诊主动脉夹层的高危易感因素、胸痛特征和体征。急性AD国际注册研究(international registry of acute aortic dissection, IRAD)研究基于上述高危因素提出主动脉夹层危险评分,根据患者符合危险因素分类(高危易感因素、高危疼痛特征及高危体征,见表2-8)的类别数计0~3分(0分为低危,1分为中危,≥2分为高危);该评分≥1分诊断AD的敏感度达95.7%。因此,对存在上述高危病史、症状及体征的初诊患者,应考虑主动脉夹层可能并安排合理的辅助检查以明确诊断。基于患者入院时病史询问、体格检查对疾病确诊极为重要。急性胸痛疑似主动脉夹层的患者应尽早完善实验室检查与影像学检查,与心肌梗死、肺栓塞等疾病进行区分(图2-3)。

表 2-8　主动脉夹层的高危易感因素及临床表现

高危易感因素	高危胸痛症状	高危体征
1. Marfan 综合征等结缔组织病	1. 突发疼痛	1. 动脉搏动消失或无脉
2. 主动脉疾病家族史	2. 剧烈疼痛，难以忍受	2. 四肢血压差异明显
3. 已知的主动脉瓣疾病	3. 撕裂样、刀割样尖锐痛	3. 局灶性神经功能缺失
4. 已知的胸主动脉瘤		4. 新发主动脉瓣杂音
5. 曾行主动脉介入或外科操作		5. 低血压或休克

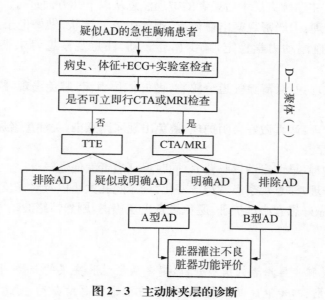

图 2-3　主动脉夹层的诊断

问题 8　主动脉夹层的初步治疗原则有哪些？护理有哪些注意事项？

答：主动脉夹层初步治疗的原则是有效镇痛、控制心率和血压，减轻主动脉剪应力，降低主动脉破裂的风险。

（1）镇痛：适当肌注或静脉应用阿片类药物（吗啡、哌替啶）可降低交感神经兴奋导致的心率和血压的上升，提高控制心率和血压的效果。

（2）控制心率和血压：主动脉壁剪应力受心室内压力变化率和血压的影响。静脉应用 β 受体阻滞剂（如美托洛尔、艾司洛尔等）是最基础的药物治疗方法，但应保证能维持最低的有效终末器官灌注。对于降压效果不佳者，可在 β 受体阻滞剂的基础上联用一种或多种降压药物。药物治疗的目标为控制收缩压至 $100 \sim 120$ mmHg、心率 $60 \sim 80$ 次/分。需注意的是，若患者心率未得到良好控制，不要首选硝普钠降压，因为硝普钠可引起反射性儿茶酚胺释放，使左心室收缩力和主动脉壁切应力增加，加重夹层病情。进一步治疗方案应根据主动脉夹层的类型、合并症、疾病进展等因素综合考虑。

（3）护理主动脉夹层患者应密切监测患者血压和心率的变化，一旦发生急性病情变化立刻准备抢救,同时保证患者组织灌注达标,预防出现药物导致的低血压,注意评估患者疼痛情况,合理镇痛,对患者做好心理护理,避免患者出现情绪紧张与焦虑,保持病室安静,减少对患者的刺激,保证患者排便。

问题 9　主动脉夹层术后常见的并发症有哪些?术后护理有哪些注意事项?

答:主动脉夹层术后早期并发症主要有呼吸系统并发症、急性肾功能衰竭、神经系统并发症、出血、脏器功能不全、感染等,急性期手术死亡和并发症发生率更高。急性呼吸功能不全是主动脉夹层术后最为常见的并发症,发生率为 5%～15%。长期吸烟或合并慢性肺疾病、肥胖、年龄、体外循环、输注大量库存血、术前血肌酐浓度增高等是患者术后早期发生呼吸功能不全的主要危险因素。主动脉夹层术后患者的护理注意从以下几方面进行。

(1)循环系统护理:①严密观察出血情况,观察引流液性状,做好记录。②严密观察生命体征变化,保证患者血流动力学稳定,减少循环波动,注意观察患者末梢循环,足背动脉搏动等。

(2)呼吸系统护理:及时清除气道分泌物,做好体位引流,避免出现呼吸机相关性肺炎及肺不张。

(3)泌尿系统护理:认真做好会阴护理,避免出现尿路感染,关注患者尿量,一旦出现 AKI 随时准备 CRRT 治疗。

(4)消化系统护理:早期启动胃肠营养,同时保证患者大便通畅。

(5)神经系统护理:注意观察患者神志变化,记录瞳孔大小以及对光反射变化。

(6)心理护理:做好患者心理护理,避免患者出现焦虑,剧烈情绪波动等情况。

专家评析

本病例是对主动脉夹层患者的病例分析,编者从主动脉夹层的分型、临床表现、影像学及实验室检查、早期鉴别、初步治疗以及术后护理等方面进行总结归纳,对危重症专科护理人员提高主动脉夹层患者的救治与护理能力有较强的学习借鉴意义,主动脉夹层是一种严重威胁国人生命健康的危重症心血管疾病,未经手术治疗的急性 Stanford A 型主动脉夹层发病 24 小时内病死率每小时增加 1%～2%,发病 1 周病死率超过 70%。即使是慢性 Stanford A 型主动脉夹层仍存在主动脉破裂、脏器衰竭等死亡风险。急性 Stanford B 型主动脉夹层发病 2 周内的病死率为 6.4%,药物治疗的 5 年生存率约为 60%。因此,对于主动脉夹层患者尽早做出准确的诊断可以极大地降低患者的死亡率。因此,临床护理人员应熟练掌握主动脉夹层的临床表现,对疑似患者尽早进行判断与救治,进行有效镇痛、控制心率与血压,对符合手术指征的患者尽早进行手术治疗,对于术后患者则应严密监测各项生命体征,针对各项并发症做好预防,提升主动脉夹层患者的救治效率。

(李尊柱)

参考文献

[1] 中国医师协会心血管外科分会大血管外科专业委员会. 主动脉夹层诊断与治疗规范中国专家共识[J]. 中华胸心血管外科杂志,2017,33(11):641 - 654.

［2］ Siddiqi H K，Luminais S N，Montgomery D，et al. Chronobiology of acute aortic dissection in the marfan syndrome （from the National Registry of Genetically Triggered Thoracic Aortic Aneurysms and Cardiovascular Conditions and the International Registry of Acute Aortic Dissection）［J］. The American Journal of Cardiology，2017，119（5）： 785－789.

［3］ Erbel R，Aboyans V，Boileau C，et al. Corrigendum to：2014 ESC Guidelines on the diagnosis and treatment of aortic diseases［J］. European Heart Journal，2015，36(41)：2779－2779.

［4］ Weinsaft J W，Devereux R，Preiss L R，et al. Aortic dissection in patients with genetically mediated aneurysms：incidence and predictors in the GenTAC Registry［J］. Journal of the American College of Cardiology，2016，67(23)： 2744－2754.

［5］ Landenhed M，G Engström，A Gottsäter，et al. Risk profiles for aortic dissection and ruptured or surgically treated aneurysms：A prospective cohort study［J］. J Am Heart Assoc，2015，4(1)：e001513.

第二节　呼吸系统

病例 1 ▶ 急性呼吸衰竭

患者女性,26 岁,因"间断发热 40 天,加重伴喘憋 1 个月"入院。胸部 CT 提示双肺多发磨玻璃影、斑片影、实变及条索影,以"重症肺炎,呼吸衰竭"收入 ICU。

体格检查:患者处于药物镇痛镇静状态,经口气管插管接呼吸机辅助呼吸,呼吸机模式 PS 10 cmH$_2$O, PEEP 4 cmH$_2$O, FiO$_2$ 80%, T 37.5 ℃, HR 106 次/分,R 22 次/分,BP 120/80 mmHg, SpO$_2$ 90%, pH 7.38, PaCO$_2$ 29 mmHg, PaO$_2$ 59 mmHg。患者既往有系统性红斑狼疮病史。

问题 1　该患者属于呼吸衰竭的哪种类型? 为什么?

答:此患者属于Ⅰ型呼衰。根据定义:在海平面大气压,在静息状态及呼吸空气条件下,若动脉血氧分压(PaO$_2$)低于 60 mmHg,二氧化碳分压(PaCO$_2$)正常或低于正常时即为Ⅰ型呼吸衰竭;若 PaO$_2$ 小于 60 mmHg,同时 PaCO$_2$ 大于或等于 50 mmHg 时即为Ⅱ型呼吸衰竭。

问题 2　呼吸衰竭的发病机制是什么?

答:呼吸衰竭是肺通气和(或)肺换气功能严重障碍的结果,发病机制如下:
(1) 肺通气不足:肺泡通气量减少会引起缺氧和 CO$_2$ 潴留,即Ⅱ型呼衰。
(2) 弥散障碍:因二氧化碳弥散能力为氧气的 20 倍,故弥散障碍时,通常以低氧血症为主。
(3) 通气/血流比例失调。
(4) 肺内动静脉解剖分流增加。

问题 3　什么是急性呼吸衰竭?

答:由各种原因引起的肺部通气和(或)换气功能严重障碍,以致不能进行有效的气体交换,导致缺氧伴(或)不伴二氧化碳潴留,从而引起一系列生理功能和代谢紊乱的临床综合征。呼吸衰竭可因起病的急缓,分为急性或慢性呼吸衰竭。急性呼吸衰竭由于某些突发因素,出现肺通气和(或)肺换气迅速出现严重功能障碍,在数秒或数小时内迅速发生呼吸衰竭。呼吸功能障碍在数日或更长时间内缓慢发展,即为慢性呼吸衰竭。

问题 4　什么原因可导致急性呼吸衰竭?

答:1. 急性Ⅰ型呼吸衰竭的病因
(1) 引起肺实质浸润的疾患。各种感染、误吸、淹溺及药物等因素引起的肺实质病变是导致发生急性呼吸衰竭的主要病因。

（2）肺间质及实质渗出水肿。①各种严重心脏病、心力衰竭、液体管理失衡等引起的急性心源性肺水肿。②非心源性肺水肿，如创伤、重症胰腺炎、急性高山病，复张性肺水肿等引起的急性成人呼吸窘迫综合征。

（3）肺血管疾患肺血栓、脂肪栓塞是引起急性呼吸衰竭的一种重要病因。急性肺梗死是急性呼吸衰竭的常见病因。此类疾病来势凶猛，病死率高。

（4）胸壁胸膜疾病。胸壁外伤、自发性气胸或创伤性气胸、大量胸腔积液等均有可能引起急性呼吸衰竭，可影响胸廓运动和肺扩张，导致通气量减少和（或）吸入气体分布不均，损害通气和（或）换气功能，临床上常见为Ⅰ型呼吸衰竭，但严重者也可为Ⅱ型呼吸衰竭。

2. 急性Ⅱ型呼吸衰竭的病因

（1）气道阻塞：呼吸道感染、呼吸道烧伤、异物等物理化学性因素所引起的黏膜充血、水肿，造成上呼吸道急性梗阻，如喉炎、喉头水肿、气道异物等，是引起急性呼吸衰竭的重要原因。

（2）神经肌肉系统疾患：此类疾病患者肺本质无明显病变，而是由于呼吸中枢调控受损或呼吸肌功能减退造成肺泡通气不足，从而引起Ⅱ型呼吸衰竭，例如：吉兰-巴雷综合征可损伤周围神经，重症肌无力、多发性肌炎、低钾血症、周期性瘫痪等致呼吸肌受累；脑血管意外、颅脑外伤、脑炎、脑肿瘤、一氧化碳中毒、安眠药中毒等致呼吸中枢受抑制。需要注意的是，Ⅰ型呼吸衰竭晚期严重阶段可出现Ⅱ型呼吸衰竭，而Ⅱ型呼吸衰竭经治疗好转后，可经Ⅰ型呼吸衰竭阶段后最终治愈。气道阻塞和神经肌肉疾患所引起的呼吸衰竭均为Ⅱ型呼吸衰竭。

问题 5 急性呼吸衰竭的临床表现有哪些？

答：（1）低氧血症：主要表现为呼吸困难和发绀。呼吸困难是最早出现的临床症状，发绀是缺氧的典型症状。低氧血症时常出现中枢神经系统和循环功能异常的临床征象。神经系统方面如判断力障碍、烦躁不安等，严重时可表现为谵妄、癫痫样抽搐、甚至昏迷、死亡。在心血管方面常表现为心率增快、血压升高、心律失常，严重者出现周围循环衰竭、四肢厥冷等。另外，缺氧时肺动脉压升高致右心负荷增加，是低氧血症时血流动力学的一项重要变化。

（2）高碳酸血症：急性呼吸衰竭时二氧化碳的蓄积不但发生时间短促而且程度严重，容易产生严重的中枢神经系统和心血管功能障碍。临床表现为嗜睡，神志不清甚至昏迷。扑翼样震颤也是二氧化碳蓄积的一个特异性体征。二氧化碳蓄积引起的心血管系统临床表现因血管扩张或收缩程度而异，如球结膜充血水肿、颈静脉充盈，周围血压下降等。

（3）严重的缺氧和二氧化碳蓄积：可以影响或加重肝、肾或胃肠功能障碍。在临床上，急性呼吸衰竭常与其他重要脏器的功能障碍同时或先后出现。

问题 6 在临床中怎样对急性呼吸衰竭进行诊断？

答：对存在可能导致急性呼吸衰竭基础疾病的患者，依据其动脉血气分析结果结合临床表现，可作为诊断呼吸衰竭的直接依据。同时需要鉴别呼吸衰竭的性质，是单纯的急性呼吸衰竭还是慢性呼吸衰竭基础上的急性加重，更应当判别产生呼吸衰竭的病理生理过程，明确呼吸衰竭的类型，以采取恰当的抢救措施。

问题 7 急性呼吸衰竭的处理措施有哪些？

答：急性呼吸衰竭的基本治疗原则：在保证气道通畅前提下，尽快纠正低氧血症、二氧化碳潴留,纠正酸碱失衡及电解质紊乱,保护和维持重要器官(心、脑、肝、肾等)的功能,同时治疗引起急性呼吸衰竭的原发疾病。

(1)保持气道通畅:作为改善通气和换气的首要支持治疗措施,保持气道通畅是处理急性呼吸衰竭的第一步。建议将头侧位、仰头抬颌,防止舌后坠,清除口咽部阻塞物,必要时建立人工气道。

(2)氧疗:包括鼻导管吸氧、开放面罩吸氧、储氧面罩吸氧和高流量湿化氧疗,针对轻中度低氧性呼吸衰竭($PaO_2/FiO_2 \geqslant 150$)患者和轻度高碳酸血症患者可以根据情况选择应用。近年来高流量湿化氧疗的临床应用愈来愈广泛,它对单纯低氧性呼吸衰竭有明显的治疗优势,但对重度Ⅰ型和Ⅱ型呼衰要慎重选择。

(3)改善通气和换气:主要为解痉平喘、祛除痰液、控制感染,应用呼吸兴奋剂和机械通气。

1)解除支气管痉挛:选择或者联合应用氨茶碱、β肾上腺素受体兴奋剂、肾上腺皮质激素等。

2)祛除痰液:适量输液、避免过度利尿以预防痰液黏稠。采用雾化吸入、使用化痰药物稀释痰液、鼓励患者咳嗽、采取翻身拍背,体位引流等方法协助患者排痰。

3)控制感染:呼吸道感染是发生急性呼吸衰竭的重要原因和诱因。近年来强效广谱抗生素的普遍应用使交叉耐药、多重耐药的现象十分突出,且耐药率呈逐年增加。因此,选择抗生素时,应依据社区获得性肺炎和医院获得性肺炎常见致病菌谱,针对不同感染和可能的致病菌,首先经验性选药,遵循联合、足量、交替原则,反复送痰微生物学检查,根据药敏试验,结合初始的临床治疗效果调整抗菌药物。

4)应用呼吸兴奋剂:中枢性呼吸兴奋剂的适应证:主要是因呼吸中枢化学感受器异常而引起的中枢性呼吸麻痹,如睡眠呼吸暂停综合征、特发性肺泡低通气综合征、药物中毒性呼吸中枢麻醉等。下列情况一般不使用中枢性呼吸兴奋剂:机械通气患者;气道阻塞、胸廓畸形、呼吸肌无力、气胸等引起的呼吸衰竭;哮喘、肺栓塞、神经肌肉功能障碍所致呼吸衰竭;尘肺或肺纤维化。

5)机械通气:包括无创和有创正压通气。机械通气可保证必要的肺通气和氧合,降低$PaCO_2$;改善肺的气体交换功能,使呼吸肌得以休息,有利于恢复呼吸肌的功能;维持血流动力学稳定;减少和防止肺损伤,为治疗原发病赢得时间。其适应证包括:呼吸衰竭伴意识障碍;R>35~40次/分或<6~8次/分;呼吸节律异常、自主呼吸微弱或消失;$PaO_2 < 50$ mmHg,尤其是吸氧后仍<50 mmHg;$PaCO_2$进行性升高,pH进行性下降;呼衰患者经常规治疗无效,病情有恶化趋势;严重肺水肿。

(4)积极治疗基础疾病:急性呼吸衰竭有效治疗纠正同时,须重视治疗和去除诱发呼吸衰竭的基础病因。

(5)营养支持治疗:能量供给不足是产生或加重呼吸肌疲劳的重要原因之一,因而急性呼吸衰竭患者补充足够的营养及热量十分重要。只有及时补充营养,才有利于受损组织的修复、呼吸肌功能的维持和感染的控制。能量的供给应尽量选择经胃肠道的方式,但是不适当的补充过量的碳水化合物,反而会增加二氧化碳产量,加重呼吸肌的负担。

(6)并发症处理:严密监测患者血液酸碱度及电解质,保持酸碱度平衡,及时纠正低血钾和代谢性碱中毒。呼吸衰竭常合并心衰,治疗原则应以利尿、扩血管药物为主,强心剂为辅。

利尿剂的使用也以缓慢利尿为宜，以避免电解质紊乱和痰液黏稠，不易咳出。呼吸衰竭治疗过程中，一定要注意保护心、肝、肾、脑等重要脏器的功能，严密监测，及时发现问题及时处理。

问题 8　在为患者实施氧疗时的注意事项有哪些？

答：低氧血症常常是最致命的危险因素，因此在处理急性呼吸衰竭时应给予优先处理，其目标是使 SaO_2 至少达到 90% 以上，且不会发生明显氧中毒。通常短期内给患者吸入较高浓度（$FiO_2 \geqslant 0.6$）的氧气还是比较安全的，当出现 CO_2 急性潴留时，应当尽量降低 FiO_2，避免出现呼吸抑制。常规依次采用鼻导管法、面罩法给氧，常规给氧无效时，可给予高流量湿化氧疗、无创正压通气、有创正压通气，部分重症患者需要体外膜肺氧合治疗。

问题 9　机械通气操作前需要做哪些准备？

答：（1）合理安排护理单元的布局，便于抢救。

（2）护士应提前连接呼吸机的电源、气源等，并妥善固定，防止意外脱开，保障机械通气治疗的顺利进行。

（3）协助医生准备膜肺，调试呼吸机做好上机前准备。

（4）医生调节好参数后，将呼吸机管道与患者连接好，观察呼吸机工作是否顺利，有无出现人机对抗。

（5）再次核对设置参数。

问题 10　机械通气时护士应做些什么？

答：1. 维护安全及有效的通气治疗

（1）护士要实施连续及严密的监测，以确保呼吸机正常运作，保证患者能获得足够的氧供及通气。

（2）保持呼吸机报警系统正确开启，为在出现突发状况时患者能得到及时抢救。

（3）任何时候都应有护士在患者床旁进行监护，并观察患者有否因病情恶化或机械故障引起的呼吸窘迫或呼吸衰竭。

（4）患者床旁常备简易呼吸器、氧气装置和吸痰装置，以便急救时应用。

2. 维持足够的氧供及通气

（1）遵医嘱调节呼吸机的通气设置参数及监测通气参数。

（2）呼吸机的通气设置需遵医嘱，依据患者病情发展或血气结果而做出适当调整。护士须定时核对呼吸机设置参数，以确保没有被意外改动。

（3）护士应密切观察患者对机械通气的反应，包括生命体征、血气报告、肺部听诊及胸片等。

（4）观察患者的气道压力是否增高：气道压力增高常见于气道分泌物过多、呼吸机管道打折、气管内导管移位、气道痉挛、压力性气胸，患者与呼吸机对抗等情况。

（5）为确保患者在接受机械通气时人机同步性较好，取得满意的治疗效果，减少不适及焦虑，必要时应给予适当的药物镇痛及镇静。

（6）定时为患者更换体位，可增加肺内通气血流比，及促进肺内痰液的排出。

（7）在机械通气期间，如果患者突然出现缺氧或通气困难时，护士应立即使用简易呼吸器给氧,查找原因并及时处理。

3. 提供人工气道有关的护理

(1) 妥善固定人工气道,防止导管意外滑脱。

(2) 每4小时监测气囊压力,保证气囊压力维持在正常范围内($25 \sim 30 \, \mathrm{cmH_2O}$),防止漏气或气管内壁受压坏死。

(3) 加强气道温湿化护理,保持气道通畅,按需吸痰,严格无菌操作,减少呼吸机相关性肺炎的发生。

(4) 观察与人工气道有关的并发症:人工气道阻塞、气管插管气囊漏气、气管内壁受损、管路意外滑脱。

4. 维持足够的心脏输出及组织灌流

(1) 正压通气会导致心脏受压,使心脏血液的回流、输出以致组织灌注减少。

(2) 护士应该定时观察患者的生命体征、尿量及外周组织灌流(如皮肤温度、微血管再灌注),及早发现对心血管系统产生的影响。

专家评析

本病例表现为重症肺炎导致的急性呼吸衰竭,患者采取了机械通气等治疗手段。急性呼吸衰竭是急性或慢性的肺与血液气体交换障碍导致缺氧伴或不伴高碳酸血症的结果。患者可能表现为呼吸短促、焦虑、意识模糊、呼吸急促、心脏功能障碍和心脏骤停。血液和重要器官氧合不足或二氧化碳过度蓄积可导致中枢神经系统抑制。脉搏血氧测量、胸部X线检查、血气分析及潮气末二氧化碳监测(二氧化碳测定)是关键的诊断试验。管理措施包括首先确保上气道开放并清除阻塞,实施积极有效的氧疗措施,提高动脉血氧分压和血氧饱和度,增加可利用的氧;必要时建立人工气道进行机械通气;此外还应及时关注呼吸衰竭的基础病因或其他病因。因此,保持气道通畅,做好人工气道管理、机械通气的护理,及时为病因诊治赢得宝贵时间是重症护理工作中重点内容。

(李奇)

参考文献

[1] Mehta S, Hill N. Noninvasive ventilation [J]. American Journal of Respiratory and Critical Care Medicine, 2001,163 (2):540 - 577.

[2] Frat J P, Ragot S, Coudroy R, et al. Predictors of intubation in patients with acute hypoxemic respiratory failure treated with a noninvasive oxygenation strategy [J]. Crit Care Med 2018,46(2):208 - 215.

[3] Braunschweig C, Sheean P, Peterson S, et al. Exploitation of diagnostic computed tomography scans to assess the impact of nutrition support on body composition changes in respiratory failure patients [J]. Jpen Journal of Parenteral & Enteral Nutrition, 2014,38(7):880.

病例2 ▶ 急 性 咯 血

患者女性,72岁,因"胰腺癌术后、乏力、发热、咳痰(痰中带血)、意识不清"入院。

体格检查:T 37.5 ℃,P 97 次/分,R 35 次/分,BP 96/52 mmHg,平车入 ICU,面罩吸氧 10 L/分,SpO_2 90%,患者约 10 分钟咳痰一次,性状为黄色黏痰伴少量鲜血,痰量每次 5～10 mL。因氧合难以维持予经口气管插管接呼吸机辅助呼吸。血气分析:pH 7.447,PaO_2 85.5 mmHg,$PaCO_2$ 39.5 mmHg,BE 3.2 mmol/L,Lac 3.1 mmol/L。全血细胞分析:白细胞 $30.05×10^9$/L,中性粒细胞 95.4%,降钙素原(PCT,急查):14 ng/mL。胸壁皮肤可见散在瘀斑,胸廓桶状,右下肺呼吸音减低。胸部 CT 提示双肺多发斑片影,肺结核可能性大,痰培养为苯奈西林敏感的金黄色葡萄球菌,予抗结核、抗感染治疗。

问题 1 该患者咯血属于什么类型的咯血? 为什么?

答:该患者属于肺结核少量咯血。从痰量判断,24 小时内咯血量小于 100 mL,可除外大咯血可能。此患者痰中带血,咳嗽频率为每 10 分钟一次,虽然频率较高,但患者每次咳的痰液为米黄色带血黏痰,痰中可能混有一定唾液,另外经口气管插管后人工气道吸痰的血痰量并不多,因此可以说明此患者为少量咯血。

问题 2 咯血的常见病因有哪些?

答:咯血又称咳血,是指喉部以下的呼吸器官(即气管、支气管或肺组织)出血,并经咳嗽动作从口腔排出的过程,其程度可从痰中带血丝到无痰情况下的明显咯血。咯血会导致危及生命的事件,例如严重的气道阻塞,气体交换显著受阻或血流动力学不稳定。引起咯血的常见疾病有:支气管扩张、感染(包括结核、真菌感染及其他感染如肺脓肿等)、支气管肺癌,支气管炎等。

问题 3 咯血量如何判断?

答:对咯血量的大小有不同的定义,通常规定 24 小时内咯血大于 500 mL(或 1 次咯血量 100 mL 以上)为大量咯血,100～500 mL 为中等量咯血,小于 100 mL 为少量咯血。临床上准确估计咯血量有时很困难,一方面咯血时血中可能会混有痰液或唾液,另一方面患者咯出来的血量并不一定等于肺内真正的出血量,有时部分甚至大部分瘀滞于肺内,如弥漫性肺泡出血。有时单次咯血量大于 100 mL 提示可能源于大血管破裂或动脉瘤破裂。应注意的是,除了通过估计咯血量判断疾病的严重程度之外,还应当考虑咯血的持续时间、频率等,以综合判断其危险性。

问题 4 咯血的病理生理是什么?

答:肺的血供为双重供应;一是来自压力较高的支气管动脉,二是压力相对较低的肺动脉。肺动脉将静脉血输送到肺实质,在肺泡壁完成气体交换。而支气管动脉来自体循环,血流量大约是左心室排血量的 1%,是给气道组织提供营养和形成肺动脉的滋养支。70%支气管动脉从降主动脉发出,一般在第 4～7 胸椎水平,少数发自乳内动脉、肋间动脉、膈下动脉和锁骨下动脉。大约 90% 咯血来源于支气管动脉,5% 来自肺动脉循环,剩余 5% 为其他来源,如:非支气管动脉的体循环、肺静脉、支气管静脉和毛细血管等。咯血的机制与病因相关。炎症或肿瘤破坏病灶处的毛细血管或支气管黏膜,使得毛细血管的通透性增加或黏膜下的血管破裂,这时咯血量一般较小;若病变侵蚀小血管引起血管破溃可出现中等量的咯血;若病变引起小动脉、小静脉瘘或曲张的黏膜下静脉破裂,或存在严重而广泛的毛细血管炎症造成血管破坏或通透性增加,常表现为大咯血。

问题 5 咯血患者如何评估?

答:咯血的初始评估需确定出血的严重程度,评估患者是否存在呼吸道受损,尝试确定出血来源,以及形成初步的鉴别诊断。

咯血患者的定向病史采集应包括:评估咯血严重程度、呼吸功能受损程度及病因相关线索。如:①过去的 24～48 小时内咯血量。②血中是否混有白痰或脓痰。③咯血频率。④症状是新发还是复发。⑤患者有无呼吸困难。⑥有无提示感染的其他症状(如发热、寒战或盗汗)。⑦有无提示全身性疾病的症状(如皮疹、血尿、关节疼痛或肿胀)。

咯血初始评估的定向体格检查应包括:①床旁痰液检查以确定血的量及颜色,以及是否混有脓性分泌物。②评估是否存在呼吸窘迫,患者是否有呼吸急促、心动过速、辅助呼吸肌使用、发绀、乏力或出汗。③肺部听诊是否有局部哮鸣音或弥漫性湿啰音。④心脏听诊是否有二尖瓣狭窄或二尖瓣关闭不全的杂音。⑤皮肤是否存在可能提示凝血病的瘀斑或其他提示血管炎的皮疹。⑥患者四肢有无外周性水肿、关节积液或关节周围温度升高。

问题 6 咯血与呕血如何鉴别?

答:对于咯血患者应当注意鼻部和口咽部疾病引起的出血,还应当除外呕血。关于咯血和呕血的鉴别大多数情况并不困难。两者的区别见表 2-9。

表 2-9 咯血与呕血的区别

鉴别	咯血	呕血
出血方式	咳出	呕出
颜色	泡沫状、色鲜红	无泡沫、呈暗红色或棕色
混杂内容物	常混有痰	常有食物或胃液
酸碱度	呈碱性反应	呈酸性反应或碱性反应
基础疾病	有肺或心脏疾病史	有胃病或肝硬化病史
出血前兆	咯血前喉部瘙痒、胸闷、咳嗽	呕血前常上腹不适及恶心
出血后血便	除非咽下,否则无血便改变	粪便带黑色或呈柏油状

问题 7 咯血最严重的并发症是什么? 与哪些因素相关?

答:咯血最严重的并发症是气道阻塞窒息,通常与下列因素有关:

（1）单次咯血量。

（2）咯血时患者高度紧张、焦虑、恐惧，不敢咳嗽。

（3）反复咯血，咽喉部受血液刺激，加上患者情绪高度紧张，容易引起支气管痉挛。血液凝块淤积在气管、支气管内，堵塞呼吸道。

（4）长期慢性咯血导致混合性感染，慢性纤维空洞型肺结核以及毁损肺会导致呼吸功能衰竭。

（5）不合理的应用镇咳药物会抑制咳嗽反射。

（6）年老体弱者咳嗽反射减弱。

（7）反复咯血的患者，当其处于休克状态再次咯血时，虽然咯血量不大，因无力将血咳出，容易造成窒息死亡。

此外，咯血最严重的并发症除了气道阻塞窒息，还有肺不张、失血性休克、感染播散和继发性感染等。

问题 8　咯血的治疗措施包括哪些？

答：咯血患者的治疗取决于患者的临床条件及咯血的速度和严重程度。

（1）治疗原则：及时止血，保持气道通畅，防止窒息，寻找病因，对因治疗。大量咯血应紧急止血，并注意保持呼吸道通畅，防窒息，病情稳定后，再对因治疗。

（2）一般治疗：对情绪紧张、烦躁不安患者，可适当给予镇静药物，如地西泮（安定）2.5～5 mg 每日 1～3 次口服或 5 mg 肌内注射，剧烈咳嗽者可给予可待因 15～30 mg，每日 2～3 次口服。

（3）止血治疗：一般咯血量不多但又需止血治疗时，可选用卡巴克络（安络血）、酚磺乙胺（止血敏）、维生素 K 及 6-氨基乙酸等药物。大咯血患者，根据病情选用垂体后叶素 5～10 U 加生理盐水 20 mL，缓慢静脉注射或 10～20 U 加 10% 葡萄糖溶液 500 mL 中缓慢静滴，严重的心血管疾病患者及孕妇应慎用。鱼精蛋白 50～100 mg 加入 5% 葡萄糖溶液 40 mL 静脉注射，每日 1～2 次，也可用于反复大咯血患者，该药可出现过敏反应，需加以注意。凝血酶原复合物为近年来开始使用的新的止血药，疗效较为显著，剂量为 10～20 U/kg 加 5% 葡萄糖液 200 mL 静脉输注，开始缓滴，以后加快，1 小时左右输完。

（4）纤支镜用于咯血治疗：此方法是借助纤支镜找到出血灶进行抽吸，并注入止血药物进行局部止血；或采用将球囊导管送至出血部位，充气封堵相应支气管，在注入封堵剂的气道内球囊探查加封堵术。

（5）支气管动脉栓塞术：是治疗咯血和大咯血的有效手段，即刻止血率可达 90% 以上，复发率较低。随着导管、栓塞材料的发展和介入操作技术的进步，支气管动脉栓塞术逐渐成为临床治疗咯血，尤其是大咯血的首选方法。

（6）外科手术治疗。

问题 9　咯血患者的护理措施有哪些？

答：1. 一般护理　①休息：保证充足的休息时间，特别是肺结核咳血患者病灶处于高度活动时，应卧床休息，不可劳累，减少探视，各种操作集中进行以免因活动而加重咯血。少量咯血者以静卧休息为主，大量咯血患者应绝对卧床休息，取患侧卧位，减少患侧活动度，防止病灶向健侧扩散，也有利于健侧肺的通气功能。保持室内空气流通，维持适宜温湿度，注意保暖。

②饮食：少量咯血者宜进少量温、凉流质饮食，因过冷或过热食物均易诱发或加重咯血；多饮水，多进食富含纤维素食物，以保持大便通畅，避免排便过度用力；大量咯血者禁饮食。肺结核是一种慢性消耗性疾病，应给予高热能、高蛋白、高维生素的食物，以增强抵抗力和机体修复能力，促进病灶愈合。大咯血者，咯血停止后进高蛋白、高维生素、易消化的温凉流质或半流质饮食，禁食过热或过冷及辛辣刺激性食物，少量多餐。③做好口腔护理：咯血患者口腔血腥味较重，易引起患者不适，同时容易导致口腔感染，因此在患者病情稳定期，应协助患者做好口腔清洁。

2. 病情观察　①仔细评估：评估患者咯血的量、色、质及出血的速度，观察患者的意识及危险先兆症状。24 小时咯血量在 100 mL 以内（或仅为痰中带血）为少量，100～500 mL 为中量，500 mL 以上为大量咯血。患者发生中等量以上咯血多有先兆症状，应及时通知医生。②咯血的先兆观察与护理：约 60% 咯血患者都有咯血先兆。咯血先兆常表现为：胸闷、气急、咽痒、咳嗽、心窝部灼热、口感甜或咸等症状，其中大咯血好发时间多在夜间或清晨。根据咯血发生的规律，严格交接班制度，密切观其病情变化，加强夜班巡视，尤其是高发时间，特别注意倾听患者的诉说及情绪变化，同时及时报告医生，给予有效的处理。此外，患者床旁应备好抢救大咯血窒息的设备及药品，如气管插管用物、气管切开包、吸引器等。

3. 预防患者窒息　让患者卧床，开放呼吸道，鼓励患者咳出积血，不要咽下，避免阻塞呼吸道造成窒息；鼓励患者维持正常呼吸频率，如患者想借屏气呼吸减少出血量，应耐心说明屏气会造成喉头痉挛，使咯血不畅，极易造成窒息。少量咯血时，指导患者取健侧卧位，咯血时暂停进食，咯血停止后可给予温凉的半流质饮食。中等量以上咯血者应取患侧卧位，头偏向一侧以利于血液引流排出，鼓励患者在不用力咳嗽的情况下，务必将血随时咯出。如咯血伴气憋、胸闷、面色苍白、冷汗淋漓等征象，应立即采取头低脚高位。轻拍患者背部，促进呼吸道内血凝块排出，如不起效立即使用吸痰管吸出，并做好气管插管或气管切开的准备工作，必要时配合医生完成抢救。

4. 用药护理　根据病情选择止血药物，对心肺功能不全者给予吸氧，保持呼吸道通畅，根据具体情况给予吸痰或服用祛痰药物，积极治疗原发病，同时注意用药反应。

5. 心理护理　咯血患者往往由于恐惧而抑制血液咯出，增加了窒息的危险。护理人员应及时掌握患者的心理状态，做好心理疏导，消除患者的恐惧心理，针对患者所存在的各种情况从精神上给以安慰，鼓励其战胜疾病，消除心理障碍。向患者解释咯血时绝对不能屏气，以免引起喉头痉挛，血液引流不畅形成血块，导致窒息。对过度紧张、剧烈干咳患者遵医嘱选用小量镇静剂及止咳剂如地西泮、可待因等。

问题 10　大咯血窒息如何抢救？有哪些护理措施？

答：当患者在咯血过程中咯血突然停止，极度烦躁、有濒死感、极度呼吸困难、发绀加重、牙关紧闭、张口瞪目、双手抓空、大汗淋漓、抽搐、尿失禁甚至昏迷，常提示发生了咯血窒息。咯血窒息抢救的关键是尽快清除呼吸道内阻塞的血块和积血，快速使呼吸道通畅，解除通气障碍，恢复患者的自主呼吸。体位引流：体位引流是抢救咯血窒息的有效方法。对咳嗽无力或神志不清者可用负压吸引器吸出咽部及鼻腔内积血，同时行体位引流。当抢救人员较多时，可嘱一人提起患者下半身，使其躯干与床成 45°～90°，呈头低脚高位，且头部后仰，同时拍背，促使呼吸道血液及血块排出。如窒息发生在夜里，抢救人员较少时，可使患者取俯卧位，腹部垫被子，使上半身悬于床下，与床边成 45°～75°，呈头低臀高位，此体位可减少患者的恐惧，维持较长的时间,有利于抢救。吸氧、解痉药物的应用:窒息解除后予大流量吸氧 4~5 L/分,纠正缺氧状态,适当应用解痉药物。必要时气管插管或气管切开。

问题 11 咯血患者介入治疗的护理有哪些?

答:支气管动脉栓塞治疗大咯血与传统手术治疗相比具有止血效果显著、创伤小、术后恢复快、并发症少、治疗成本低等优点,适应于经内科治疗无效,又不宜手术治疗的大咯血患者的救治,成为控制大咯血的安全、有效的治疗方法,而成功的护理是保证手术成功的关键,主要护理措施包括以下几点:

(1)术后患者需绝对卧床休息 24 小时,穿刺处加压包扎 12 小时,患肢制动 8 小时,注意观察患肢血运、足背动脉搏动情况及穿刺处有无渗血。

(2)密切观察患者的生命体征,注意有无肢体麻木、无力、瘫痪、大小便失禁等脊髓损伤征象。

(3)观察咯血及咳痰情况,嘱患者轻咳出痰液及残血,多饮水,促进造影剂排泄及痰液排出。告知患者术后一周会有胸闷、发热等症状,嘱患者不必紧张。

(4)协助患者做好生活护理,告知患者 12 小时后可卧床轻微活动,24 小时后可下床活动。

(5)术后遵医嘱给予患者常规护理措施,体温高者遵医嘱给予降温措施。

专家评析

此病例是一例胰腺癌术后肺部感染发生急性咯血的患者,表现为少量咯血。本节主要从评估、与呕血鉴别、咯血患者的护理、大咯血窒息抢救及护理等方面进行总结,具有非常好的临床借鉴意义。

急性咯血是喉以下呼吸道任何部位出血经口腔排出,根据对咯血量的估计进行分级。对于咯血量的估计除了出血量以外还应当考虑咯血的持续时间、咯血的频度以及机体的状况,综合考虑咯血的预后和危险性,如果咯血后发生窒息,来势凶猛,如不能及时发现和实施有效抢救,患者可以在几分钟内突然死亡。临床上,咯血应与呕血进行鉴别,询问病史、采集相关资料。治疗原则应根据患者病情严重程度和病因确定相应的治疗措施,包括止血、病因治疗、预防咯血引起的窒息及失血性休克等。护理方案上,应积极评估咯血、及时止血、保障气道通畅及肺通气、预防咯血引起的气道阻塞,并且做好急性大量咯血的抢救及护理。做到系统、有序、快捷、准确。

(李奇)

参考文献

[1] Ponnuswamy I, Sankaravadivelu S T, Maduraimuthu P, et al. 64-detector row CT evaluation of bronchial and non-bronchial systemic arteries in life-threatening haemoptysis [J]. British Journal of Radiology, 2012,85(1017):666 - 672.

[2] Jaitovich A, Harmath C, Cuttica M. Pulmonary vein stenosis and hemoptysis [J]. Am J Respir Crit Care Med, 2012, 185(9):1023.

[3] No G D, Jaffé S M, Molan M P. CT and CT angiography in massive haemoptysis with emphasis on pre-embolization assessment [J]. Clinical Radiology, 2011,66(9):869 - 875.

病例 3 ▶ 急性肺水肿

　　患者男性,76 岁,因"受凉后出现阵发性夜间呼吸困难,胸闷、咳嗽伴憋气 1 周"来院急诊,昨夜患者突然感到极度胸闷、气喘、大汗、咳嗽伴粉红色泡沫痰,端坐呼吸,由急诊入院。

　　体格检查:BP 200/110 mmHg、P 110 次/分,T 37.2 ℃,R 43 次/分。患者喘憋明显,监测 SpO_2 79%,急诊予无创通气治疗。入 ICU 后患者无创通气不能耐受,低氧血症无改善,立即予经口气管插管并呼吸机辅助通气,充分镇静,留置中心静脉导管,呋塞米利尿、硝酸甘油扩张冠脉,哌拉西林钠他唑巴坦钠抗感染等治疗。听诊:双肺干湿啰音,监测 CVP 16 cmH$_2$O,血气分析:pH 7.44,PaO_2 65.5 mmHg,$PaCO_2$ 53.2 mmHg,BE 19.2 mmol/L,Lac 0.4 mmol/L,K^+ 4.4 mmol/L,Na^+ 144 mmol/L。既往高血压 20 余年。

问题 1　根据病例,该患者属于哪型肺水肿? 为什么?

　　答:患者属于心源性肺水肿,此类型患者通常出现血压增高,中心静脉压升高,端坐呼吸等现象。如果存在典型的夜间阵发性呼吸困难或体位性呼吸困难的表现常提示心源性肺水肿。非心源性肺水肿患者通常伴有其他原发病,包括肺炎、脓毒血症、多发创伤等,血气分析表现更为严重的氧合障碍。该患者目前,PaO_2 65.5 mmHg,CVP 升高至 16 cmH$_2$O,且血压增高、呼吸频率加快、端坐呼吸、喘憋明显,由此可判断患者为心源性肺水肿。

问题 2　急性肺水肿的分类有哪些?

　　答:急性肺水肿主要分为两种类型:心源性肺水肿(也称为静水压型或血流动力学型肺水肿,如充血性心力衰竭或血管内容量过负荷)和非心源性肺水肿(也称为通透性增高性肺水肿、急性肺损伤或急性呼吸窘迫综合征)。

　　心源性肺水肿常见于心肌梗死或缺血,急性或慢性二尖瓣或主动脉瓣病变、慢性左心室功能不全急性发作、快速或慢速心律失常、心室舒张功能障碍、高血压危象等。非心源性肺水肿通常是由于各种原因损伤了肺泡上皮细胞或肺泡毛细血管内皮细胞,导致肺泡-毛细血管屏障受损,通透性增加所致。如果损伤作用在肺泡上皮细胞,可直接破坏肺泡毛细血管屏障,并引发一系列炎症反应使通透性增加。如果损伤因素作用在肺泡毛细血管内皮细胞,则可引起补体激活,中性粒细胞在肺泡微血管内浸润,引发炎症反应导致通透性增加。

问题 3　临床上急性肺水肿分为几期? 其临床表现如何?

　　答:临床上急性肺水肿可分为 5 期,各期及临床表现如下:

　　(1)细胞内水肿期:患者表现为失眠、不安、心动过速、血压增高。

　　(2)间质性水肿期:表现为患者出现阵发性夜间呼吸困难、端坐呼吸,可闻及喘鸣音,颈静脉怒张,此时,心排血量减低,血压下降,PaO_2 下降,发绀明显,中心静脉压升高。

　　(3)肺泡性水肿期:表现为患者呼吸困难加重,发绀更明显,咳白色或粉红色泡沫样痰,双肺广泛性湿啰音,PaO_2 明显下降。

(4) 休克期:表现为液体大量从血管内向外渗漏,血容量减少,心脏收缩力差,出现休克、意识模糊。

(5) 终末期:表现为患者昏迷,常因心肺功能衰竭而死亡。

急性肺水肿常常病情发展快,临床表现变化迅速,上述分期并无明显界限。急性心源性肺水肿和非心源性肺水肿的临床特征相似。

问题 4 急性肺水肿如何进行临床评估?

答:心源性肺水肿和非心源性肺水肿临床表现相似,当间质性肺水肿时主要表现为呼吸急促和呼吸困难;当肺泡水肿时,主要表现为低氧血症,还可能表现为咳嗽及咳泡沫样痰。临床评估包括以下几个方面(表 2-10)。

表 2-10　急性肺水肿的临床评估

项目	心源性肺水肿	非心源性肺水肿
发病机制	肺毛细血管静水压升高	肺实质细胞损害、肺毛细血管通透性增加
病史	有心脏病史	无心脏病史,但有其他基础疾病患病史,如感染、创伤等
痰的性质	粉红色泡沫痰	非泡沫状稀血样痰
体位	端坐呼吸	能平卧
肺部听诊	湿啰音主要分布于双下肺	早期可无啰音,后期湿啰音广泛分布,不均限于下肺
X 线表现	自肺门向周围蝴蝶状浸润,肺上野血管影增深	肺门不大,两肺周围弥漫性小斑片阴影
肺毛细血管楔压	>1.3 kPa	<1.3 kPa
血管外肺水含量	轻度增加	常明显增加
心排出量	降低	正常或增加
外周血管阻力	常升高	正常或降低

问题 5 急性肺水肿有哪些治疗措施?

答:急性肺水肿的治疗包括:

(1) 病因治疗:减轻或纠正肺血管内外液体交换紊乱,应立即停止或减慢输液速度。尿毒症患者进行透析治疗;感染诱发者应立即使用抗生素;毒气吸入者立即脱离现场给予解毒剂;麻醉剂过量者应立即洗胃及给予对抗剂。

(2) 体位:协助患者半坐位或坐位,双足下垂,可减少回心血量约 400 mL,减轻呼吸中枢淤血情况。但对于低血压、休克的患者则宜平卧位。

(3) 氧疗:应立即给予患者吸氧,其目的是提高患者的 PaO_2 到 50~60 mmHg 的安全水平,最好使用面罩给氧。肺水肿患者通常需要吸入较高浓度氧气才能改善低氧血症。纯氧适合重症患者,但吸纯氧的时间不宜过长,通常不超过 2～4 小时,以后降低供氧浓度在 60% 以下,吸氧时注意湿化,若吸氧浓度大于 60%,缺氧仍无改善,宜改为气管插管或气管切开进行机械通气治疗。

(4) 机械通气治疗:在吸纯氧后,如患者的 PaO_2 仍低于 70 mmHg,肺泡-动脉氧分压差大于 450 mmHg,或有大脑缺氧、呼吸性酸中毒病情危重者,宜迅速行气管插管或气管切开,进行机械正压通气治疗,同时可进行气管内抽吸泡沫样阻塞物、雾化吸入消泡剂。

(5) 利尿:通过大量利尿减少血容量,从而降低肺毛细血管静水压。通常需 20～30 分钟起效,常与血管扩张剂合用。进行脱水治疗前需保证患者有充分的循环血容量,避免心脏前负荷过低。对于低血压、休克患者不宜使用。

(6) 镇静剂:吗啡 5～10 mg 皮下或静脉注射可减轻患者焦虑,并通过中枢性交感抑制作用降低周围血管阻力,使血液从肺循环转移到体循环。

(7) 雾化治疗:已有研究表明雾化吸入长、短效 β_2 受体激动剂,如特布他林或沙美特罗可能有助于预防肺水肿或加速肺水肿的吸收和消散。

(8) 此外,使用血管扩张剂、消泡剂、氨茶碱、糖皮质激素、强心药物以及可减少肺循环血量的方法如四肢束缚法等均可减轻肺水肿。

问题6　急性肺水肿的护理措施有哪些?

答:1. 针对气体交换功能受损的护理:

(1) 体位:立即协助患者取坐位,双腿下垂,以减少静脉回流,必要时可加止血带于四肢,轮流结扎。

(2) 氧疗:加压高流量给氧,每分钟 6～8 L,可加入乙醇配置成浓度为 25%～30% 的湿化液后吸入。加压可减少肺泡内液体渗出,乙醇可降低肺泡的表面张力,从而改善通气,也可以使用有机硅消泡剂消除泡沫。

(3) 快速建立静脉通路,遵医嘱使用药物,同时注意观察药物的疗效及不良反应。

(4) 病情监测:严密监测患者的血压、呼吸、血氧饱和度、心电图、血气分析等,准确记录。

(5) 机械通气治疗:包括有创呼吸机机械通气及无创呼吸机机械通气治疗。

1) 有创呼吸机通气的护理:①呼吸机管路正常连接,报警设置合理,准确记录呼吸机通气模式、参数,湿化罐注入湿化液,液面调制准确位置,并调剂湿化器温度。②防止交叉感染,严格无菌操作,妥善固定气管插管确认导管位置并记录,及时倾倒管道冷凝水,防止进入呼吸道造成感染。③有效清理呼吸道分泌物,加强肺部物理治疗。④与患者沟通,消除患者恐惧心理,必要时遵医嘱应用镇静镇痛药物。⑤加强口腔护理,及时清除过多的唾液,抬高床头 30°～45°,预防呼吸机相关性肺炎的发生。

2) 无创呼吸机通气的护理:①充分与患者沟通,反复讲解其目的及注意事项,取得患者配合。②根据患者脸型选择合适的面罩。治疗期间协助患者半坐位或坐位,保证其气道充分开放,嘱患者用鼻子吸气,嘴进行呼气。③注意面罩位置及固定的松紧性,注意观察机器的漏气量。④观察患者的呼吸频率、节律及有无呼吸肌疲劳现象,保证其有效通气。⑤鼻饲患者无创通气前检查胃潴留情况,胃管接引流袋。经口进食患者在无创通气治疗前后 30 分钟不可进食。⑥注意患者有无腹胀情况,若出现腹胀症状应及时停止无创通气。⑦根据患者痰液黏稠情况选择适宜的湿化档位,治疗前后给予患者充分吸痰,保证气道通畅。若无创通气时间较长,根据患者痰液情况给予定时吸痰。

2. 针对清理呼吸道无效的护理措施

(1)针对痰液黏稠不易咳(吸)出的患者做好气道湿化,必要时遵医嘱应用雾化治疗。

(2)实施体位引流:根据患者胸部 X 线片确定肺部病灶位置,将病变部位置于高位,使引流支气管的开口方向向下。体位引流宜在晨起或睡前进行,禁在饱餐后实施,避免引起呕吐导致误吸。每天实施次数 2～3 次为宜,治疗时间一般为 30～45 分钟,可根据患者耐受情况灵活掌握。

(3)进行肺部护理治疗:包括使用手法叩拍及振动排痰仪。手法叩击是指将手掌微曲成弓形,五指并拢,与手掌根部形成120°,固定双臂,屈曲肘部,以腕部为支点,靠惯性摇动手掌叩击患者病变部位。叩拍时注意沿支气管走向从下向上,由外向内进行,避开乳房、心脏、脊柱、骨突部位,每个部位叩拍时间为 1～3 分钟。对伴有咯血、心血管重症疾病、未经引流的气胸、肋骨骨折及有病理性骨折的患者禁止做叩拍治疗;使用振动排痰仪时应选择合适的叩击头,在叩击头上包外套避免交叉感染。叩击顺序为上肺由上往下,下肺由下往上,左右肺交替进行,一般初始频率为 20 Hz,每部位为 5～15 分钟,治疗完毕观察记录痰液排除情况,听诊肺部痰鸣音的变化。

问题 7　急性肺水肿药物使用的护理?

答:1. 利尿剂　使用利尿剂时应注意观察患者的心率、血压、CVP 等变化,防止患者发生低血容量。同时,注意定时监测患者的血钾、血钠、血氯等变化。

2. 血管扩张剂　此类药物在救治急性肺水肿具有重要作用,且其作用时间快于利尿剂,主要包含的药物有:

(1)α 受体阻滞剂:可扩张肺和体循环的小动脉、小静脉。常用苄胺唑啉 0.2～1 mg/分或苯苄胺 0.5～1 mg/kg 静滴,或酚妥拉明 1 mg 静注。护理中应注意调整药物滴速,保持患者的血压在正常范围,收缩压不低于 90 mmHg。

(2)血管平滑肌扩张剂:硝酸甘油、硝酸异山梨酯和硝普钠。口服时最好舌下含服;静脉微量泵泵入时注意监测患者的血压、心率变化。开始静脉泵入时,将心电监护的无创血压监测间隔时间调至 5 分钟,待血压保持平稳后,监测间隔调至 20～30 分钟。如有条件,可为患者留置动脉置管,持续监测动脉血压。使用微量泵泵入硝酸甘油或者硝普钠时应采用单独的静脉通道。因为静脉通路内有少量硝酸甘油等药液,如连接注射器进行注射,会将硝酸甘油等快速推入血管内,引起患者血压急剧下降,有发生低血压休克的危险。因此,需要静脉注射其他药物时,应选择其他的静脉通路进行注射。此外,带泵液的速度宜保持匀速,切勿忽快忽慢,引起血压波动。

3. 氨茶碱　氨茶碱可有效地扩张支气管,改善心肌收缩力,增加肾血流量和钠排除,同时,也能引起心跳增快。因此,不宜快速给药,避免血管扩张、室性心律失常、晕厥等,防止对心脏产生不利的影响。给药时,应注意给药速度,做好生命体征监测、血药浓度监测,有针对性地采取相应的护理措施,确保用药安全。

4. 正性肌力药物　主要适用于快速房颤或房扑诱发的肺水肿。使用毛花苷 C(西地兰)静脉注射时,最好使用注射泵缓慢泵入,用法为毛花苷 C 0.2 mg/0.4 mg ＋5％GS 20 mL,注射时间 10～20 分钟。为避免出现毒性反应,注射过程中,医生护士应共同在床旁看护患者,密切监测心率变化,必要时做好抢救工作。

专家评析

　　此病例是一例心源性肺水肿患者,临床表现症状典型,分类明确,处理方案恰当。本节主要从急性肺水肿分类、分期、临床评估、治疗策略、护理方案等方面展开阐述,具有非常好的临床思维及借鉴意义。

　　急性肺水肿系肺血管内的液体过多渗入肺间质和肺泡引起的综合征,是 ICU 常见的重症综合征之一,其临床主要表现为:患者突然出现严重的呼吸困难,端坐呼吸,伴咳嗽,常咳出粉红色泡沫样痰,烦躁不安,口唇发绀,大汗淋漓,心率增快,两肺布满湿啰音及哮鸣音,严重者可引起晕厥及心脏骤停。临床中,应密切监测中心静脉压、床边心电、血压、血氧饱和度、血浆乳酸等生命体征;遵医嘱调整强心剂、利尿剂、血管扩张剂和吗啡的应用剂量,在老年人及低血容量者要注意其不良反应。积极配合医生开展机械通气、心排血量监测等高级生命支持手段,并做好相应护理措施。急性肺水肿的发病率高,预后差。因此,及时抢救对挽救患者的生命至关重要,我们要掌握急症发作时的抢救方法,护理工作做到有的放矢。

(李奇)

参考文献

[1] 刘大为. 实用重症医学[M]. 北京:人民卫生出版社,2010.
[2] 吴欣娟,张晓静. 临床护理常规[M]. 北京:人民卫生出版社,2012.

病例 4 ▶ 急性呼吸窘迫综合征

患者男性,56 岁,因受凉后出现胸闷、呼吸困难,口服药物治疗无好转,呼吸困难逐渐加重,于 4 天前入院治疗。患者今日出现烦躁不安、呼吸急促,血氧饱和度下降至 85%,给予提高吸氧浓度、静脉推注速尿无缓解,立即行床旁气管插管,呼吸机辅助呼吸,舒芬太尼和丙泊酚镇痛镇静,带机顺应,转入 ICU。

体格检查:T 38.5℃,HR 104 次/分,R 18 次/分,BP 99/51 mmHg,SpO$_2$ 98%,呼吸机模式为 A/C(VC),VT 400 mL,频率 15 次/分,FiO$_2$ 100%,PEEP 9 cmH$_2$O;胸片示双肺斑片影,双肺透光度低;CT 提示双肺散在斑片、磨玻璃影及大片实变影、双侧胸腔少量积液;胸廓未见异常,心界正常、心律齐,气道内吸出少许白色痰液;床旁血气示:pH 7.226,氧分压 64.2 mmol/L,二氧化碳分压 72.7 mmHg,全血乳酸 1.20 mmol/L,阴离子间隙 7.0 mmol/L,碳酸氢根 29.5 mmol/L,全血碱剩余 0.4 mmol/L,氯 108.8 mmol/L。入科后给予有创呼吸机通气、纠正酸碱失衡紊乱、俯卧位通气等治疗。

问题 1　急性呼吸窘迫综合征(ARDS)大多数于原发病起病后多少小时内发生?

答:患者除原发病的表现外,在受到发病因素攻击(严重创伤、休克、误吸胃内容物等)12～48 小时(偶有 5 天)内出现进行性呼吸困难、发绀,常伴有烦躁、焦虑等 ARDS 临床综合征。

问题 2　ARDS 出现呼吸困难的特点有哪些?

答:呼吸深快、费力,患者感到胸廓紧束、严重憋气,不能用通常的吸氧疗法改善,亦不能用其他原发心肺疾病解释。

问题 3　ARDS 病理过程分为几个阶段?

答:病理过程可分为三个阶段:渗出期、增生期、纤维化期,三个阶段常重叠存在。

(1) 渗出期:ARDS 的病例改变为弥漫性肺泡损伤,主要表现为肺毛细血管内皮细胞和肺泡上皮细胞损伤,Ⅰ型肺泡上皮细胞受损坏死,肺间质和肺泡腔内有富含蛋白质的水肿液及炎症细胞浸润,肺微血管充血、出血、微血栓形成。肺脏大体表现为暗红色或暗紫红色的肝样变,重量明显增加,可见出血、水肿,切面有液体渗出,故有"湿肺"之称。

(2) 增生期:通常为发病后 2～3 周,出现早期纤维化,典型组织学改变是炎性渗出液和肺透明膜吸收消散而修复,亦可见肺泡渗出并机化形成,其中淋巴细胞增多取代中性粒细胞。

(3) 纤维化期:早期的肺泡炎性渗出水肿转化为肺间质纤维化。腺泡结构的显著破坏导致肺组织呈肺气肿样改变和肺大疱形成。肺微血管内膜的纤维化导致进行性肺血管闭塞和肺动脉高压。上述病理改变导致患者肺顺应性降低和无效腔增加,易并发气胸。

问题 4　根据 ARDS 的柏林定义,诊断 ARDS 的条件是什么?

答:诊断 ARDS 需满足以下 4 个条件。

（1）明确诱因下，1周内出现的急性或进展性呼吸困难。

（2）胸部X线片/胸部CT显示双肺浸润影，不能完全用胸腔积液、肺叶/全肺不张和结节影解释。

（3）呼吸衰竭不能完全用心力衰竭和液体负荷过重解释。

（4）低氧血症：根据氧合指数确立ARDS诊断，并按其严重程度分为3级。

问题5 ARDS的严重程度如何分级？

答：PaO_2的监测是机械通气参数PEEP/CPAP不低于$5\,cmH_2O$的条件下测得；所在地海拔超过$1\,000\,m$时，需对PaO_2/FiO_2进行校正，校正后的$PaO_2/FiO_2=(PaO_2/FiO_2)\times$（所在地大气压值/760）。

轻度：$200\,mmHg<PaO_2/FiO_2\leqslant300\,mmHg$；

中度：$100\,mmHg<PaO_2/FiO_2\leqslant200\,mmHg$；

重度：$PaO_2/FiO_2\leqslant100\,mmHg$。

问题6 ARDS患者行俯卧位通气的原理是什么？

答：ARDS的肺形态改变具有肺水肿和肺不张在肺内呈"不均一"分布的特点，即在重力依赖区（仰卧时靠近背部的肺区）以肺水肿和肺不张为主，通气功能极差，而在非重力区（仰卧时靠近前胸壁的肺区）的肺泡通气功能基本正常。

问题7 ARDS的主要病理特征是什么？

答：主要病理特征是炎症导致的肺微血管通透性增高，肺泡腔渗出富含高蛋白质的液体，进而导致肺水肿及透明膜形成，常伴有肺泡出血。病例生理改变主要以肺顺应性降低，肺内血流增加以及通气血流比值失调为主。

问题8 实施俯卧位通气的目的是什么？

答：俯卧位通气可通过多种途径和机制明显改善大多ARDS患者的氧合状态：

（1）使萎陷的肺泡复张。

（2）重新分布肺内通气，增加灌注较好的背侧肺组织通气量，减少肺内分流。

（3）使潮气量分布均一化，一方面可减少肺内分流，另一方面可减少肺组织的剪切力，减少呼吸机相关性肺损伤的发生。

（4）体外引流作用促进气道内分泌物及液体的排出，改善通气和弥散功能，并可减少呼吸机相关肺炎的发生。

（5）改善血流动力学，降低心律失常的发生率。

问题9 对ARDS患者进行监测包括哪些内容？

答：监测的内容包括：

（1）呼吸状况：呼吸频率、节律和深度、呼吸困难的程度。

（2）缺氧及二氧化碳潴留情况：观察有无发绀、球结膜水肿、肺部有无异常呼吸音等。

（3）循环状况：监测心率、血压，必要时进行血流动力学监测。

（4）意识状况及神经精神状态：观察有无肺性脑病的表现、评估瞳孔、肌张力、腱反射及病理反射。

（5）液体平衡状态：观察和记录每小时尿量和液体出入量，有肺水肿的患者需保持负平衡。

（6）实验室检查结果：动脉血气分析和生化检验结果，了解电解质和酸碱平衡。

问题 10　ARDS 主要治疗措施包括哪些？

答：ARDS 属于很难处理并且死亡率高的临床综合征，主要治疗措施如下。

（1）病因治疗

1）控制致病因素。原发病是影响 ARDS 预后和转归的关键，及时去除或控制致病因素是 ARDS 治疗最关键的环节。

2）调控机体炎症反应。ARDS 作为机体过度炎症反应的后果，调控炎症反应不但是 ARDS 病因治疗的重要手段，而且也可能是控制 ARDS、降低病死率的关键。

（2）呼吸支持治疗

1）小潮气量保护性通气。"小肺"或"婴儿肺"是 ARDS 的特征，患者机械通气时应采用小潮气量（6 mL/kg）通气，同时限制气道平台压不超过 30 cmH$_2$O，避免呼吸机相关性肺损伤和肺外器官损伤，防止多器官功能障碍综合征。

2）肺开放策略。当 ARDS 患者出现严重缺氧时采用。该方式利用呼吸机给与患者一个高 PEEP（如 40 cmH$_2$O）并保持一段时间（如 40 秒），可以把部分已经塌陷的肺泡重新打开。

3）俯卧位通气。该方式是 ARDS 保护性通气策略的必要补充。俯卧位通气降低胸膜腔压力梯度，减少心脏的压迫效应，促进重力依赖区肺泡复张，有利于通气/血流失调和氧合的改善，同时还有助于肺内分泌物的引流，利于肺部感染的控制。

4）高频通气。该方式是一种高通气频率、低潮气量的通气方式。以高的振荡频率传输小的潮气量，能维持肺泡开放，改善氧和且有利于 CO$_2$ 的排出。

5）体外膜肺氧和。对充分肺复张、俯卧位通气、高频振荡通气和 NO 吸入等措施仍然无效，机械通气小于 7 天的 ARDS 患者，可通过体外膜肺治疗改善低氧血症，清除 CO$_2$。

（3）药物治疗

1）糖皮质激素。调控炎症反应是 ARDS 的根本治疗措施。对于早期重症 ARDS 患者，可根据患者个体情况权衡利弊决定小剂量的糖皮质激素的应用，而晚期 ARDS 患者不宜用糖皮质激素治疗。

2）一氧化氮。在一般治疗无效的严重低氧血症时考虑使用。吸入 NO 后分布于肺内通气良好的区域，可扩张该区域的肺血管，降低肺动脉压，减少肺内血流，改善肺通气/血流比例失调。

3）镇静、肌肉阻滞剂。在恰当的镇痛镇静下使患者耐受机械通气，尽量保持患者的自主呼吸。早期重症 ARDS 患者短期使用肌松剂可提高人机同步性，降低呼吸肌氧耗、减少呼吸机相关肺损伤，改善氧合。

（4）液体管理：液体管理是 ARDS 治疗的重要环节。在维持循环稳定，保证器官灌注的前提下，限制性液体管理对患者的治疗是积极有利的。液体管理的目标是，在最低水平（5～8 mmHg）的肺动脉楔压下维持足够的心排出量及氧运输量。

问题 11　ARDS 机械通气采用肺保护性通气的主要措施有哪些?

答:主要措施包括:

(1) PEEP 的调节:适当的 PEEP 可以使萎陷的小气道和肺泡重新开放,防止肺泡随呼吸周期反复开闭,减轻肺损伤和肺泡水肿,从而改善肺泡弥散功能和通气/血流比例,减少分流,达到改善氧合功能和肺顺应性的目的。

(2) 小潮气量:设在 $6\sim8\,mL/kg$,使吸气平台压控制在 $30\sim35\,cmH_2O$ 以下,防止肺泡过度充气,可允许一定程度的 CO_2 潴留和呼吸性酸中毒。

(3) 通气模式的选择:无统一标准,压力控制通气、反比通气、压力控制通气联合反比通气。

问题 12　在为该患者实施俯卧位通气过程中,护士应避免哪些并发症的发生?

答:在为该患者实施俯卧位通气过程中,护士应避免以下并发症的发生。

(1) 血流动力学紊乱。因实施俯卧位通气时,静脉通路可能会出现受压、折叠、静脉置管脱出等情况导致血管活性药物输入受阻,引起血流动力学的改变;或翻身时动作过猛,导致患者体位性低血压的发生。

(2) 压力性损伤。患者翻至俯卧位时,受压部位如颜面部、膝盖等长时间持续受压,未对受压部位进行减压保护,从而发生压力性损伤。

(3) 导管移位/脱出。进行俯卧位通气过程中,未充分评估患者留置导管的长度,或翻身时动作幅度较大,导致导管移位或脱出。

(4) 神经损伤。实施俯卧位通气时,不当的体位,导致直接压到眼球及易损伤的周围神经。

问题 13　若患者机械通气过程中,呼吸机出现低压报警,气管插管气囊压力监测显示 $18\,cmH_2O$,提示什么?

答:提示气囊压力过低,有漏气导致呼吸机通气不足,需要再次充气或更换一个气管插管导管,维持气囊压力在 $25\sim30\,cmH_2O$,保证患者有效通气。

问题 14　ARDS 患者在俯卧位翻至仰卧位通气过程中气管导管突然脱出,最恰当的处理是什么?

答:具体处理措施如下:

(1) 立即拔出气管插管导管、开放患者气道,同时使用麻醉面罩接呼吸机辅助通气。

(2) 评估患者的生命体征。如果患者出现氧饱和度、心率下降等呼吸、循环不稳定状况,必要时给予心肺复苏及血管活性药物。

(3) 准备再次插管。快速准备气管插管导管、喉镜等插管物资,准备再次插管。必要时使用激素,避免因喉头水肿导致插管困难。

问题 15　临床常见的原发病或诱因还有哪些? 该患者发生 ARDS 的原因是什么?

答:(1) 临床常见的原发病或诱因:脓毒症、多发伤、胃内容物误吸、肺挫伤、淹溺和急性胰腺炎等,临床表现为呼吸困难、呼吸窘迫,难以纠正的低氧血症。

（2）重症肺炎是该患者发生 ARDS 的原因。

> **问题 16** 该患者行俯卧位通气后责任护士发现气管插管系带松脱，因角度问题操作不便未再次固定，30 分钟后气管插管滑脱，医生床旁重新置管。该事件属于几级伤害？

答：责任护士未及时固定导管，患者再次行气管插管，因诊疗活动而非疾病本身造成的机体与功能损害，故该事件伤害分级为ⅢA。

专家评析

本病例表现为急性呼吸窘迫综合征，患者因受凉（明显诱因）后出现进行性呼吸困难，表现为呼吸急促、烦躁不安，CT 示双肺散在磨玻璃影和大片实变浸润影，氧饱和度和氧分压明显下降，二氧化碳分压明显升高，酸碱平衡失调等。采用呼吸机辅助通气、镇痛镇静、维持酸碱平衡等治疗措施。

ARDS 是以进行性低氧血症、呼吸窘迫为显著特征的临床综合征，病情发展快、病死率高。主要采取积极治疗原发病、纠正缺氧、液体管理、药物治疗和营养疗法等综合治疗措施，其中原发病治疗是首要原则和基础，纠正缺氧是关键，液体管理、激素治疗和营养疗法等是辅助手段。本病例重点介绍了机械通气的主要措施，以及在俯卧位通气过程中应尽量避免并发症的发生，呼吸机发生报警、脱管时的应对措施等，问题总结契合临床，需要医护人员在临床工作中重点关注和学习。总而言之，在机械通气过程中，应在保证氧疗效果的同时，注重并发症预防，保障患者安全。

（田永明 杜爱平）

参考文献

［1］尤黎明,吴瑛. 内科护理学［M］. 6 版. 北京:人民卫生出版社,2017:124.

［2］葛均波,徐永健,王辰. 内科学［M］. 9 版. 北京:人民卫生出版社,2019:131.

［3］王辰,席修明. 危重症医学［M］. 2 版. 北京:人民卫生出版社,2018:220.

［4］刘大为. 重症医学［M］. 北京:人民卫生出版社,2017:253.

［5］俞森洋. 对急性呼吸窘迫综合征诊断新标准(柏林定义)的解读和探讨［J］. 中国呼吸与危重监护杂志,2013,12(1):1－4.

［6］柳书芬,朱静娟,周承朋,等. 俯卧位通气对急性呼吸窘迫综合征患者血液动力学的影响［J］. 内科急危重症杂志,2018(2):125－128.

［7］Thompson T T, Chambers R C, Liu K D. Acute respiratory distress syndrome ［J］. The New England Journal of Medicine, 2017,377(6):562－572.

［8］Liu L, Yang Y, Gao Z, et al. Practice of diagnosis and management of acute respiratory distress syndrome in mainland China: a cross-sectional study ［J］. Journal of thoracic disease, 2018,10(9):5394－5404.

病例 5 ▶ 肺 栓 塞

患者女性,57 岁,因"发热、咳嗽、咳痰、气紧 10^+ 天"入院。

体格检查:T 39 ℃,P 133 次/分,R 53 次/分,BP 119/71 mmHg,SpO_2 89%。患者呼吸窘迫,吸氧浓度 80%。辅助检查提示:血常规示:白细胞计数 $19.64×10^9$/L,中性分叶核粒细胞百分率 77.6%。CT 胸部平扫+薄层高分辨扫描示:双肺多发结节、斑片及实变影;心脏未见增大;肺动脉干增粗。心脏彩超示:主、肺动脉增宽,左室收缩功能测值正常。肌钙蛋白:166.4 ng/L,D-二聚体:31.07 mg/L。入科后予气管插管,呼吸机辅助通气,予泰能+万古霉素抗感染、氨溴索化痰、低分子肝素抗凝、一氧化氮扩张肺血管、补液、退热等治疗。2 小时后患者出现血压下降至 85/50 mmHg,予大剂量去甲肾上腺素+垂体维持,床旁心脏超声示:肺动脉增粗,肺动脉压约 40 mmHg,右心明显增大压迫左心,见 D 字征,右室内异常条索状漂浮(赘生物? 血栓?)。急诊行 CTA 检查示:右肺中下叶部分肺动脉分支腔内见充盈缺损,多系肺栓塞;肺动脉主干稍粗,约 3.5 cm。立即予重组组织型纤溶酶原激活剂溶栓治疗。

问题 1 什么是肺栓塞?

答:肺栓塞(pulmonary embolism, PE)是以各种栓子阻塞肺动脉或其分支为其发病原因的一组疾病或临床综合征的总称。栓子包括血栓、脂肪、羊水、瘤栓、空气及感染性栓子等,其中 99% 的 PE 栓子是血栓,故称为肺血栓栓塞症(pulmonary thromboembolism, PTE)。引起 PTE 的血栓主要来源于深静脉血栓形成(deep venous thrombosis, DVT)。DVT 与 PTE 实质上是一种疾病过程在不同部位、不同阶段的表现,两者合称为静脉血栓栓塞症(venous thromboembolism, VTE)。

问题 2 发生肺栓塞的病因有哪些?

答:PTE 由来源于下腔静脉路径、上腔静脉路径、右心腔的血栓引起,其中大部分血栓来源于下肢深静脉。静脉血栓形成的原因可能与血液瘀滞、血液高凝状态、静脉内皮损伤的因素有关。一般分为遗传性危险因素和获得性危险因素:

(1) 遗传性危险因素包括:抗凝血酶缺乏、蛋白 S 缺乏、蛋白 C 缺乏、V 因子 Leiden 突变、凝血酶原 20210A 基因变异、纤溶酶原缺乏等,以 40 岁以下的年轻患者无明显诱因反复发生 DVT 和 PTE 为特征。

(2) 获得性危险因素:以血液高凝状态、血管内皮损伤、静脉血流瘀滞为主,如:高龄、恶性肿瘤、口服避孕药、肥胖、手术、创伤/骨折、中心静脉置管或起搏器、吸烟、瘫痪、长途旅行等,这些因素可单独存在,也可同时存在并发挥协同作用。其中高龄是独立的危险因素。

问题 3 肺栓塞的发病机制是什么?

答:外周静脉血栓形成后,一旦血栓脱落,即可随静脉血流移行至肺动脉内,形成 PTE。

肺动脉血栓既可以是单一部位的,也可以是多部位的。病例检查发现多部位或双侧性的血栓栓塞更为常见。影像学检查发现栓塞更易发生于右侧和下肺叶。PTE发生后,栓塞局部可能继发血栓形成,参与发病过程。

(1)血流动力学改变:肺动脉阻塞后,可导致肺动脉高压、右心功能不全、低血压休克、右心室心肌缺血,诱发心绞痛或导致死亡。

(2)气体交换障碍:PTE发生后可导致一系列病理生理改变,导致呼吸功能不全,出现低氧血症。主要变化包括:肺泡无效腔量增大、通气/血流比失调、心内右向左分流、支气管痉挛、肺泡萎陷、肺不张、胸腔积液等。出现低氧血症和代偿性过度通气(低碳酸血症)或相对性肺泡低通气。

(3)肺梗死:肺动脉发生栓塞后,若其支配区的肺组织因血流受阻或中断而发生坏死,称为肺梗死(pulmonary infarction,PI)。肺组织接受肺动脉、支气管动脉、肺泡内气体弥散三重氧供,故很少发生PI,只有患者同时存在心肺基础疾病或病情严重影响肺组织多重供氧时,才会导致PI。

(4)慢性血栓栓塞性肺动脉高压:慢性血栓栓塞性肺动脉高压(chronic thromboembolic pulmonary hypertension,CTEPH)指急性PTE后肺动脉内血栓未完全溶解,或PTE反复发生,出现血栓机化、肺血管管腔狭窄甚至闭塞,导致肺血管阻力增加、肺动脉压力进行性增高、右心室肥厚甚至心力衰竭。

栓塞所致病情严重程度取决于以上机制的综合和相互作用。栓子的大小和数量、栓塞次数及间隔时间、是否同时存在其他心肺疾病等对发病过程及预后有重要影响。

问题4　肺栓塞的常见临床症状有哪些?

答:PTE的症状多样,缺乏特异性。常见症状有:

(1)不明原因的呼吸困难及气促,尤以活动后明显。

(2)胸痛:包括胸膜炎性胸痛或心绞痛样疼痛。

(3)晕厥:可为PTE的唯一或首发症状。

(4)烦躁、惊恐甚至濒死感:由严重呼吸困难和剧烈胸痛所致。

(5)咯血:常为小量咯血。

(6)咳嗽、心悸:早期为干咳或伴有少量白痰。

问题5　肺栓塞的临床体征有哪些?

答:肺栓塞的临床体征包括:

(1)呼吸系统体征:以呼吸急促最常见。另有发绀,肺部哮鸣音和(或)细湿啰音,或胸腔积液的相应体征。

(2)循环系统体征:包括心动过速,血压变化,严重时可出现血压下降甚至休克,颈静脉充盈或搏动,肺动脉瓣区第二音亢进,三尖瓣区收缩期杂音。

(3)发热:多为低热,少数患者体温可达38℃以上。

问题6　DVT的症状与体征有哪些?

答:主要表现为患肢肿胀、周径增粗、疼痛或压痛、皮肤色素沉着。行走后,患肢疲劳或肿胀加重。但多数患者无自觉症状或明显体征。可通过测量双下肢周径来判断双下肢的差别,测量点分别为髌骨上缘以上 15 cm,髌骨下缘以下 10 cm 处,双侧相差>1 cm 可考虑有临床意义。

问题 7 肺栓塞患者的辅助检查有哪些?

答:如患者出现临床症状、体征,特别是出现不明原因的呼吸困难、胸痛、晕厥、休克或单侧/双侧不对称性下肢肿胀、疼痛等,应积极进行如下检查:

(1)血浆 D-二聚体(D-dimer)测定:可作为 PTE 的筛查指标。急性 PTE 时 D-dimer 升高,若其含量正常,则对 PTE 有重要的排除诊断价值,但因特异性差,对 PTE 无诊断价值。

(2)动脉血气分析:常表现为低氧血症、低碳酸血症,肺泡-动脉血氧分压差增大,部分患者血气结果可正常。

(3)心电图与超声心动图:大多数 PTE 患者可出现非特异性心电图异常,以窦性心动过速最常见。当有肺动脉及右心压力升高时,可出现 $V_1 \sim V_4$ 的 T 波倒置和 ST 段异常、$S_I Q_{III} T_{III}$ 征(即 I 导 S 波加深,III 导出现 Q/q 波及 T 波倒置)、完全或不完全性右束支传导阻滞、肺型 P 波、电轴右偏及顺钟向转位等。超声心动图表现为右心室和(或)右心房扩大、室间隔左移和运动异常、近端肺动脉扩张、三尖瓣反流和下腔静脉扩张等。

(4)影像学检查

1)X 线胸片:多数表现为区域性肺纹理变细、稀疏或消失,肺野透亮度增加。右下肺动脉干增宽或伴节段征,肺动脉段膨隆以及右心室扩大。肺野局部片状阴影,尖端指向肺门的楔形阴影,肺不张或膨隆不全,肺不张侧可见横膈抬高,有时合并少至中量胸腔积液。

2)螺旋 CT:是目前最常用的 PTE 确诊手段,表现为肺动脉内低密度充盈缺损,部分或完全包围在不透光的血流之间(轨道征),或呈完全充盈缺损,间接征象包括肺野楔形密度增高影,条带状高密度区或盘状肺不张,中心肺动脉扩张及远端血管分支减少或消失。

3)放射性核素肺通气/灌注扫描:是 PTE 诊断的重要方法。以肺段分布的肺血流灌注缺损,并与通气显像不匹配为典型征象。

4)磁共振显像或肺动脉造影(MRI/MRPA):用于诊断肺动脉内血栓及对碘造影剂过敏的患者。

5)肺动脉造影:是 PTE 诊断的"金标准",其敏感性约为 98%,特异性为 95%~98%,以肺动脉内造影剂充盈缺损,伴或不伴轨道征的血流阻断为直接征象;间接征象有肺动脉造影剂流动缓慢,局部低灌注,静脉回流延迟或消失等。本检查为有创性检查,有发生严重甚至致命性并发症的可能,因此不作为首选检查和常规检查。

(5)下肢深静脉检查:包括超声检查和静脉造影等。超声检查为诊断 DVT 最简单的方法,若阳性可明确诊断 DVT,对 PTE 有重要提示意义。

问题 8 PTE 的临床分型包括哪些?

答:PTE 分为急性肺血栓栓塞症和慢性血栓栓塞性肺动脉高压。

(1)急性肺血栓栓塞症包括

1)高危 PTE:临床上以休克和低血压为主要表现,即体循环动脉收缩压<90 mmHg,或较基础值下降幅度≥40 mmHg,持续 15 分钟以上。此型患者病情变化快,预后差,临床死亡率>15%,需积极治疗。

2）中危 PTE：血流动力学稳定，但存在右心功能不全和（或）心肌损伤。此型患者可能出现病情变化，临床死亡率为 3%～15%，需密切监测病情变化。

3）低危 PTE：血流动力学稳定，无右心功能不全和心肌损伤。临床病死率<1%。

（2）慢性血栓栓塞性肺动脉高压：常表现为呼吸困难、乏力、运动耐量下降。多呈慢性、进行性发展的肺动脉高压的临床表现，后期出现心力衰竭；影像学检查示肺动脉阻塞，经常呈多部位、较广泛的阻塞，可见肺动脉内贴血管壁、环绕或偏心分布、有钙化倾向的团状物等慢性血栓栓塞征象；超声心动图检查示右心室壁增厚，符合慢性肺源性心脏病的诊断标准。

问题 9　PTE 的治疗方案及原则有哪些？

答：急性肺栓塞的处理原则是早期诊断，早期干预，根据患者的危险程度选择合适的治疗方案。

（1）一般处理与呼吸循环支持治疗：对高度疑诊或确诊 PTE 的患者，应进行严密监护，监测呼吸、心率、血压、心电图及血气变化。卧床休息，保持大便通畅，避免用力，以免促进深静脉血栓脱落。必要时适当予镇痛、镇静、镇咳等对症治疗。有低氧血症者可经鼻导管或面罩吸氧。对于出现右心功能不全且血压下降者，可使用多巴酚丁胺、多巴胺、去甲肾上腺素等。

（2）抗凝治疗：抗凝治疗能有效预防血栓再形成和复发，为机体发挥自身的纤溶机制溶解血栓创造条件。常用药物包括肝素、低分子肝素、华法林以及新型抗凝药物如阿加曲班、达比加群酯、利伐沙班和阿哌沙班等。

（3）溶栓治疗：溶栓治疗可迅速溶解部分或全部血栓，恢复肺组织灌注，降低 PTE 患者的病死率和复发率，主要适用于高危 PTE 患者（有明显呼吸困难、胸痛、低氧血症等）。对于部分中危 PTE，若无禁忌也可考虑溶栓。溶栓治疗的主要并发症为出血，以颅内出血最为严重，发生率为 1%～2%，发生者近半数死亡。因此，用药前应充分评估出血的危险性，溶栓治疗的绝对禁忌证有活动性出血和近期自发性颅内出血。

常用的溶栓药物有尿激酶（urokinase，UK）、链激酶（streptokinase，SK）和重组组织型纤溶酶原激活剂（recombinant tissue type plasminogen activator，rt-PA）。溶栓方案与剂量：①尿激酶：2 小时溶栓方案：按 20 000 IU/kg 持续静滴 2 小时；或负荷量 4 400 U/kg 静脉注射 10 分钟，随后以 2 200 IU/（kg·h）持续静脉滴注 12 小时。②链激酶：负荷量 250 000 IU 静脉注射 30 分钟，随后以 100 000 IU/h 持续静脉滴注 12～24 小时，链激酶具有抗原性，故用药前需肌肉注射苯海拉明或地塞米松，以防止过敏反应，且 6 个月内不宜再次使用。③重组组织型纤溶酶原激活剂：50 mg 持续静脉滴注 2 小时。

使用尿激酶和链霉素溶栓治疗后，应每 2～4 小时测一次 APTT，当 APTT 降至正常值的 2 倍（≤60 秒）时应启动规范的肝素抗凝治疗，rt-PA 在使用结束后即可使用肝素抗凝治疗。

（4）肺动脉导管碎解和抽吸血栓：适用于肺动脉主干或主要分支的高危 PTE 并存在以下情况者：①溶栓治疗禁忌；②经溶栓或积极的内科治疗无效；③在溶栓起效前（在数小时内）很可能发生致死性休克。

（5）肺动脉血栓摘除术：手术风险大，死亡率高，需较高的技术条件，仅适用于积极内科治疗后无效的紧急情况，如致命性肺动脉主干或主干分支堵塞的高危 PTE 或有溶栓禁忌证等。

（6）放置腔静脉滤器：为防止再次发生栓塞，对于急性 PTE 合并抗凝禁忌的患者，可根据 DVT 的部位放置下腔静脉或上腔静脉滤器。置入滤器后如无禁忌证（出血风险去除），可常规抗凝治疗,定期复查有无滤器上血栓形成。

(7) 慢性血栓栓塞性肺动脉高压的治疗:长期口服华法林抗凝治疗的患者,根据 INR 调整剂量,INR 维持在 2.0~3.0。若阻塞部位位于手术可及的肺动脉近端,首选肺动脉血栓内膜剥脱术;无法手术治疗的远端病变患者,可考虑介入方法行球囊肺动脉成形术;反复下肢深静脉血栓脱落者,可放置下腔静脉滤器。

问题 10　溶栓过程中护理观察要点包括哪些?

答:行溶栓治疗时,应密切关注临床效果及相关实验室检查结果,评价溶栓疗效。在治疗过程中,最主要并发症是出血,常见出血部位为血管穿刺处,严重者会发生腹膜后和颅内出血,因此,患者溶栓过程中护理观察要点包括:

(1) 有无出血征象:观察皮肤有无青紫及出血点、血管穿刺处有无渗血、腹部或背部有无疼痛、有无血尿、是否有神志改变或头痛等。

(2) 监测患者血压:血压过高时易导致出血或加重出血,因此,应严密监测患者血压,必要时通知医生进行适当处理。

(3) 给药前可留置动静脉保护通路,方便溶栓过程中采血监测,避免反复穿刺。

(4) 用尿激酶或链激酶溶栓治疗后,应每 2~4 小时监测 PT 或 APTT,当水平降至正常值 2 倍时遵医嘱使用肝素抗凝。

问题 11　抗凝药物使用过程中护理观察要点包括哪些?

答:常用抗凝药物包括肝素及华法林,在使用过程中应注意:

(1) 肝素:在开始使用的 24 小时内,应每 4~6 小时监测患者 APTT 值,达到稳定水平后改为每天监测。治疗过程中的不良反应包括出血和肝素诱导的血小板减少症(heparin-induced thrombocytopenia, HIT),HIT 发生率较低,但一旦发生后果较为严重,因此,应监测血小板计数,若出现血小板迅速或持续低于 30% 以上,或血小板计数<100×10^9/L,应通知医生暂停肝素使用。

(2) 华法林:在使用过程中应定期监测 INR 是否达到并保持在治疗范围内。未达标时应每天监测,达到治疗水平时每周监测 2~3 次,共监测两周,以后可每周监测 1 次。华法林的主要不良反应是出血,可使用维生素 K 拮抗。其次,在使用时还可出现血管性紫癜,导致皮肤坏死,因此,需密切关注,及时告知医生。

问题 12　PTE 患者的床旁监测与护理观察重点包括哪些?

答:床旁监测与护理观察重点包括:

(1) 严密监测患者生命体征,包括呼吸、心率、血压、氧饱和度等,动态监测动脉血气及肺部体征变化。

(2) 监测患者有无烦躁不安、意识模糊、嗜睡、定向力障碍等脑缺氧表现。

(3) 监测患者有无颈静脉充盈、肝大、肝颈静脉回流征阳性、下肢水肿、静脉压升高等右心功能不全的表现。

(4) 监测心电图变化:肺动脉栓塞时可导致心电图改变。溶栓治疗后如出现胸前导联 T波倒置加深可能是溶栓成功、右心负荷减轻、急性右心扩张好转。严重缺氧患者可导致心动过速和心律失常,需严密监测心电改变。

（5）监测患者血红蛋白、血细胞比容、血小板计数、血型；溶栓治疗期间严密监测患者APTT值。

（6）监测出血征象：监测患者神志、瞳孔变化,观察痰液颜色,皮肤有无渗血、血肿,有无消化道出血征象,有无腹痛、腹胀、贫血,观察小便颜色等。

（7）观察下肢有无深静脉形成的征象：监测有无单侧下肢水肿,测量和比较下肢周径,有无颜色改变等。

问题 13　如何预防肺栓塞的发生?

答：早期识别危险因素并积极预防是防止 VTE 的关键。

（1）对于存在 DVT－PTE 高危因素的患者,应避免可能增加静脉血液瘀滞的行为,如：长时间保持坐位特别是坐时跷二郎腿或卧位时膝下放置枕头；穿过紧长筒袜；长时间站立不活动等。

（2）对于卧床患者尽可能嘱其主动运动,必要时可协助被动关节活动,病情允许时早期下地活动。卧床患者,充分评估患者情况后还可采取相应的防控措施,如机械预防措施：梯度加压弹力袜、下肢气压治疗等促进下肢静脉血液回流。

（3）适当增加体液摄入,防止血液浓缩。

（4）药物预防措施：低分子肝素、低剂量普通肝素、华法林等。

专家评析

本病例表现为肺栓塞,患者住院治疗期间突发血压下降,床旁心脏超声提示右室内异常条索状漂浮（赘生物? 血栓?）；CTA 提示右肺中下叶部分肺动脉分支腔内见充盈缺损,多系 PE。立即予溶栓治疗。

PE 以休克和低血压为主要临床表现,患者病情变化极快、预后差、病死率高。PE 最常见的类型是肺血栓栓塞,引起肺血栓栓塞症的血栓主要源于深静脉血栓,因此,任何导致静脉血流瘀滞、血管内皮损伤及血液高凝状态的因素均可成为 PE 的诱发因素。而及时有效的治疗对预防 PE 严重并发症或死亡至关重要,治疗方法主要包括药物治疗和手术取栓,前者包括抗凝、溶栓和病因治疗等,后者包括外科血栓清除术、经皮导管介入治疗和放置腔静脉滤器等。此外,由于肺栓塞复发率较高,故指导患者离院后严格遵医嘱用药、自我观察、养成良好生活习惯和定期复查十分重要。

（田永明　王春燕）

参考文献

［1］刘大为. 重症医学［M］. 北京：人民卫生出版社,2017：241－243.

［2］李庆印,陈永强. 重症专科护理［M］. 北京：人民卫生出版社,2018：95－98.

［3］尤黎明,吴瑛. 内科护理学［M］. 6 版. 北京：人民卫生出版社,2017：32－40.

［4］葛均波,徐永健,王辰. 内科学［M］. 9 版. 北京：人民卫生出版社,2018：41－47.

［5］Alejandro Recio-Boiles, SumanaVeeravelli, JessicaVondrak, et al. Evaluation of the safety and effectiveness of direct oral anticoagulants and low molecular weight heparin in gastrointestinal cancer-associated venous thromboembolism ［J］. World Journal of Gastrointestinal Oncology, 2019,11(10)：866－876.

［6］孙雪峰,施举红. 肺栓塞溶栓治疗新理念［J］. 协和医学杂志,2020,11(2)：135－139.

病例 6 ▶ 重 症 肺 炎

患者男性,73岁,因"反复咳嗽、咳痰20年,发热伴呼吸困难2周"入院。

体格检查:T 37.7℃,P 92次/分,R 21次/分,BP 150/78 mmHg。患者神志清楚,表情自如,慢性病容,皮肤巩膜无黄染,双肺散在啰音,腹软,无压痛及反跳痛,移动性浊音阴性,双下肢无水肿。入科后血气分析检查示:酸碱度7.436,氧分压95.9 mmHg,全血乳酸1.50 mmol/L,全血碱剩余2.3 mmol/L,碳酸氢根26.7 mmol/L。血常规:血红蛋白93 g/L,白细胞计数7.62×10⁹/L,中性分叶核粒细胞百分率68.1%。胸部CT示:慢支炎、肺气肿、肺大泡;右肺中叶不规则结节影,约2.3×2.2 cm,炎性病灶待查,心脏未见增大,心包少量积液,主动脉壁及左冠状动脉壁钙化;双侧胸膜增厚、双侧胸腔少量积液,纵隔淋巴结增多。予拜复乐＋新特灭抗感染、解痉、雾化、祛痰等对症支持治疗,无创呼吸机辅助通气:模式:S/T,R 22次/分,IPAP 10 cmH₂O,EPAP 6 cmH₂O,FiO₂ 60%。既往一般情况良好,无特殊病史。

问题 1 什么是肺炎和重症肺炎?

答:肺炎(pneumonia)是指终末气道、肺泡和肺间质的炎症,可由多种病因引起,如病原微生物、理化因素、免疫损伤、过敏及药物因素等。感染为最常见的病因。

肺炎严重性取决于三个主要因素:肺部局部炎症程度、肺部炎症的播散、全身炎症反应程度。重症肺炎目前还没有普遍认同的诊断标准,如果确诊的肺炎患者需要机械通气治疗、循环支持、加强监护与治疗,可认为是重症肺炎。

问题 2 肺炎的病因是什么? 如何分类?

答:肺炎是呼吸系统的常见病,其发生率与死亡率均较高,是否发生肺炎取决于两个因素:病原体和宿主因素。当病原体数量较多、毒力强和(或)宿主呼吸道局部和全身免疫防御系统损害时,即可导致肺炎发生。

肺炎可根据病因、患病环境、解剖位置进行分类:

(1) 按病因分类

1) 细菌性肺炎:为最常见肺炎。病原菌包括:需氧革兰阳性球菌,如:肺炎链球菌、金黄色葡萄球菌等;需氧革兰阴性杆菌,如:肺炎克雷伯杆菌、流感嗜血杆菌、铜绿假单胞菌等;厌氧杆菌,如:棒状杆菌、梭形杆菌等。

2) 非典型病原体所致肺炎:如支原体、衣原体、军团菌等。

3) 病毒性肺炎:如冠状病毒、呼吸道合胞病毒、腺病毒、流感病毒等。

4) 真菌性肺炎:如白念珠菌、曲霉等。

5) 其他病原体所致肺炎:如立克次体、弓形虫、原虫、寄生虫等。

6) 理化因素所致肺炎:如放射性损伤、吸入刺激性气体/液体等原因导致。

(2) 按患病环境分类

1) 社区获得性肺炎（community acquired pneumonia，CAP）：指在医院外罹患的感染性肺实质（含肺泡壁，即广义上的肺间质）炎症，包括有明显潜伏期的病原体感染而在入院后平均潜伏期内发病的肺炎。

2) 医院获得性肺炎（hospital acquired pneumonia，HAP）：指患者在入院时既不存在，也不处于潜伏期，而是在入院≥48 小时后新发生的肺炎，也包括出院后 48 小时内发生的肺炎。

（3）按解剖分类

1) 大叶性（肺泡性）肺炎：致病菌以肺炎链球菌最常见。典型者表现为肺实质炎症，常不累及支气管。X 线影像显示肺叶或肺段的实变阴影。

2) 小叶性（支气管性）肺炎：致病菌有肺炎链球菌、葡萄球菌、病毒、肺炎支原体等。X 线影像显示为沿着肺纹理分布的不规则斑片状阴影，密度深浅不一，无实变征象，肺下叶常受累。

3) 间质性肺炎：以肺间质为主的炎症，可由细菌、支原体、衣原体、病毒、肺孢子菌引起。病变主要累及支气管壁及周围组织，有肺泡壁增生及间质水肿。X 线影像表现为一侧或双侧肺下部不规则阴影，可呈磨玻璃状、网格状，其间可有小片肺不张阴影。

问题 3 如何确定肺炎诊断？

答：可根据症状、体征、胸部 X 线结果、实验室检查等确定肺炎诊断。

（1）症状和体征：一般起病急，典型表现为突然畏寒、发热，或自述先有短暂的"上呼吸道感染"史，随后出现咳嗽、咳痰或原有呼吸道症状加重，并出现脓性痰液或血性痰液。病变范围大者可有呼吸困难、发绀等。早期肺部体征不明显，典型体征为肺实变、湿啰音。

（2）实验室及其他检查

1) 血常规：细菌性肺炎患者常可见白细胞计数和中性粒细胞增高，并有核左移或细胞内见中毒颗粒；病毒性肺炎或其他型肺炎白细胞计数可无明显变化。

2) 胸部 X 线：可根据肺炎发生部位、严重程度、病原学提供重要线索。细菌性肺炎常呈肺叶、段分布的片状浸润影，实变区可见含气的支气管影；呈斑片状或条索状非均匀片状阴影，密度不均匀，沿支气管分布，多见于细菌或病毒引起的支气管肺炎，空洞性浸润多见于葡萄球菌或真菌感染。

问题 4 如何评估重症肺炎患者的严重程度？

答：目前很多国家制定了重症肺炎的诊断标准，虽有所不同，但均注重肺部病变的范围、器官灌注和氧合状态。

（1）目前我国推荐使用 CURB - 65 作为判断 CAP 患者是否需要住院治疗的标准。CURB - 65 共五项指标，一项 1 分：①意识障碍；②尿素氮＞7 mmol/L；③呼吸频率≥30 次/分；④收缩压＜90 mmHg 或舒张压≤60 mmHg；⑤年龄≥65 岁。0～1 分门诊治疗即可，2 分住院或严格随访下的院外治疗，3～5 分应住院治疗。

（2）中华医学会呼吸病学分会 2016 年修订的《中国成人社区获得性肺炎诊断和治疗指南（2016 版）》中指出符合下列 1 项主要标准或≥3 项次要标准时诊断为重症肺炎。主要标准：①需要气管插管行机械通气治疗；②脓毒性休克经积极液体复苏后仍需要血管活性药物治疗。次要标准：①呼吸频率≥30 次/分；②PaO_2/FiO_2≤250 mmHg（1 mmHg＝0.133 kPa）；③多肺叶浸润；④意识障碍和（或）定向障碍；⑤血尿素氮≥20 mg/dL（7.14 mmol/L）；⑥收缩压＜

90 mmHg,需要积极的液体复苏。

问题5 如何确定病原体？

答：常用方法有：痰液、经纤支镜或人工气道吸引、防污染样本毛刷、支气管肺泡灌洗、经皮细针吸检和开胸肺活检、血培养、胸腔积液培养、尿抗原试验、血清学检查。在采集呼吸道标本进行细菌培养时尽可能在抗菌药物应用前采集，避免污染，及时送检。

问题6 重症肺炎患者如何治疗？

答：重症肺炎患者治疗包括：

(1) 抗感染治疗：是治疗的最主要环节。治疗原则：初始采用经验治疗（根据 CAP 或 HAP 选择抗生素），然后根据临床反应、细菌培养、药敏试验给予特异性抗生素治疗。治疗 48~72 小时后评价治疗效果，有效表现为体温下降、症状改善、白细胞计数降低或恢复正常。

(2) 对症和支持治疗：包括机械通气治疗、祛痰、降温、维持水电解质及酸碱平衡、改善营养状态及加强免疫功能治疗等。

(3) 预防并处理并发症的发生：肺炎球菌肺炎、葡萄球菌肺炎、革兰阴性杆菌肺炎等出现严重脓毒血症时可并发感染性休克，应及时予抗休克治疗。出现肺脓肿、呼吸衰竭时积极对症处理。

问题7 重症肺炎患者临床护理监测要点包括哪些？

答：护理监测要点包括：

(1) 密切关注患者生命体征：持续监测患者心率、血压、呼吸、血氧饱和度，监测患者呼吸频率、节律、呼吸音变化，若患者出现呼吸急促、呼吸困难、口唇发绀、指（趾）甲发绀等情况时，及时通知医生，予鼻导管、面罩或建立人工气道给氧治疗。

(2) 观察患者神志状态：查看患者有无神志模糊、昏睡、烦躁等。若患者出现烦躁不安，则提示病情加重，若出现嗜睡或者昏迷时，应采取紧急救治措施。

(3) 体温检测：当体温大于 38.5℃，应抽取血培养并进行药物和（或）冰袋物理降温；当体温持续升高，或高热骤降伴大汗淋漓、脉速、四肢厥冷时，常提示病情危重，应及时通知医生，并进行及时处理。

(4) 动态监测动脉血气分析结果：及时掌握患者肺通气、换气状态，掌握患者电解质及酸碱平衡状态。根据监测结果及时调整治疗方案。

(5) 根据患者情况适时监测肝、肾功能及血糖变化情况。

(6) 监测患者循环功能：重症肺炎患者并发循环障碍时可出现右房平均压正常或下降、肺动脉楔压下降、左室排出量指数升高、肺小动脉阻力下降等，可持续监测患者有创动脉血压，床旁超声动态评估容量及心功能状况，并准确记录患者小便颜色及每小时尿量。

专家评析

本病例表现为重症肺炎，患者为老年男性，长期咳嗽、咳痰，因发热伴呼吸困难致病情加重。胸部 CT 提示慢性支气管炎、肺气肿、肺大疱；右肺中叶不规则结节影，炎性病灶？心包少量积液，双侧胸腔少量积液，纵隔淋巴结增多。给予无创呼吸机辅助通气，抗感染、祛痰、解痉等对症支持治疗。

　　重症肺炎和普通肺炎均以发热、寒战、咳嗽和咳痰等为主要临床表现，但重症肺炎较普通肺炎病情重、预后差、死亡率更高，它是指由病毒感染或其他原因导致的肺部出现较为严重的炎症，通常会导致患者出现肺部功能障碍，并发呼吸衰竭、心力衰竭和休克等症状，严重时甚至可危及生命。重症肺炎的治疗原则包括抗感染治疗、抗休克治疗、营养支持治疗、痰液引流和并发症治疗等对症支持治疗，其间合理使用抗生素，勤洗手、勤通风，避免交叉感染，积极预防多重耐药菌感染同样是临床工作的重点。

（田永明　王春燕）

参考文献

［1］刘大为.重症医学［M］.北京：人民卫生出版社，2017：241－243.
［2］李庆印，陈永强.重症专科护理［M］.北京：人民卫生出版社，2018：109－114.
［3］尤黎明，吴瑛.内科护理学［M］.6版.北京：人民卫生出版社，2017：87－94.
［4］葛均波，徐永健，王辰.内科学［M］.9版.北京：人民卫生出版社，2018：98－104.
［5］靳英辉，蔡林，程真.新型冠状病毒（2019－nCoV）感染的肺炎诊疗快速建议指南（标准版）［J］.解放军医学杂志，2020，45（1）：1－20.
［6］倪忠，秦浩，李洁，等.新型冠状病毒肺炎患者经鼻高流量氧疗使用管理专家共识［J］.中国呼吸与危重监护杂志，2020，19（2）：110－115.

病例 7 ▶ 慢性阻塞性肺疾病急性加重

患者女性,77 岁,反复咳嗽、气紧 5$^+$ 年,多于受凉、季节变化时发作,每年累计发作时间大于 3 个月,活动耐力逐年下降,予以抗感染、解痉、平喘等对症治疗后可缓解。入院前 3 天,患者受凉后上述症状进行性加重并伴有心累。入院当天出现严重低氧血症,随即心跳骤停,予以心肺复苏、气管插管等积极抢救 6 分钟后患者意识心跳恢复入院。

体格检查:T 38.6℃,HR 110 次/分,R 18 次/分,BP 109/82 mmHg,SpO$_2$ 98%,双肺叩诊呈清音,双肺呼吸音粗,双下肺可闻及散在湿啰音,双侧呼吸运动均匀对称,胸廓未见异常、心界正常、心律齐,双下肢水肿,气道内吸出少许黄白色痰液。入科后给予有创呼吸机辅助通气、去甲肾上腺素泵速 0.3 μg/(kg·min)维持血压、纠正电解质紊乱及低蛋白血症。

问题 1 慢性阻塞性肺疾病(COPD)患者气流受限严重程度如何分级?

答:使用 GOLD 分级,如表 2-11。

表 2-11 COPD 患者气流受限严重程度的 GOLD 分级

肺功能分级	原 因
1 级:轻度	FEV$_1$≥80%预估值
2 级:中度	50%≤FEV$_1$<80%预估值
3 级:重度	30%≤FEV$_1$<50%预估值
4 级:极重度	FEV$_1$<30%预估值

问题 2 慢性阻塞性肺疾病急性加重(acute exacerbation of chronic obstructive pulmonary disease,AECOPD)的病因有哪些?

答:AECOPD 的病因通常包括:
(1)呼吸道感染:最常见,包括病毒性上呼吸道感染和支气管感染。
(2)空气污染。
(3)合并肺炎、肺栓塞、心力衰竭、心律失常、气胸和胸腔积液等。
(4)病因不明,表现为急性加重的易感性,每年急性发作≥2 次,称之为"频繁急性发作者"稳定期治疗中断也是急性加重的原因之一。

问题 3 肺性脑病的先兆有哪些?

答:当患者出现注意力不集中,好言多动,烦躁不安,昼睡夜醒,寻衣摸物,意识恍惚,为肺性脑病的先兆,应立即报告医生进行抢救。

问题 4　COPD 的病程分期有哪些?

答:COPD 的病程可根据患者症状和体征变化分为:

(1) 急性加重期:是指在疾病发展过程中,短期内出现咳嗽、咳痰、气短和(或)喘息加重、痰量增多,呈脓性或黏液脓性痰,可伴发热等症状。

(2) 稳定期:指患者咳嗽咳痰气短等症状稳定或较轻。

问题 5　该患者在机械通气过程中突然出现了左侧胸廓隆起,SpO₂ 下降至 88%,左侧呼吸音低,应该如何处理?

答:结合患者病史,判断该患者是发生了张力性气胸。对该患者处理如下:

(1) 立即行床旁胸片检查:X 线检查为诊断气胸最可靠的方法,还可了解肺萎陷的程度。

(2) 张力性气胸的处理原则是迅速排出胸腔内积气:快速备齐用物,医生床旁安置胸腔闭式引流,必要时可用 20 mL 注射器针头在左侧第二肋间隙紧急穿刺放气。

(3) 严密观察患者心率、呼吸、血压、血氧饱和度、体征等,根据患者情况必要时行心肺复苏。

问题 6　缩唇呼吸的技巧是什么?

答:通过缩唇形成的微弱阻力来延长呼气时间,增加气道压力,延缓气道塌陷。

问题 7　COPD 稳定期病情严重程度如何评估?

答:COPD 稳定期采用综合指标体系进行病情严重程度评估。

(1) 肺功能评估。

(2) 症状评估。

(3) 急性加重风险评估。

问题 8　AECOPD 临床如何分级?

答:根据临床征象将 AECOPD 分为 3 级,如表 2-12。

表 2-12　AECOPD 的临床分级

	Ⅰ级	Ⅱ级	Ⅲ级
呼吸衰竭	无	有	有
呼吸频率(次/分)	20~30	>30	>30
应用辅助呼吸肌群	无	有	有
意识状态改变	无	无	有
低氧血症	能通过鼻导管或文丘里面罩 28%~30% 浓度吸氧而改善	能通过鼻导管或文丘里面罩 28%~30% 浓度吸氧而改善	低氧血症不能通过文丘里面罩吸氧或 >40% 吸氧浓度而改善
高碳酸血症	无	有,PaCO₂ 增加到 50~60 mmHg	有,PaCO₂ >60 mmHg,或存在酸中毒(pH≤7.25)

问题 9 该患者在满足哪些条件时,可考虑撤机?

答:当患者满足以下条件时,可考虑撤机。

(1) 引起呼吸衰竭的诱发因素得到有效控制。

(2) 神志清楚,可主动配合。

(3) 自主呼吸能力有所恢复。

(4) 通气及氧和功能良好:$PaO_2/FiO_2 > 250$,$PEEP < 5 \sim 8\ cmH_2O$,$pH > 7.35$,$PaCO_2$达到缓解期水平。

(5) 血流动力学稳定:无活动性心肌缺血,未使用升压药治疗或升压药剂量较小。

问题 10 该患者出现了撤机困难,可以采取哪些措施为撤机创造条件?

答:可以采取以下措施为撤机创造条件:

(1) 逐渐降低通气支持水平,延长自主呼吸时间。

(2) 增强呼吸泵的功能:保持适宜的中枢驱动力,加强呼吸肌肌力和耐力的训练,避免电解质紊乱和酸碱失衡。

(3) 减少呼吸肌负荷:如降低气道阻力等。

(4) 加强营养支持。

(5) 该患者存在心功能不全,可适当使用扩血管、利尿等药物改善心功能。

(6) 加强心理支持,增强患者信心。

问题 11 在拔管前应确认患者有哪些临床倾向方能拔管?

答:在拔管前应确认患者以下临床倾向方能拔管:

(1) 咳嗽反射正常。

(2) 能有效地清除气管内分泌物和防止误吸。

(3) 无明显喉头水肿等导致气道阻塞的临床倾向。

问题 12 医生行气管插管,护士应做好哪些准备?

答:护士做好以下准备:

(1) 有效胃肠减压。

(2) 药物准备:镇静药物。

(3) 物资准备:备用呼吸机、喉镜(镜柄、镜片,必要时可视喉镜)、气管导管(合适型号)球囊、麻醉面罩、听诊器、牙垫、棉带、绸胶布、吸痰管、注射器、红霉素眼膏。

(4) 体位准备:平卧,充分开放气道(必要时肩下垫软枕)。

问题 13 责任护士发现呼吸机持续出现高压报警,患者出现明显哈咳,心率增快且有激烈移动,无法配合呼吸机,患者是发生了什么? 发生此种情况通常是什么原因?

答:(1) 该患者此种情况是发生了人机对抗:患者自主呼吸发放与呼吸机工作不同步,导致自主呼吸气流与呼吸机气流冲突,气道压力升高,通气效率降低。

(2) 常见原因主要包括三方面。

1）呼吸机相关因素：包括呼吸机管道连接错误或管路积水、呼吸机模式或参数设置不当，呼吸机故障不能工作。

2）人工气道相关因素：包括气管导管痰液堵塞、打折等引起的气道梗阻等。

3）患者的因素：如患者躁动、不耐受气管插管，支气管痉挛等。

问题 14 患者发生上述情况后，遵医嘱予以镇痛镇静药物剂量，10 分钟后责任护士对患者再次进行镇痛镇静评估时，发现患者对声音刺激没反应，只有在较大的身体刺激下才有睁眼反应，患者的 RASS 评分是多少？医生为何要采用此种镇静程度？

答：根据 RASS 评分量表可以看出，此时患者 RASS 评分为－4 分。医生选择深镇静的原因是因为患者刚刚出现了严重的人机不协调，对于此类处于应激急性期且器官功能不稳定的患者，应给予深镇静策略。

问题 15 患者在带机过程中出现气道高压报警，可能是哪些原因？如何处理？

答：原因与处理如下：

（1）气道分泌物多，予吸痰。

（2）呼吸回路阻力增加，如积水、打折等，予清除积水，调整呼吸回路。

（3）肺顺应性降低（如肺水肿、支气管痉挛等），予解痉平喘，脱水等处理。

（4）呼吸机报警限或潮气量设置不当，予重新设置。

问题 16 该患者病情稳定后如何进行早期康复？

答：可以开展以下早期康复：

（1）进行血栓筛查。

（2）根据病情、风险度等按选择康复项目：

1）体位锻炼：床上：移位机、抬高床头、左右侧卧位、俯卧位、坐位；床旁坐位：移位机转移、下床活动。

2）肢体主、被动活动：充气波压力治疗、关节、肌肉被动活动、运动疗法、主动床上活动等。

3）呼吸训练：机械训练（振荡排痰）、呼吸训练器 IS、呼吸操等、膈肌训练。

专家评析

本病例表现为 COPD 急性加重，患者为老年女性，长期咳嗽、气紧，季节交替时加重，近期因受凉（诱因）致症状进行性加重并伴有心累。入院当天出现严重低氧血症，随即心搏骤停，予以心肺复苏、气管插管等积极抢救后意识心跳恢复入院。查体示双肺呼吸音粗，双下肺可闻及散在湿啰音，双下肢水肿，气道内吸出少许黄白色痰液。给予有创呼吸机辅助通气、升压药维持血压、纠正电解质紊乱及低蛋白血症。

COPD 以慢性咳嗽、咳痰、胸闷、喘息和呼吸困难等为主要临床表现，AECOPD 多发生于受凉或感冒后，尤以冬季较为明显，此外，吸烟、空气污染等因素也可加重气道炎症，诱发 AECOPD。作为 COPD 临床过程中的重要事件，AECOPD 是 COPD 患者健康状况和预后的重要影响因素，积极有效的治疗是改善预后的关键。临床上主要包括药物治疗（支气管扩张剂、糖皮质激素、抗菌抗病毒药物、呼吸兴奋剂等）、机械通气、维持体液和电解质平衡、营养支持和积极排痰等治疗措施。然而,预防大于治疗,积极预防远胜千万种补救措施,因此,努力改善我们生活的大环境,以及通过多种途径向患者及家属做好相关健康宣教是十分有必要的。

（田永明　杜爱平）

参考文献

［1］尤黎明,吴瑛. 内科护理学［M］. 6 版. 北京:人民卫生出版社,2017:75.

［2］葛均波,徐永健,王辰. 内科学［M］. 9 版. 北京:人民卫生出版社,2019:21.

［3］王辰,席修明. 危重症医学［M］. 2 版. 北京:人民卫生出版社,2018:220.

［4］刘大为. 重症医学［M］. 北京:人民卫生出版社,2017:253.

［5］陈亚红. 2019 年 GOLD 慢性阻塞性肺疾病诊断、治疗及预防全球策略解读［J］. 中国医学前沿杂志（电子版）,2019,11(1):1-15.

［6］Peter M A C, Antonio R A, Kerstine C, et al. Tiotropium and olodaterol in the prevention of chronic obstructive pulmonary disease exacerbations (DYNAGITO): a double-blind, randomized, parallel-group, active-controlled trial ［J］. The Lancet Respiratory Medicine, 2018,6(5):337-344.

［7］Papi A, Vestbo J, Fabbri L, et al. Extrafine inhaled triple therapy versus dual bronchodilator therapy in chronic obstructive pulmonary disease (TRIBUTE): a double-blind, parallel group, randomised controlled trial ［J］. Lancet, 2018:1076.

病例 8 ▶ 重 症 哮 喘

患者男性,55岁,反复发作胸闷、气喘三十余年,服药欠规律,今晨在公园散步后,自觉胸闷气促加重,以"重症哮喘,哮喘急性发作"收治入院。

体格检查:神志清楚,烦躁,端坐呼吸,大汗淋漓,T 36.9℃,P 145次/分,R 38次/分,BP 159/98 mmHg,SpO₂ 89%,吸气时锁骨上窝、胸骨上窝明显凹陷,双肺满布哮鸣音。

问题 1　什么是哮喘?何为重症哮喘?哮喘病情严重程度的分级?

答:哮喘是由多种细胞以及细胞组分参与的慢性气道炎症性疾病,临床表现为反复发作的喘息、气急,伴或不伴胸闷或咳嗽等症状,同时伴有气道高反应性和可变的气流受限,随着病程延长可导致气道结构改变,即气道重塑。

重症哮喘定义为:在过去的一年中,需要使用全球哮喘防治创议(Global Initiative for Asthma, GINA)建议的第4级或第5级哮喘药物治疗,才能够维持控制或即使在上述治疗下仍表现为"未控制"哮喘。重症哮喘分为以下2种情况:一种为第4级治疗能够维持控制,但降级治疗会失去控制;另一种为第4级治疗不能维持控制,而需要采用第5级治疗。前一种情况称为单纯重症哮喘,后一种情况称为重症难治性哮喘(severe refractory asthma)。

哮喘病情严重程度分级见表2-13。

表 2-13　病情严重程度的分级

分级	临床特点
间歇状态(第1级)	症状<每周1次 短暂出现 夜间哮喘症状≤每月2次 FEV_1占预计值%≥80%或PEF≥80%个人最佳值,PEF变异率<20%
轻度持续(第2级)	症状≥每周1次,但<每日1次 可能影响活动和睡眠 夜间哮喘症状>每月2次,但<每周1次 FEV_1占预计值%≥80%或PEF≥80%个人最佳值,PEF变异率为20%～30%
中度持续(第3级)	每日有症状 影响活动和睡眠 夜间哮喘症状≥每周1次 FEV_1占预计值%为60%～79%或PEF为60%～79%个人最佳值,PEF变异率>30%
重度持续(第4级)	每日有症状 频繁出现 经常出现夜间哮喘症状 体力活动受限 FEV_1占预计值%<60%或PEF<60%个人最佳值,PEF变异率>30%

问题 2 什么是哮喘急性发作？哮喘急性发作严重程度如何分级？该患者属哪一级？如何处理？

答：(1)哮喘急性发作是指喘息、气促、咳嗽、胸闷等症状突然发生，或原有症状加重，并以呼气流量降低为其特征，常因接触变应原、刺激物或呼吸道感染诱发。哮喘急性发作轻重不一，严重时会危及生命。

(2)哮喘发作时严重程度可分为 4 级。

轻度：步行或上楼时气短，可平卧，可有焦虑，呼吸频率轻度增加，闻及散在呼吸无哮鸣音，无奇脉，PEF＞80％，肺通气功能血气检查正常。

中度：稍事活动感气短，喜坐位，讲话常有中断。有时焦虑，善安静，呼吸频率增加，可有三凹征，哮鸣音响亮而弥散，心率增快 100～120 次/分，可出现奇脉，使用支气管舒张药后，PEF 占预计值 60％～80％，SaO_2 为 91％～95％，$PaO_2 \geqslant 60$ mmHg，$PaCO_2 \leqslant 45$ mmHg，pH 正常。

重度：休息时感气短，端坐呼吸，只能发单字讲话，常有焦虑和烦躁，大汗淋漓，呼吸频率＞30 次/分，常有三凹征，哮鸣音响亮而弥漫，心率＞120 次/分，奇脉，使用支气管舒张药后，PEF 占预计值＜60％或绝对值＜100 L/分，或作用＜2 h，$PaO_2 < 60$ mmHg，$PaCO_2 > 45$ mmHg，$SaO_2 \leqslant 90$％，pH 可降低。

危重：休息时明显气短，端坐呼吸或平卧，患者不能讲话，嗜睡或意识模糊，胸腹矛盾运动，呼吸频率＞30 次/分，哮鸣音减弱或甚至消失，脉率变慢或不规则，$PaO_2 < 60$ mmHg，$PaCO_2 > 45$ mmHg，$SaO_2 \leqslant 90$％，pH 降低。

(3)依据哮喘发作严重程度分级结合患者症状，该患者为重度。

(4)哮喘重度、危重急性发作的处理，哮喘重度、危重急性发作的患者尽快到医院就诊。

1)药物治疗：支气管舒张剂的应用：首选吸入短效 β_2 受体激动剂（short-acting beta2 agonist，SABA）治疗。给药方式可用压力定量气雾剂经储雾器给药，或使用 SABA 的雾化溶液经喷射雾化装置给药。重度患者还可以联合静脉滴注茶碱类药物治疗。静脉滴注过程中要密切观察对心血管、胃肠道的不良反应。全身激素的应用：中重度哮喘急性发作应尽早使用全身激素。口服激素吸收好，起效时间与静脉给药相近。严重的急性发作患者或不宜口服激素的患者，可以静脉给药。静脉和口服给药的序贯疗法可减少激素用量和不良反应。

2)氧疗：对有低氧血症（氧饱和度＜90％）和呼吸困难的患者可给予控制性氧疗，使患者的氧饱和度维持在 93％～95％。急性重度和危重哮喘患者经过药物治疗，若临床症状和肺功能无改善甚至继续恶化，应及时给予机械通气治疗，其指征主要包括：意识改变、呼吸肌疲劳、$PaCO_2 \geqslant 45$ mmHg 等。对部分患者可使用经鼻高流量氧疗、经鼻（面）罩无创机械通气治疗，若无改善则尽早行气管插管机械通气。

问题 3 根据病例，导致该患者哮喘急性发作的诱因可能是什么？影响哮喘控制的常见因素有哪些？

答：导致该患者哮喘急性发作的诱因可能是患者接触到过敏原。该名患者是在公园散步后发生哮喘的急性发作，公园中的花粉是诱发哮喘发作的常见过敏原。

影响哮喘控制的常见因素：

(1)患者的依从性差：这是影响哮喘控制的最重要和最常见的原因之一，主要表现为：担心激素不良反应而拒绝吸入糖皮质激素治疗；不能正确使用药物吸入装置；不能客观、正确地评估和监测自己的病情,症状好转则自行减量或停药。

（2）环境因素:主要有过敏原、烟草烟雾、大气污染、职业性暴露,不能除去环境因素的影响,哮喘则难以控制。

1）常见的过敏原:室内外吸入性过敏原:尘螨、霉菌、花粉类、蟑螂、动物皮毛和分泌物、丝织品、香料等;食入变应原:鸡蛋、奶制品、肉制品、豆制品、海产品、水果、干果等;接触性过敏原:化妆品、染发剂、油漆等。

2）烟草烟雾:吸烟不仅是哮喘的触发因素,也是导致重症哮喘的重要原因,吸烟使哮喘难以控制,并改变炎症进程。

3）大气污染:越来越多的证据显示重症哮喘与大气污染密切相关。

4）职业性暴露:工作环境中动物或植物蛋白类、无机及有机化合物类等的尘埃或气体吸入气道后,通过过敏或非过敏机制引发哮喘。

（3）药物可以诱发或加重哮喘,至今发现可能诱发哮喘发作的药物有数百种之多。其机制为药物过敏和药物反应两种类型。

（4）共患病,影响哮喘控制的共患疾病主要有:上呼吸道感染、社会和心理因素、声带功能障碍、肥胖、阻塞性睡眠呼吸暂停低通气综合征、内分泌因素、胃食管反流。

问题 4　哮喘慢性持续期的治疗目标及原则是什么? 重症哮喘主要的临床表型及临床特征及治疗反应性有哪些?

答:（1）哮喘治疗目标在于达到哮喘症状的良好控制,维持正常的活动水平,同时尽可能减少急性发作和死亡、肺功能不可逆损害和药物相关不良反应的风险。

（2）哮喘慢性持续期的治疗原则是以患者病情严重程度和控制水平为基础,选择相应的治疗方案。哮喘治疗方案的选择既有群体水平的考虑也要兼顾患者的个体因素(表 2-14)。

表 2-14　哮喘患者长期(阶梯式)治疗方案

药物	1级	2级	3级	4级	5级
推荐选择控制药物	按需 ICS-福莫特罗	低剂量 ICS 或按需 ICS+福莫特罗	低剂量 ICS+LABA	中剂量 ICS+LABA	参考临床表型+抗 IgE 单克隆抗体,或+抗 IL-5,或+抗 IL-5R,或+抗 IL-4R 单克隆抗体
其他选择控制药物	按需使用 SABA 时即联合低剂量 ICS	白三烯受体拮抗剂(LTRA) 低剂量茶碱	中剂量 ICS 或低剂量 ICS+LTRA 或+茶碱	高剂量 ICS+LAMA 或+LTRA 或+茶碱	高剂量 ICS+LABA+其他治疗,如+LAMA 或+茶碱或+低剂量口服激素(注意不良反应)
首先缓解药物	按需使用低剂量 ICS+福莫特罗,处方维持和缓解治疗的患者按需使用低剂量 ICS+福莫特罗				
其他可选缓解药物	按需使用 SABA				

注:ICS:吸入性糖皮质激素;LABA:长效 β₂ 受体激动剂;SABA:短效 β₂ 受体激动剂;LAMA:长效抗胆碱能药物。

（3）重症哮喘可能的临床表型有：早发过敏性哮喘；晚发持续嗜酸粒细胞炎症性哮喘；频繁急性发作性哮喘；持续气流受限性哮喘；肥胖相关性哮喘（表 2-15）。

表 2-15　重症哮喘表型的临床特征及治疗反应性

表型	临床特征	治疗反应性
早发过敏性哮喘	儿童、早发起病 过敏性疾病病史及家族史 皮肤点刺试 验阳性 肺部感染病史	Th2 炎症因子、诱导痰嗜酸粒细胞、FeNO、血清总 IgE 及骨膜蛋白水平升高炎症的特异性靶向治疗可能获益 糖皮质激素治疗敏感
晚发持续嗜酸粒细胞炎症性哮喘	成人、晚发起病 起病时往往病情较严重 鼻窦炎、鼻息肉病史 IL-5、IL-13、FeNO 等水平可有升高	糖皮质激素反应性不佳
频繁急性发作性哮喘	吸烟 更差的哮喘控制水平、更低生活质量 高 FeNO、痰嗜酸粒细胞水平 更快的肺功能减损	更多激素使用
持续气流受限性哮喘	成年起病、男性 吸烟、职业接触等环境暴露 FEV$_1$ 基线水平低 慢性黏膜高分泌状态 持续的血、痰嗜酸粒细胞炎症频发急性加重而缺乏 ICs 治疗	更多激素使用，包括口服糖皮质激素
肥胖相关性哮喘	FVC 下降 更容易合并湿疹、胃食管反流少有鼻息肉病史 血清总 IgE 下降	全身激素、短效 β$_2$ 受体激动剂依赖

注：Th：辅助 T 细胞；FeNO：呼出气一氧化氮；IL：白细胞介素；IgE：免疫球蛋 E；FEV$_1$：第一秒用力呼气容积；ICS：吸入糖皮质激素。

问题 5　重症哮喘常见的护理问题和护理要点有哪些？

答：重症哮喘常见的护理问题有：气体交换障碍，清理呼吸道无效，知识缺乏。

（1）气体交换障碍

1）重症哮喘患者常伴有不同程度的低氧血症，应尽快采取措施缓解气道阻塞，纠正低氧血症，恢复肺功能。应遵医嘱给与鼻导管或面罩吸氧。观察患者意识状态、呼吸的频率、节律、深度，观察患者呼吸音变化，监测动脉血气分析。患者如出现意识改变，并发呼吸衰竭，应给予鼻（面）罩等无创性辅助通气，甚至建立人工气道进行有创机械通气治疗。

2）遵医嘱给药并指导患者正确用药，观察用药效果以及有无出现药物的不良反应。如使用糖皮质激素时，吸入药物治疗时少部分患者会出现口腔念珠菌感染和声音嘶哑等，因此，需指导患者用药后及时用清水含漱口咽部。口服用药最好在饭后服用，以减少药物对胃肠黏膜的刺激。部分患者可因反复应用 β₂ 受体激动药和大量出汗而出现低钾、低钠等电解质紊乱,应遵医嘱及时纠正。使用茶碱类药物要注意观察患者有无出现恶心、呕吐、心律失常、血压下降、甚至呼吸中枢兴奋、抽搐等不良反应等。

3) 环境与体位:有明确过敏原者应尽快脱离,为患者提供安静、舒适、湿度适宜、空气流通的环境。根据病情为患者提供舒适体位,如为端坐呼吸患者提供支撑的床旁桌等。

(2) 清理呼吸道无效

1) 促进排痰:痰液黏稠者可遵医嘱使用雾化吸入。指导患者有效咳嗽排痰,对无法自行咳嗽排痰患者可给予吸痰。对黏液痰栓阻塞气道的患者可进行支气管肺泡灌洗术。

2) 建立静脉通路,遵医嘱及时补充液体,纠正因哮喘持续发作时张口呼吸、出汗、进食少等引起的脱水,维持水、电解质与酸碱平衡,避免痰液黏稠导致气道堵塞。

(3) 知识缺乏:缺乏疾病的相关知识及正确用药的相关知识。医护人员应对患者进行疾病相关的健康教育,协助患者做好哮喘管理。尽管哮喘尚不能根治,但通过有效的管理可使哮喘得到理想的控制。哮喘管理的长期目标是:达到良好的症状控制并维持正常活动水平;最大程度降低急性发作、固定性气流受限和药物不良反应的未来风险。在与患者制定哮喘管理的共同目标时,要考虑到不同的医疗制度、药物的可及性、文化差异和个人喜好等因素。建立医患之间的合作关系是实现有效哮喘管理的首要措施。医务人员与哮喘患者或其家人建立良好的合作关系,有助于患者获得疾病知识、自信和技能,在哮喘管理中发挥主要作用。针对自我管理的个性化教育可降低哮喘病残率。教育的目的是提高患者对治疗的依从性,使其熟练掌握吸入装置使用技巧,并提高自我管理水平。

①提高治疗依从性:如何改善患者的依从性成为当前临床实践的难点问题。依从性高低与哮喘的转归密切相关,依从性提高可显著改善哮喘控制水平。解决这一问题首先需要判断患者依从性状态,分析导致患者依从性差的原因并根据患者存在的问题制定针对性的解决方案。例如,针对老年患者因为记忆力减退,容易忘记用药或错过用药时间的情况,我们可以为患者在手机上设置提醒用药的闹钟,以提高患者的依从性。可通过选择正确的药物,如由医生和患者共同决策药物/剂量的选择,尽量选择长效制剂,最好是每日 1 次或 2 次用药,可以提高治疗的依从性。②指导患者掌握疾病相关的知识:开设健康讲座,为患者讲解疾病相关知识,指导患者减少和避免接触变应原。指导患者避免烟草烟雾暴露,鼓励吸烟患者戒烟。指导患者掌握吸入装置的使用方法。吸入装置种类繁多,使用不当会导致哮喘控制不佳,增加哮喘急性发作的风险以及吸入药物的不良反应,甚至使患者产生抵触吸入剂的不良情绪,因此掌握吸入制剂的正确使用非常重要。提高患者自我管理水平:医护人员可帮助患者制定个性化的哮喘治疗计划,指导患者正确使用峰流速仪,准确记录哮喘日记和定期随访等。这些均有助于医生及患者对哮喘严重程度、控制水平及治疗的反应进行正确的评估,选择和调整药物。

问题 6　如何对重症哮喘患者进行心理护理?

答:精神心理因素在哮喘的发生过程中起重要的作用。产妇孕期精神紧张,压力大可以导致出生的孩子哮喘发病率增高。了解患者的心理状态,使其对哮喘的病因、目前治疗水平和预后有清楚的认识,并对其进行安慰,消除顾虑,树立战胜疾病的信心,减轻或消除患者的心理障碍。使患者保持规律生活和乐观情绪,参加适当的体育锻炼,最大程度保持劳动能力,可以减轻患者的不良心理反应。鼓励患者家庭成员,特别是哮喘儿童患者的父母或哮喘成人患者的配偶积极参与患者的心理护理。避免对患者的厌烦和歧视的同时也要避免对患儿过分的宠爱，以免产生依赖心理。

专家评析

本病例表现为重症哮喘，哮喘急性发作，患者已出现气体交换障碍、低氧血症的症状。护理此类患者，护士应尽快采取措施缓解气道阻塞，纠正低氧血症。如遵医嘱给氧疗，清理呼吸道分泌物，药物治疗，建立人工气道及给予机械通气治疗等。观察患者意识状态、呼吸循环功能，监测动脉血气分析等。有效的管理可使哮喘病情得到理想的控制。哮喘管理的长期目标是：达到良好的症状控制并维持正常活动水平；最大程度降低急性发作、固定气流受限和药物不良反应的风险。但由于病程长，知识缺乏、依从性差等原因，临床上很多患者与本例患者一样出现服药不规律，甚至去往容易接触过敏原的场所等不利于哮喘管理的行为。因此医务人员要与哮喘患者及其家人建立良好的合作关系，通过对患者及家属进行有效沟通，开展健康教育，帮助患者获得疾病知识、自信和技能，提高患者对治疗的依从性，并提高自我管理水平，帮助患者达到哮喘管理的长期目标，提升生活质量。

（魏红云）

参考文献

［1］中华医学会呼吸病学分会哮喘学组.支气管哮喘防治指南（2020年版）［J］.中华结核和呼吸杂志，2020，43（12）：1023-1048.

［2］中华医学会呼吸病学分会哮喘学组，中国哮喘联盟.重症哮喘诊断与处理中国专家共识［J］.中华结核和呼吸杂志，2017，40（11）：813-829.

［3］Malin A, Linda E, Bo L. The significance of asthma follow-up consultations for adherence to asthma medication, asthma medication beliefs, and asthma control ［J］. Nursing Research and Practice, 2015,2015:1-7.

［4］Gratziou C, Florou A, Ischaki E, et al. Smoking cessation effectiveness in smokers with COPD and asthma under real life conditions ［J］. Respiratory Medicine, 2014,108(4):577-583.

［5］Loo K F E V D, Gelder M M H J V, Roukema J, et al. Prenatal maternal psychological stress and childhood asthma and wheezing：a meta-analysis ［J］. European Respiratory Journal, 2015,47(1):133-146.

第三节　神经系统

病例 1 ▶ 脑　水　肿

患者女性,24 岁,上班途中不慎从行驶中的三轮摩托车上摔下,当即昏迷,无呕吐,无抽搐,受伤 1 小时后急症入院。

体格检查: T 36.8℃、P 95 次/分、R 21 次/分、BP 105/75 mmHg,患者躁动不安,左后枕部可扪及 3 cm×3 cm×1 cm 大小的头皮血肿,面部有多处软组织擦伤。心肺与腹部无异常,脊柱与四肢正常。耳、鼻无血液及其他液体流出。

神经系统检查: 神志浅昏迷、躁动,检查不合作。格拉斯哥昏迷分级(GCS):11 分(睁眼 2、语言 4、运动 5)。双侧瞳孔等大等圆,约 3 mm,光反应(＋＋),其他神经系统检查无异常。四肢活动对称有力。四肢对痛刺激感觉灵敏,深浅反射存在,未引出病理征。

辅助检查: 头颅 CT:各层未见明显异常密度区,脑室系统缩小并消失,中线结构无移位,环池、四叠体池缩小并消失。左枕部颅外软组织明显肿胀,左侧枕骨有一条低密度骨折影。伤后 3 小时,患者出现呻吟、烦躁、间呼头痛,且伴有呕吐多次,呕吐物为胃内容物。

问题 1　该患者为何临床诊断? 诊断依据是什么?

答: 此患者有明确的头部外伤史,从行驶的摩托车上摔下,伤后即有昏迷。体格检查发现左侧枕部有头皮血肿。根据伤后立即发生昏迷并已持续数小时不醒,伴有躁动,头痛,呕吐,初诊为脑挫伤,应警惕颅内血肿的可能。经 CT 扫描未发现颅内血肿,但脑室系统、环池、四叠体池均变小,中线结构无移位等弥漫性脑肿胀的征象。同时患者出现呻吟、烦躁、间呼头痛,且伴有呕吐多次,呕吐物为胃内容物,因此确诊患者在脑挫伤的基础上伴有弥漫性脑肿胀,又根据第一次 CT 扫描检查发现脑室脑池系统受压且各层均未见异常密度区,推测当时出现脑肿胀的原因,以脑血管扩张的可能性大。

问题 2　何为脑水肿?

答: 脑水肿(cerebral edema)是不同致病因素(急性感染、缺氧、中毒、水电解质紊乱、外伤、神经系统疾病等)使水、电解质在脑细胞内外分布失衡,从而引起脑组织中水分异常增多的一种病理状态。临床上可分为血管性、细胞性、间质性和渗透性四个主要类型,如表 2-16 所示。

表 2-16 脑水肿分型

脑水肿类型	血管源性	细胞性	间质性	渗透性
病因	脑血管通透性↑渗出↑	胶质细胞和神经细胞代谢障碍	吸收阻塞	血浆渗透压降低
水肿主要部位	白质	白质和灰质	脑室周围白质	灰质、白质
水肿液成分	血浆成分多	细胞内水钠↑	脑脊液	血浆
细胞外液量	增加	正常	增加	正常
血脑屏障通透性	增加	正常	正常	正常
细胞内水肿	无	有	无	有
常见疾病	肿瘤、创伤、化脓性脑膜炎、脑脓肿	脑缺氧、缺血性脑病、化脓性脑膜炎	脑积水、良性颅内高压	脑外伤或鞍区肿瘤

问题 3　何为颅内高压?

答:颅内高压是指各种病变所致颅内容物的体积增加,导致颅内压(成人)持续在 2.0 kPa(200 mmH$_2$O)以上的一种综合征。在颅内压增高的初期,机体可通过血管自动调节和全身性血管加压反射来进行脑血流调节,以保持脑血流供应,如果颅内压增高继续加重,脑血流量也已降至正常的一半时,则会引起明显的脑组织缺血缺氧,加重脑水肿,使颅内压进一步升高,形成恶性循环。

问题 4　颅内压增高患者应如何做好一般处理?

答:头部抬高 15°～30°;密切观察患者的神志、瞳孔、血压、呼吸、脉搏及体温的变化;有条件时监测颅内压(intracranial pressure,ICP);频繁呕吐者应暂禁食,以防吸入性肺炎;不能进食者应予补液,补液量应保持平衡,补液过度可促使颅内压增高恶化;保持内环境的稳定,吸氧保持气道通畅等。

问题 5　脑水肿的临床表现有哪些?

答:脑水肿本身一般不造成直接的临床症状,多由脑水肿诱发的颅内压增高,造成局部缺血和占位效应,与原发病的性质、部位、发生发展速度及并发症等因素有关。

最常见症状为:

1. **头痛**　颅内高压引起硬脑膜、脑血管牵扯,脑神经受刺激而引起头痛。头痛很剧烈,以清晨明显。咳嗽、喷嚏、头部位置改变均可使头痛加重。

2. **呕吐**　由于脑室及延髓呕吐中枢受刺激所致,呕吐与饮食无关,不伴恶心,多为喷射状。

3. **眼的改变**　①视神经乳头水肿:具有重要的诊断价值。表现为视神经乳头水肿充血,边缘模糊不清,中央凹陷消失,视盘隆起,静脉怒张。②复视:当单侧或双侧展神经麻痹时,可出现复视。

4. **意识障碍**　由于大脑广泛的损害和中脑受压,脑干上行网状结构受累,可致意识障碍,并有迅速加深倾向,表现为嗜睡、昏睡和昏迷。

5. **四肢肌张力增高及惊厥**　由于大脑皮质运动中枢受刺激而引起抽搐,由于脑干网状结构受刺激,肌张力明显增高。

6. **生命体征的变化**　由于脑干受压,可引起呼吸节律不齐,呼吸暂停,也可出现不同类型的呼吸,如过度换气、呼吸深快,最后出现叹息样、抽泣样呼吸,以致呼吸停止。颅内压增高早期,患者皮肤苍白发凉,血压稍升高,脉搏增快。当脑缺氧加重,患者会出现血压升高,脉搏慢而有力。最后血压下降,脉搏弱,甚至停跳。由于下丘脑受累,肌张力增高,造成产热增加,以及交感神经麻痹,泌汗功能减弱等,使体表散热不良,引起高热或过高热。

7. **脑疝(cerebral hernia)**　颅内压增高的最终后果,临床常见的有小脑膜切迹疝及枕骨大孔疝。

问题 6　哪些护理操作会引起颅内压瞬间增高？如何预防？

答:吸痰末颅内压会随着吸痰时间延长明显高于吸痰前,为此瞬间颅内压增高可能会导致脑疝,因此高颅内压患者最佳吸痰时间应保持在 10 秒以内;体位移动、翻身中后、振动排痰时需观察颅内压变化,当颅内压＜15 mmHg,可进行体位改变或翻身,动作要轻柔、不要过度用力,防止脑疝。

问题 7　行去骨瓣减压术的颅内压增高患者应注意哪些护理要点？

答:需要做好减压窗监测,为患者翻身时,需专人固定头部,防止骨瓣减压窗部受压;观察头部伤口,保持伤口敷料干燥,无渗血、渗液情况;动态观察减压窗肿胀情况,防止患者出现高颅内压症状;保持无菌,头下垫无菌巾且 24 小时更换,一旦被血液、污渍污染需及时更换;预防枕部压疮,头下垫软枕或脂肪垫;给予有创血压监测,同时观察呼吸、瞳孔、心率的变化;给予持续泵入降压药物时,需要注意患者对药物的敏感性,如果患者血压控制降低速度过快,容易出现并发症,避免过度波动。

问题 8　颅内压增高患者应用脱水药物时应注意哪些护理要点？

答:患者应用大剂量的脱水药物,需要动态进行电解质的观察,尤其是血钾、血钠浓度;因为每克甘露醇可以带出体内 12.5 mL 水分,因此需要给予患者水分的补充,可 200 mL 每 4 小时给予一次。当患者出现低钾血症时,应注意补充,补钾剂量不宜过多,细胞内血清钾恢复较慢,一般 4～6 天才能纠正,重症患者需要 10～20 天以上,因此每日补钾量应限制在氯化钾 6～8 g,同时注意心电监护,注意高血钾的发生。当患者出现低血钠时,需要观察患者有无木僵状态、癫痫、昏迷等症状,补钠时速不能过快,应＜1 mmol/(L·h),24 小时＜10 mmol/L。

问题 9　脑疝的急救流程？

答:脑疝的急救流程如图 2-4。

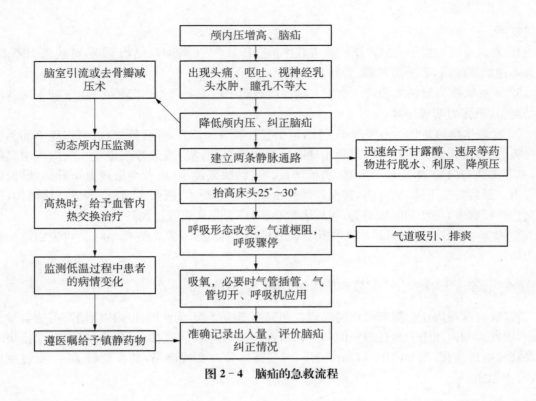

图 2 - 4 脑疝的急救流程

专家评析

　　本病例为外伤导致的颅脑损伤,患者经 CT 扫描未发现颅内血肿,但存在脑室系统、环池、四叠体池均变小及中线结构无移位等弥漫性脑肿胀的征象,同时患者出现呻吟、烦躁、头痛,且伴有呕吐多次,呕吐物为胃内容物,因此确诊患者在脑挫伤的基础上伴有弥漫性脑肿胀。

　　脑水肿的处理一直是临床关注的问题,临床上使用的治疗措施种类繁多,包括使用甘露醇、甘油果糖、呋塞米等药物和亚低温、外科处理等。基于临床实践经验和共识,中国的指南推荐对于严重的脑水肿可使用甘露醇 0.25～0.5 g/kg 静脉滴注,于 20～30 分钟滴完,每 4～6 小时滴注一次。外科开颅减压术如去骨瓣减压术能减低颅内压,改善脑血流灌注。颅内高压的患者,在用力、剧烈咳嗽、打喷嚏等动作时,脑血流量增加,引起颅内压迅猛升高,出现剧烈头痛、呕吐,甚至脑疝形成,出现生命危险,所以应警惕这种现象的发生,做好防范措施,除及时给予降颅内压措施外,患者还需注意情绪平稳、保持大便通畅等。

(熊 杰)

参考文献

[1] 曹相原. 重症医学教程[M]. 北京:人民卫生出版社,2014:307 - 310.
[2] 丁兆红,迟玉春,侯树爱,等. 急危重症护理[M]. 北京:科学出版社,2017:214 - 229.
[3] 刘鸣,谢鹏. 神经内科学[M]. 北京:人民卫生出版社,2014:392 - 395.

病例 2 ▶ 缺血性脑卒中

患者男性,49岁,于入院前3天工作疲劳后出现右颞部持续胀痛,当时未予诊治,入院前一天夜间起床上厕所时觉左侧肢体活动不利,不能站立,伴恶心、呕吐及头痛。但无意识障碍,无头昏,无肢体抽搐。家属急送医院急诊。

既往史:10年前发现心脏病(具体不详),心电图检查示早搏。

体格体检:T 36.9℃、P 60次/分、R 18次/分、BP 105/75 mmHg、心肺(一)。

神经系统检查:神清,言语含糊,两眼向右侧凝视,左鼻唇沟浅,伸舌左偏,两眼闭合好,皱额好,左侧肢体肌张力下降,左侧肢体肌力0级,左侧 Babinski(+),左偏身针刺觉减退。视野检查不合作。

辅助检查:头颅 CT:右侧大脑颞顶区大面积低密度灶。头颅 MRI:右侧大脑颞顶区部 T_1W 低信号,T_2W 高信号,中线结构明显左移,右侧脑室明显受压变形。双侧颈动脉超声:双侧颈动脉供血未见异常。

问题 1　根据病例,考虑该患者为何临床诊断? 诊断依据是什么?

答: 该患者的诊断为:脑梗死(右侧大脑颞顶区)。

诊断依据:①患者于睡眠时发病,即在安静状态下起病,且症状有进行性加重表现。起病时血压正常。②体检表现:神清,言语含糊,两眼向右侧凝视,左侧中枢性面瘫表现(左额皱好,左闭眼好,左鼻唇沟浅,伸舌左偏),左肌张力下降,左侧肢体肌力0级,左偏身针刺觉减退,左侧 Babinski(+)。③头颅 CT:右侧大脑颞顶区大面积低密度影。头颅 MRI:右侧大脑颞顶区部 T_1W 低信号,T_2W 高信号,中线结构明显左移右侧脑室明显受压变形。

问题 2　如何在院前准确识别脑卒中?

答: 若患者突然出现以下任一症状时应考虑脑卒中的可能:①一侧肢体(伴或不伴面部)无力或麻木;②一侧面部麻木或口角歪斜;③说话不清或理解语言困难;④双眼向一侧凝视;⑤单眼或双眼视力丧失或模糊;⑥眩晕伴呕吐;⑦既往少见的严重头痛、呕吐;⑧意识障碍或抽搐。

问题 3　脑卒中患者如何进行现场处理及运送?

答: 应尽快对脑卒中患者进行简要评估和必要的急救处理,主要包括:①处理气道、呼吸和循环问题;②心电监护;③建立静脉通道;④吸氧;⑤评估有无低血糖。应避免:①非低血糖患者输含糖液体;②过度降低血压;③大量静脉输液。

应迅速获取简要病史,包括:①症状开始时间,若睡眠中起病,应以最后表现正常时间作为起病时间;②近期患病史;③既往病史;④近期用药史。应尽快将患者送至附近有条件的医院[应具备全天进行急诊 CT 检查、具备溶栓和(或)血管内取栓的条件]。

问题 4 脑卒中患者如何进行量表评估?

答:用卒中量表评估脑卒中患者病情严重程度,常用量表有:①美国国立卫生研究院卒中量表(the National Institutes of Health Stroke Scale, NIHSS)是目前国际上最常用量表;②中国脑卒中患者临床神经功能缺损程度评分量表(1995);③斯堪的纳维亚卒中量表(Scandinavian Stroke Scale, SSS)。

问题 5 急性缺血性脑卒中的诊断标准有哪些?

答:急性缺血性脑卒中诊断标准:①急性起病;②局灶神经功能缺损(一侧面部或肢体无力或麻木,语言障碍等),少数为全面神经功能缺损;③影像学出现责任病灶或症状体征持续 24 小时以上;④排除非血管性病因;⑤脑 CT/MRI 排除脑出血。

问题 6 急性缺血性脑卒中分为哪几型?

答:当前国际广泛使用急性卒中 Org10172 治疗试验(TOAST)病因/发病机制分型,将缺血性脑卒中分为:大动脉粥样硬化型、心源性栓塞型、小动脉闭塞型、其他明确病因型和不明原因型 5 型。

问题 7 急性缺血性脑卒中的诊断流程是什么?

答:急性缺血性脑卒中诊断流程应包括如下 5 个步骤:第一步,是否为脑卒中? 排除非血管性疾病。第二步,是否为缺血性脑卒中? 进行脑 CT/MRI 检查排除出血性脑卒中。第三步,卒中严重程度? 采用神经功能评价量表评估神经功能缺损程度。第四步,能否进行溶栓治疗? 是否进行血管内机械取栓治疗? 核对适应证和禁忌证。第五步,结合病史、实验室、脑病变和血管病变等资料进行病因分型(多采用 TOAST 分型)。

问题 8 急性缺血性脑卒中的一般处理要点有哪些?

答:急性缺血性脑卒中的一般处理要点包括:

1. **呼吸与吸氧** ①必要时吸氧,应维持氧饱和度>94%。气道功能严重障碍者应给予气道支持(气管插管或切开)及辅助呼吸。②无低氧血症的患者不需常规吸氧。

2. **心脏监测与心脏病变处理** ①脑梗死后 24 小时内应常规进行心电图检查,根据病情,有条件时进行持续心电监护 24 小时或以上,以便早期发现阵发性心房纤颤或严重心律失常等心脏病变;②避免或慎用增加心脏负担的药物。

3. **体温控制** ①对体温升高的患者应寻找和处理发热原因,如存在感染应给予抗感染治疗。②对体温>38 ℃的患者应给予退热措施。

4. **血糖控制** 血糖超过 10 mmol/L 时可给予胰岛素治疗。应加强血糖监测,可将高血糖患者血糖控制在 7.8～10 mmol/L;血糖低于 3.3 mmol/L 时,可给予 10%～20% 葡萄糖口服或注射治疗,目标是达到正常血糖。

问题 9 急性缺血性脑卒中患者如何进行血压控制?

答:(1) 缺血性脑卒中后 24 小时内血压升高的患者应谨慎处理。应先处理患者紧张焦虑、疼痛、恶心呕吐及颅内压增高等情况。血压持续升高至收缩压≥200 mmHg或舒张压≥110 mmHg,或伴有严重心功能不全、主动脉夹层、高血压脑病的患者,可予降压治疗,并严密观察血压变化。降压药物可选用拉贝洛尔、尼卡地平等静脉药物,建议使用微量输液泵给予降血压药,避免使用引起血压急剧下降的药物。

（2）准备溶栓及桥接血管内取栓者,血压应控制在收缩压＜180 mmHg、舒张压＜100 mmHg。对未接受静脉溶栓而计划进行动脉内治疗的患者血压的管理可参照该标准,根据血管开通情况控制术后血压水平,避免过度灌注或低灌注,具体目标有待进一步研究。

（3）卒中后病情稳定,若血压持续≥140/90 mmHg,无禁忌证,可于起病数天后恢复使用发病前服用的降压药物或开始启动降压治疗。

（4）卒中后出现低血压的患者应积极寻找和处理原因,必要时可采用扩容升压措施。可静脉输注0.9%氯化钠溶液纠正低血容量,处理可能引起心输出量减少的心脏问题。

问题 10　急性缺血性脑卒中的特异性治疗包括哪些?

答:急性缺血性脑卒中的特异性治疗包括改善脑血循环（静脉溶栓、血管内治疗、抗血小板、抗凝、降纤、扩容等方法）、他汀及神经保护等。

问题 11　急性缺血性脑卒中静脉溶栓的监护要点有哪些?

答:急性缺血性脑卒中静脉溶栓的监护要点见表2-17。

表 2-17　静脉溶栓的监护及处理

1. 患者收入重症监护病房或卒中单元进行监护
2. 定期进行血压和神经功能检查,静脉溶栓治疗中及结束后2小时内,每15分钟进行1次血压测量和神经功能评估;然后每30分钟1次,持续6小时;以后每小时1次直至治疗后24小时
3. 如出现严重头痛、高血压、恶心或呕吐,或神经症状体征恶化,应立即停用溶栓药物并行脑CT检查
4. 如收缩压≥180 mmHg或舒张压≥100 mmHg,应增加血压监测次数,并给予降压药物
5. 鼻饲管、导尿管及动脉内测压管在病情许可的情况下应延迟安置
6. 溶栓24小时后,给予抗凝药或抗血小板药物前应复查颅脑CT/MRI

问题 12　急性缺血性脑卒中急性期常见并发症有哪些?

答:脑水肿与颅内压增高、梗死后出血性转化、癫痫、肺炎、排尿障碍与尿路感染、深静脉血栓形成和肺栓塞、压疮、营养支持、卒中后情感障碍等。

专家评析

本病例中患者既往有心脏病史,心电图提示为房颤,诊断为脑梗死（右侧大脑颞顶区）。缺血性脑卒中是指各种原因引起的脑部血液供应障碍,使局部脑组织缺血缺氧性坏死,发生不可逆损害,从而导致神经功能障碍,传统上称为"脑梗死"。

年龄、性别、种族和家族遗传性等危险因素不可预防,而高血压、糖尿病、吸烟、血脂异常、房颤、心脏病、大量饮酒、缺乏活动、颈动脉狭窄等危险因素可预防,可通过引导建立规律健康的生活方式加以控制。对经过严格选择的发病4.5小时内的急性缺血性脑卒中患者应积极采用rt-PA（重组组织型纤溶酶原激活剂）静脉溶栓治疗,在溶栓过程中,应定期进行神经功能

评估、血压监测,如出现严重的头痛、急性血压增高、恶心或呕吐,应立即停止溶栓并紧急行头颅 CT 检查,静脉溶栓后继续综合治疗,根据病情选择个体化方案。

(熊 杰)

参考文献

[1] Lyden P, Raman R, Liu L, et al. National institutes of health stroke scale certification is reliable across multiple venues [J]. Stroke: A journal of Cerebral Circulation, 2009,40(7):2507 - 2511.

[2] 中华医学会神经病学分会,中华医学会神经病学分会脑血管病学组. 中国急性缺血性脑卒中诊治指南 2018[J]. 中华神经科杂志,2018,51(9):666 - 682.

[3] 刘鸣,谢鹏. 神经内科学[M]. 北京:人民卫生出版社,2014:392 - 395.

病例 3 ▶ 出血性脑卒中

患者男性,45 岁。入院前一天中午奔跑回家后突然出现剧烈头痛,并伴恶心、呕吐,随即出现神志不清,身体向右倾倒在地,同时双眼上翻,口吐白沫,四肢抽搐,约 5 分钟抽搐止,伴小便失禁,不能言语,左侧肢体可见自主活动,右侧肢体无自主活动,即来院急诊。

体格检查:神志模糊,BP 190/115 mmHg,HR 80 次/分,律齐,未闻及病理性杂音,失语,头眼向左侧偏斜,右口角低,右侧肢体肌张力高,腱反射亢进,右侧肢体落鞭试验(+),左侧肢体肌张力、腱反射均正常,并有自主活动,右侧巴氏征(+)。左侧病理征均为(-),颈软,克氏征(-)。

辅助检查:心电图(-),头颅 CT 示左侧基底节区见一异常高密度影,周围伴低密度水肿区,左侧侧脑室受压。

既往史:患者有高血压病史 5 年,平时服用(不规则)降压药,血压控制在 150/90 mmHg,否认有慢性头痛、头昏,无意识障碍,无偏侧肢体麻木、无力症状,否认有长期咳嗽、咳痰、低热等症状。

问题 1 根据病例,考虑该患者为何临床诊断? 诊断依据有哪些?

答:该患者诊断为:出血性脑卒中(左基底节区)。诊断依据如下:

(1)患者为中年男性有高血压史,发病时血压明显高于正常,故有出血性脑卒中的病理基础。

(2)患者发病于剧烈活动后,发病时有头痛、恶心、呕吐、意识障碍、癫痫发作、肢体偏瘫在数分钟内即到高峰,符合出血性脑卒中的发病特点。

(3)CT 显示患者左侧基底节区异常高密度影伴周围低密度水肿区、左侧侧脑室受压,与患者右侧偏瘫相吻合。

问题 2 出血性脑卒中应与哪些疾病相鉴别?

答:应与以下两种疾病相鉴别:

(1)肿瘤型卒中:一般中年为肿瘤的好发年龄,肿瘤内异常血管增生,在一定条件下易发生破裂出血,发病时亦会表现类似脑溢血的发病特点和头颅 CT 征象。但该患者缺乏原发或继发颅内肿瘤的病史如长期头痛、头昏、偏侧肢体麻木乏力、反复癫痫史、亦无长期咳嗽咳痰低热等其他内脏的原发灶病史,故目前病史不符。

(2)脑栓塞性出血:脑栓塞一般起病急,症状在数分钟内达到高峰。但患者既往有风湿性心脏病史,房颤病史或其他外伤性栓子来源,且该患者急诊时心电图正常,心脏听诊亦无异常,亦无其他可能的栓子来源,故脑栓塞不符。

问题 3 此疾病的治疗原则是什么?

答:出血性脑卒中的治疗原则如下:

（1）控制高血压：适当用抗高血压药物使血压控制在发病前水平，不宜降血压过快过低。

（2）控制脑水肿、降低颅内压：20％甘露醇或激素，但应注意水和电解质的平衡。

（3）防止应激性溃疡：可用制酸剂。

（4）防止继发肺部感染。

（5）加强护理注意翻身拍背，防压疮，保持患肢功能位。

问题4   脑出血的发病机制是什么?

答：脑出血的发病机制因病因而异，与缺血性脑卒中的发病机制相似，主要与三个方面的因素有关：血管壁结构、血液成分（出凝血功能）和血压，这三个因素常常混杂在一起，共同发挥作用。病因分型按 SMASH-U 病因分为：血管结构性损伤、药物、淀粉样脑血管病（cerebral amyloid angiopathy，CAA）、系统性疾病、高血压和未知原因。SMASH-U 病因分类可行性强、接受度高，与脑出血后短期、长期生存率和致死率一致相关。

问题5   脑出血的诊断标准是什么?

答：诊断标准：①急性起病；②局灶神经功能缺损症状（少数为全面神经功能缺损），常伴有头痛、呕吐、血压升高及不同程度意识障碍；③头颅 CT 或 MRI 显示出血灶；④排除非血管性脑部病因。

问题6   脑出血的诊断流程有哪些?

答：脑出血的诊断流程应包括以下步骤：第一步，判断是否为脑卒中；第二步，判断是否为脑出血，行脑 CT 或 MRI 以明确诊断；第三步，判断脑出血的严重程度，可根据 GCS 或 NIHSS 等量表评估；第四步，判断脑出血的分型。

问题7   脑出血患者如何控制脑水肿?

答：可选用 20％甘露醇 125~250 mL 于 30 分钟内静脉滴注完毕，并依照病情或出血量的多少，每 4~6 小时或 6~8 小时 1 次，7~10 天为一个疗程，呋塞米 40~60 mg 静脉注射，最好与脱水剂在同一天内交替应用，可增强脱水作用和延长脱水时间。10％甘油果糖 250 mL 静脉点滴，1~2 次/天，5~10 天为一个疗程，10％白蛋白 50 mL 静脉点滴，1~2 次/天。密切注意水电解质平衡和心肾功能。

问题8   脑出血患者的血压应该如何管理?

答：（1）应综合管理脑出血患者的血压，分析血压升高的原因，再根据血压情况决定是否进行降压治疗（Ⅰ级推荐，C 级证据）。

（2）对于收缩压 150~220 mmHg 的住院患者，在没有急性降压禁忌证的情况下，数小时内降压至 130~140 mmHg 是安全的（Ⅱ级推荐，B 级证据），其改善患者神经功能的有效性尚待进一步验证（Ⅱ级推荐，B 级证据）；对于收缩压＞220 mmHg 的脑出血患者，在密切监测血压的情况下，持续静脉输注药物控制血压可能是合理的，收缩压目标值为 160 mmHg（Ⅱ级推荐，D 级证据）。

（3）在降压治疗期间应严密观察血压水平的变化，避免血压波动，每隔 5~15 分钟进行 1

次血压监测（Ⅰ级推荐,C 级证据）。

问题 9 脑出血患者应该如何进行深静脉血栓和肺栓塞的防治？

答:(1) 卧床患者应注意预防 DVT（Ⅰ级推荐,C 级证据）；如疑似患者可做 D-二聚体检测及肢体多普勒超声检查（Ⅰ级推荐,C 级证据）。

（2）鼓励患者尽早活动、腿抬高；尽可能避免下肢静脉输液,特别是瘫痪侧肢体（Ⅳ级推荐,D 级证据）。

（3）瘫痪患者入院后即应用气压泵装置,可预防深静脉血栓及相关栓塞事件（Ⅰ级推荐,A 级证据）；不推荐弹力袜预防深静脉血栓（Ⅰ级推荐,A 级证据）。

（4）对易发生深静脉血栓的高危患者（排除凝血功能障碍所致的脑出血患者）,血肿稳定后可考虑发病后 1～4 天皮下注射小剂量低分子肝素或普通肝素预防 DVT,但应注意出血的风险（Ⅱ级推荐,B 级证据）。

（5）当患者出现深静脉血栓或肺动脉栓塞症状时,可使用系统性抗凝治疗或下腔静脉滤器植入（Ⅱ级推荐,C 级证据）；合适治疗方案的选择取决于多重因素（出血时间、血肿稳定性、出血原因及全身情况）（Ⅱ级推荐,C 级证据）。

专家评析

本病例中年男性患者有高血压史,发病时血压明显高于正常,故有出血性脑卒中的病理基础,发病符合出血性脑卒中的发病特点。

出血性脑卒中的发病机制主要与三方面的因素有关:血管壁结构、血液成分（出凝血功能）和血压。出血性脑卒中占所有卒中的 10%～15%,是继缺血性卒中之后的第二常见的卒中类型,与缺血性卒中和蛛网膜下腔出血相比,脑出血死亡率更高,且会遗留更严重的残疾。脑出血总的治疗原则是:控制升高的颅内压、控制血压、减少血肿扩大、促进血肿成分的吸收、保护受损脑组织,减轻残障,同时处理各种并发症。脑出血后首要的急救原则是就近、就地治疗,不适宜长距离转诊。在病情稳定后应尽早开始综合的康复训练,制订好计划,实现医院与家庭康复的无缝衔接。

（熊 杰）

参考文献

［1］Meretoja A, Strbian D, Putaala J, et al. SMASH-U: a proposal for etiologic classification of intracerebral hemorrhage［J］. Stroke, 2012,43(10):2592-2597.

［2］中华医学会神经病学分会,中华医学会神经病学分会脑血管病学组. 中国脑出血诊治指南（2014）［J］. 中华神经科杂志,2015,48(6):435-444.

［3］曹相原. 重症医学教程［M］. 北京:人民卫生出版社,2014:320-323.

病例 4 ▶ 脊 髓 损 伤

患儿,女,4 岁,因"外伤后双下肢活动感觉障碍 10 小时余"入院。

现病史:10^+ 小时前患儿不慎摔伤(其母述说不慎被绊倒,摔坐在地上,背部撞到洗衣机上)。伤后患儿诉右侧髋部疼痛,但是未给予特殊处理,5 小时前患儿因腹痛在外院就诊,外院行相关检查后考虑急性尿潴留,给予导尿后腹痛好转,此时患儿父母发现患儿下肢活动不能,感觉障碍,为求进一步诊治来我院。

既往史:否认高血压病史,糖尿病病史,否认传染病病史,否认疫区接触史。

过敏史:否认过敏史。

免疫接种史:正规接种免疫,有按时服用脊灰疫苗糖丸。

体格检查:患儿神志清楚,查体不完全配合,头面部无特殊,瞳孔等大等圆,双侧直径 3 mm,对光反射灵敏,呼吸道畅通,胸廓挤压征(一),呼吸正常,双侧呼吸音对称,腹部无开放性创口,全腹部无压痛反跳痛,四肢骨盆无开放性创伤,骨盆挤压征(一),颈部正常,脊柱腰椎骶部有叩痛,双下肢腹股沟以下深浅感觉消失,双下肢肌力 0 级,病理征及腱反射均未引出。

辅助检查:胸椎腰椎 X 线未见明显异常、外院腹部 CT 及腹部彩超未见明显异常。

问题 1 根据病例,考虑该患者为何临床诊断? 诊断依据是什么?

答:该患者诊断为:双下肢感觉运动障碍待诊:脊髓损伤。诊断依据如下:

(1)患儿起病前有摔伤史,且摔伤部位为腰背部,受伤后出现下肢感觉运动障碍。

(2)临床表现为急性脊髓损伤的急性期表现,如双下肢肌张力低,腱反射消失,下肢乏力,病理征未引出,出现感觉障碍平面,尿潴留等。

问题 2 急性脊髓损伤的神经系统表现有哪些?

答:急性脊髓损伤的神经系统表现主要有:伤后立即出现损伤水平以下运动、感觉和括约肌功能障碍,脊柱骨折的部位可有畸形,伴有胸、腹脏器伤者,可有休克等表现。此患儿伤后先出现急性尿潴留,即预示着患儿因脊髓及马尾神经的损伤导致排尿功能的障碍,后逐渐出现下肢感觉运动障碍。

问题 3 何为脊髓损伤? 脊髓损伤的常见原因有哪些?

答:脊髓损伤(spinal cord injury, SCI)是指由各种不同伤病因素引起的脊髓结构和功能损害,导致损伤平面以下运动、感觉、自主神经功能的障碍,是一种严重的致残性疾病。脊髓损伤的常见原因如下:

(1)创伤导致,如骨折、枪伤、刀伤、挥鞭样损伤等。

(2)疾病导致,如感染性疾病:脊髓炎等;血管性疾病:动脉炎、静脉炎等;占位性疾病:肿瘤、椎间盘突出等;退行性病变:脊髓型颈椎病、脊髓侧索硬化症等。

问题 4　急性脊髓损伤的治疗原则是什么?

答:急性脊髓损伤的治疗原则是早期治疗、综合治疗、复位与固定、解除压迫、防治并发症和康复训练。

(1)现场急救:尽早制动患者脊柱,合理搬运和转送,减少脊髓二次损伤。

(2)非手术治疗:伤后 6 小时内是关键治疗时期,24 小时内为急性期。应尽早选择闭合复位加支具固定,类固醇激素治疗,高压氧治疗。

(3)手术治疗:目的在于神经减压,骨折脱位复位和脊柱的稳定,可进行牵引治疗、石膏支具固定治疗,或手术切开复位器械内固定。

(4)主要并发症的防治。

(5)康复治疗。

问题 5　如何防治急性脊髓损伤的常见并发症?

答:(1)加强皮肤护理,预防压力性损伤。

(2)因排尿功能障碍,需预防膀胱过度膨胀,预防泌尿系感染及结石形成,预防上尿路损害。

(3)采用药物或物理方法预防深静脉血栓的形成;采用 H_2 受体阻滞剂和质子泵抑制剂预防应激性溃疡的发生。

(4)及时评估患者的心理状态,进行有针对性的心理干预和药物预防。

问题 6　急性脊髓损伤康复治疗的目的和原则是什么?

答:康复治疗目的是预防并发症,保持患者现存功能,促进患者顺利过渡到下一康复阶段。其原则是尽早开始、全面康复、个体化康复。此外,还应考虑到患者的生活和职业环境,根据其实际需求和目标选择个体化的康复措施,满足患者出院后的实际需要。

专家评析

本病例患儿脊髓损伤因外伤导致,临床表现为急性脊髓损伤的急性期表现,如双下肢肌张力低,腱反射消失,下肢乏力,病理征引不出,出现感觉障碍平面,尿潴留等。

脊髓损伤患者的康复治疗,需要明确目标,有的放矢,在不同时期采用不同的康复训练方法,卧床期康复治疗包括:正确的良肢位摆放;关节活动范围的维持与扩大;肌力维持与增强;呼吸训练;膀胱训练;肠功能训练。离床期康复训练包括:关节活动度训练;肌力的增强与维持;平衡能力训练;日常生活活动能力训练;轮椅技巧训练。根据实际情况还可以采取心理治疗、中医康复治疗、文体治疗,必要时需社会康复支持。

脊髓损伤患者损伤平面以下的功能障碍难以得到真正的康复,由此继发的健康问题如痉挛、大小便失禁等问题将伴随脊髓损伤患者的终身,需要得到医疗机构和家庭的终身管理。

(熊　杰)

参考文献

[1] 燕铁斌.康复护理学[M].3 版.北京:人民卫生出版社,2017.
[2] 曹相原.重症医学教程[M].北京:人民卫生出版社,2014:536-540.

第四节 消化系统

病例 1 ▶ 急 腹 症

患者男性,75岁,因腹痛腹胀逐渐加重停止排便5日伴有高热来院就诊。

体格检查:T 37.6℃, P 120次/分,R 37次/分,BP 85/55 mmHg。神志清晰,精神萎,触诊腹部膨隆,腹壁紧张,全腹有压痛、重度,有反跳痛,无包块,肝脾肋下未触及,听诊肠鸣音减弱,叩诊无移动性浊音。

急诊CT检查报告示:①升结肠局部肠壁增厚,考虑恶性病变可能大。②盆腔少量积液。③上腹部肠管液气平面。急诊化验检验报告:pH 7.29,PaO_2 79 mmHg,$PaCO_2$ 21 mmHg,K^+ 2.8 mmol/L,Na^+ 128 mmol/L,乳酸 5.7 mmol/L,全血葡萄糖 25.5 mmol/L,全血碱剩余 -14.5 mmol/L,快速C反应蛋白 137.9 mg/L,白细胞 $15.7×10^9$/L,中性细胞百分比 94.7%。

问题1 根据本病例的描述,患者哪些症状可提示出现肠梗阻?

答:根据病例的描述,停止排便排气、腹痛、腹胀及CT显示有上腹部肠管液气平面,可提示出现肠梗阻。

问题2 外科急腹症的主要病因有哪些?

答:外科急腹症分类包括:①炎症性病变;②穿孔性病变;③出血性病变;④梗阻性病变;⑤绞窄性病变。

问题3 常见的外科急腹症有哪些?

答:急腹症(acute abdomen)是指腹腔内、盆腔和腹膜后组织和脏器发生了急剧的病理变化,从而产生以腹部反应为主要症状和体征,同时伴有全身反应的临床综合征。其特点是起病急、变化多、进展快、病情重,需要紧急处理。常见的外科急腹症包括:急性阑尾炎、溃疡病急性穿孔、急性肠梗阻、急性胆道感染及胆石症、急性胰腺炎、腹部外伤、泌尿系结石等。

问题4 外科急腹症的主要临床表现是什么?

答:腹痛是外科急腹症最主要临床表现。依据接受痛觉的神经分为内脏神经痛、躯体神经痛和牵涉痛。内脏神经主要感受胃肠道膨胀等机械和化学刺激,通常腹痛定位模糊,范围大,不准确。躯体神经属于体神经,主要感受壁层和脏腹膜的刺激,定位清楚、腹痛点聚焦准确。牵涉痛也称放射痛,是腹痛时牵涉到远处部位的疼痛。

（1）诱因：急腹症发病常有诱因，如急性胆囊炎、胆石症发病常在进油腻食物后。急性胰腺炎患者多有过量饮酒或暴食史。胃或十二指肠溃疡穿孔常在饱餐后。肠扭转常有剧烈运动史。

（2）部位：腹痛起始和最严重的部位通常是病变部位。如胃、十二指肠溃疡穿孔开始在上腹部痛，当穿孔后消化液流向下腹，此时腹痛扩展至右下腹乃至全腹。急性阑尾炎为转移性腹痛，开始在脐周或上腹部，为炎症刺激性内脏痛，当炎症波及浆膜或阑尾周围壁层腹膜时，则表现为右下腹痛。

（3）缓急：空腔脏器疾病穿孔者起病急。炎症性疾病起病缓，随着炎症逐渐加重。

（4）性质

1）持续性剧烈钝痛，多为炎症或出血引起，提示该部位壁层腹膜炎症刺激，如腹膜炎。

2）持续性胀痛常为脏层腹膜受扩张牵拉所致，按压腹部疼痛加重，如麻痹性肠梗阻、肝脏肿瘤等。

3）阵发性绞痛，为空腔脏器平滑肌阵发性痉挛所致，常提示消化道、胆道或输尿管存在梗阻因素，间隙期无腹痛，如机械性肠梗阻，胆道结石、蛔虫、肿瘤、输尿管结石等。

4）持续性疼痛阵发性加剧，表现梗阻与炎症并存，常见于绞窄性肠梗阻早期，胆道结石合并胆管炎，胆囊结石合并胆囊炎等。

5）程度：分轻度（隐痛），中度和重度（剧痛），根据疼痛的程度表示病变的轻、中、重。炎症初期的腹痛多不剧烈，可表现为隐痛，定位通常不确切。随着炎症发展，疼痛加重，定位也逐渐清晰。空腔脏器穿孔引起的腹痛起病急，一开始即表现为剧烈绞痛。实质性脏器破裂出血对腹膜的刺激不如空腔脏器穿孔的化学刺激强，故腹痛和腹部体征也相对较弱。

问题 5　外科急腹症的主要特点什么？

答：外科急腹症的特点如下。

（1）腹痛起病较急，腹痛多先于发热或呕吐。

（2）腹痛较重，且腹痛部位明确，有固定的压痛点，患者多"拒按"。

（3）常伴腹膜刺激征：腹痛区压痛、腹肌紧张和反跳痛，是外科急腹症特有体征。

（4）腹式呼吸减弱或消失，肠鸣音不正常，肠鸣音亢进或消失。

问题 6　什么情况下可行诊断性腹腔穿刺？ 如何判断？

答：当叩诊有移动性浊音而诊断不明确时，可行诊断性腹腔穿刺。

（1）穿刺部位：一般选择脐与髂前上棘连线中外 1/3 交点，女性患者也可以选择经阴道后穹隆穿刺。

（2）阳性判断

1）肉眼可见血液、胆汁、胃肠内容物或证明是尿液者。

2）化验发现红细胞计数＞$100×10^9$/L 或白细胞计数＞$0.5×10^9$/L。

3）淀粉酶＞100Somogyi 单位。

4）穿刺液中发现细菌者。

（3）临床诊断

1）穿刺液混浊或为脓液提示腹膜炎或腹腔脓肿，如有胃肠内容物（食物残渣、胆汁、粪汁等），提示消化道穿孔。

2）不凝血液多为实质脏器破裂,如外伤性肝、脾破裂,或肝癌自发性破裂,也可能是穿刺到腹膜后血肿。

3）淡红色血液,可能是绞窄性肠梗阻,如血、尿、腹水淀粉酶高多为出血坏死性胰腺炎。

4）如穿刺抽出很快凝固的血液则可能穿刺到腹壁或内脏血管。

问题7　外科急腹症诊断未明确前,"四禁""四抗"是什么?

答:"四禁",即,①禁用吗啡类止痛剂:以免掩盖病情;②禁饮食:以免增加消化道负担,或加重病情;③禁服泻药:以免引起感染扩散,或加重病情;④禁止灌肠:以免导致炎症扩散或加重病情等。

"四抗",即,①抗休克;②抗感染;③抗水电解质紊乱;④抗腹胀。

问题8　外科急腹症的处理原则是什么?

答:处理原则是:

（1）尽快明确诊断,针对病因采取相应措施。如暂时不能明确诊断,应采取措施维持重要脏器的功能,并严密观察病情变化,采取进一步的措施明确诊断。

（2）诊断尚未明确时,禁用强效镇痛剂,以免掩盖病情发展,延误诊断。

（3）需要进行手术治疗或探查者,必须依据病情进行相应的术前准备。

（4）如诊断能明确但有下列情况要行急诊手术探查

1）脏器有血运障碍,如肠坏死。

2）腹膜炎不能局限有扩散倾向。

3）腹腔有活动性出血。

4）非手术治疗病情无改善或恶化。

（5）手术原则是救命放在首位,其次是根治疾病。手术选择力求简单又解决问题。在全身情况许可情况下,尽可能将病灶一次性根治,病情危重者,可先控制病情,待平稳后再行根治性手术。

专家评析

本病例表现为以腹痛、腹胀加重,伴有胃肠功能紊乱。因患者高龄,急腹症体征初始不典型,但病程发展快,入院时已出现低血压、电解质紊乱、感染加重的情况,需经综合评估,行紧急手术,控制病程发展。

外科急腹症是以急性腹痛为主要表现的外科腹部疾病,具有发病急、变化多、诊断难度大的特点。而老年急腹症是腹部外科中的常见病和危重病,患者均会出现腹部疼痛的情况,病因较为复杂。又因老年急腹症患者自身的体质较差,耐受力更低,且还会合并其他严重的疾病,危害健康。而急腹症的临床急救目标是保证患者得到及时的救治,降低并发症发生率及病死率,提高抢救成功率。因此在急腹症的临床护理中,在未确诊前严格执行"四禁",做好休克的防治、多器官功能不全综合征的预防,并配合诊疗过程做好急诊手术前的准备。

（唐雯琦）

参考文献

[1] 陈孝平,汪建平,赵继宗.外科学[M].9版.北京:人民卫生出版社,2018.
[2] 李乐之,路潜.外科护理学[M].6版.北京:人民卫生出版社,2017.

病例 2 ▶ 急性消化道出血

患者女性,47 岁,子宫内膜癌行子宫切除术后 2 年,放疗术 20 次。因半月前出现腹痛、便血一周来院就诊。入院时 T 36.9 ℃,P 80 次/分,R 20 次/分,BP 125/75 mmHg,神志清,有贫血貌。予禁食,胃肠减压,抗感染,营养支持治疗。

日前患者排便 300 mL 暗红色液且有凝块,之后发现嗜睡,面色苍白,T 36.1 ℃,P 140 次/分,R 41 次/分,BP 85/70 mmHg,腹部膨胀,胃肠减压内咖啡色引流液 150 mL,尿量 20 mL/h。化验检查 Hb 55 g/L,pH 7.28,PaO_2 73 mmHg,$PaCO_2$ 31 mmHg,乳酸 7 mmol/L,全血葡萄糖 3.5 mmol/L,Hct 17%。

问题 1　根据病例内容,患者可能的诊断是什么?

答:患者可能出现急性消化道出血。

问题 2　消化道大出血的定义是什么? 如何估算消化道的出血量?

答:如果一次失血超过全身总血量的 20%(800~1 200 mL),并引起休克症状和体征,即为消化道大出血。

消化道出血量的估算为:

(1) 大便隐血试验阳性提示每天出血量>5~10 mL。

(2) 出现黑便表明每天出血量在 50~100 mL 以上,一次出血后黑便持续时间取决于患者排便次数,如每天排便 1 次,粪便色泽约在 3 天后恢复正常。

(3) 胃内积血量达 290~300 mL 时可引起呕血。

(4) 一次出血量在 400 mL 以下时,可因组织液与脾贮血补充血容量而不出现全身症状。

(5) 出血量超过 400~500 mL,可出现头晕、心悸、乏力等症状。

(6) 出血量超过 1 000 mL,临床即出现急性周围循环衰竭的表现,严重者引起失血性休克。呕血与黑便的频度与数量虽有助于估计出血量,但因呕血与黑便分别混有胃内容物及粪便,且出血停止后仍有部分血液潴留在胃肠道内,故不能据此准确判断出血量。

问题 3　消化道大出血的分类与主要临床表现是什么?

答:消化道大出血依据解剖部位分为上消化道大出血与下消化道大出血。

上消化道大出血在临床上很常见,指屈氏韧带以上的消化道,包括食管、胃、十二指肠和胰、胆等病变引起的出血,以及胃空肠吻合术后的空肠病变出血。出血的病因可为上消化道疾病或全身性疾病。临床表现取决于出血病变的性质、部位、失血量与速度,与患者的年龄、出血前的全身状况如有无贫血及心、肾、肝功能有关。呕血和便血是其特征性表现。

下消化道大出血是指近段空肠以下的小肠、盲肠、阑尾、结肠与直肠内的病变所引发的出血,通常不包括痔疮、肛裂等出血。发生率低。便血是最常见的临床表现,便血颜色因出血量、出血部位与出血速度而异。

问题 4　三(四)腔二囊管的临床护理要点有哪些?

答:三腔二囊管的两个气囊分别为胃囊和食管囊,三腔管内的三个腔分别通往两个气囊和患者的胃腔。四腔管较三腔管多了一条在食管囊上方开口的管腔,用以抽吸食管内积蓄的分泌物或血液。用气囊压迫食管胃底曲张静脉,其止血效果肯定,但患者痛苦、并发症多、早期再出血率高,故不推荐作为首选止血措施,目前只在药物治疗不能控制出血时暂时使用。护理要点如下。

(1)插管前仔细检查,确保食管引流管、胃管、食管囊管、胃囊管通畅并分别做好标记,检查两气囊无漏气后抽尽囊内气体,备用;协助医生为患者作鼻腔、咽喉部局部麻醉,经鼻腔或口腔插管至胃内;插管至 65 cm 时抽取胃液,检查管端确在胃内,并抽出胃内积血;先向胃囊注气 150～200 mL,至囊内压约 50 mmHg 并封闭管口,缓缓向外牵引管道,使胃囊压迫胃底部曲张静脉;如单用胃囊压迫已止血,则食管囊不必充气,如未能止血,继向食管囊注气约 100 mL 至囊内压约 40 mmHg(5.3 kPa)并封闭管口,使气囊压迫食管下段的曲张静脉;管外端以绷带连接 0.5 kg 沙袋,经牵引架作持续牵引;将食管引流管、胃管连接负压吸引器或定时抽吸,观察出血是否停止,并记录引流液的性状、颜色及量;经胃管冲洗胃腔,以清除积血,可减少氨在肠道的吸收,以免血氨增高而诱发肝性脑病。

(2)留置管道期间

1)床旁置备用三(四)腔二囊管、血管钳及换管所需用品,以便紧急换管时用。

2)定时测量气囊内压力,以防压力不足而不能止血,或压力过高而引起组织坏死。

3)气囊充气加压 12～24 小时应放松牵引,放气 15～30 分钟,如出血未止,再注气加压,以免食管胃底黏膜受压时间过长而发生糜烂、坏死。

4)定时做好鼻腔、口腔的清洁,用液状石蜡润滑鼻腔、口唇。及时清除鼻腔、口腔分泌物,并嘱患者勿咽下唾液等分泌物。

5)一般气囊压迫以 3～4 天为限,继续出血者可适当延长。

6)当胃囊充气不足或破裂时,食管囊和胃囊可向上移动,阻塞于喉部而引起窒息,一旦发生应立即抽出囊内气体,拔出管道。对烦躁、神志不清、昏迷患者尤应密切观察有无突然发生的呼吸困难或窒息表现,必要时约束。

(3)出血停止后,放松牵引,放出囊内气体,保留管道继续观察 24 小时,未再出血可考虑拔管。对昏迷患者亦可继续留置管道用于注入流质食物和药液。拔管前口服液状石蜡 20～30 mL,润滑黏膜及管、囊的外壁,抽尽囊内气体,以缓慢、轻巧的动作拔管。

问题 5　上消化道出血定位、定性诊断的首选检查方法是什么?

答:内镜检查是上消化道出血定位、定性诊断的首选检查方法。出血后 24～48 小时内行急诊内镜检查,可以直接观察病灶的情况,有无活动性出血或评估再出血的危险性,明确出血的病因,同时对出血灶进行止血治疗。在急诊胃镜检查前应先补充血容量、纠正休克、改善贫血,并在患者生命体征平稳后或尽量在出血的间歇期进行。

问题 6　上消化道大出血的紧急处置措施是什么?

答:紧急评估中发现意识障碍或呼吸循环障碍的患者,应常规采取"OMI"处理,即:吸氧

(oxygen)、监护(monitoring)和建立静脉通路(intravenous)的处理。心电图、血压、血氧饱和度持续监测可以帮助判断患者的循环状况。对严重出血的患者,应当开放两条甚至两条以上的通畅的静脉通路,必要时采用中心静脉穿刺置管,并积极配血,开始液体复苏。意识障碍、排尿困难及所有休克患者均需留置尿管,记录每小时尿量。所有急性上消化道大出血患者均需绝对卧床,意识障碍的患者要将头偏向一侧,避免呕血误吸。意识清楚、能够配合的患者可留置胃管并冲洗,对判断活动性出血有帮助,但对肝硬化、食管胃底静脉曲张出血(esophageal and gastric varices bleeding,EGVB)及配合度差的患者下胃管时应慎重,避免操作加重出血。

问题 7　上消化道大出血的主要护理措施是什么?

答:主要护理措施是:

(1) 患者大出血时,协助其取平卧位并将下肢略抬高,以保证脑部供血。当患者发生呕吐时,将其头偏向一侧,防止其窒息或误吸。必要时用负压吸引器清除患者气道内的分泌物、血液或呕吐物,保持呼吸道通畅。给予吸氧。

(2) 立即建立静脉通道,配合医生迅速、准确地实施输血、输液、各种止血治疗及用药等抢救措施,并观察治疗效果及不良反应。准备好急救用品、药物。

(3) 急性大出血伴恶心、呕吐者应禁食。少量出血无呕吐者,可进温凉、清淡流质,这对消化性溃疡的患者尤为重要,因进食可减少胃收缩运动并可中和胃酸,促进溃疡愈合。出血停止后改为营养丰富、易消化、无刺激性半流质、软食,少量多餐,逐步过渡到正常饮食。

(4) 监测指标

1) 生命体征:患者有无心率加快、心律失常、脉搏细弱、血压降低、脉压变小、呼吸困难、体温不升或发热,必要时进行心电监护。

2) 精神和意识状态:患者有无精神疲倦、烦躁不安、嗜睡、表情淡漠、意识不清甚至昏迷。

3) 观察患者的皮肤和甲床色泽,肢体温暖或是湿冷,周围静脉特别是颈静脉充盈情况。

4) 准确记录患者的出入量,疑有休克时应留置导尿管,测患者的每小时尿量,且保持尿量 >30 mL/h。

5) 观察呕吐物和粪便的性质、颜色及量。

6) 定期复查血红蛋白浓度、红细胞计数、血细胞比容、网织红细胞计数、血尿素氮、大便隐血,以了解贫血程度、出血是否停止。

7) 监测血清电解质和血气分析的变化:急性大出血时,经由呕吐物、鼻胃管抽吸和腹泻,可丢失大量水分和电解质,因此应注意维持水电解质、酸碱平衡。

8) 观察周围循环状况:周围循环衰竭的临床表现对估计出血量有重要价值,关键是动态观察患者的心率、血压。如患者烦躁不安、面色苍白、四肢湿冷提示微循环血液灌注不足,若皮肤逐渐转暖、出汗停止则提示血液灌注好转。

(5) 继续或再次出血的判断:观察中出现下列迹象,提示有活动性出血或再次出血

1) 反复呕血,甚至呕吐物由咖啡色转为鲜红色。

2) 黑便次数增多且粪质稀薄,色泽转为暗红色,伴肠鸣音亢进。

3) 周围循环衰竭的表现经充分补液、输血后改善不明显,或好转后又恶化,血压波动,中心静脉压不稳定。

4) 血红蛋白浓度、红细胞计数、血细胞比容持续下降,网织红细胞计数持续增高。

5）在补液足够、尿量正常的情况下，血尿素氮持续或再次增高。

6）门静脉高压的患者原有脾大，在出血后常暂时缩小，如不见脾恢复肿大亦提示出血未止。

（6）观察患者的原发病情。

（7）心理护理：经常巡视，观察患者心理反应，关心、安慰患者；当患者发生呕血或解黑便后及时清除其血迹及污物，以减少对患者的不良刺激；及时听取并解答患者或家属的提问，以减轻他们的疑虑。

问题 8　上消化道大出血预后如何进行评估？

答：除了依据内镜检查外，可通过评估患者的年龄（高龄）、有无休克、有无并存病（合并症/并发症）等临床危险因素来预测上消化道再出血风险和死亡率。该评分体系的总分为 0～7 分，总分≤3 分为临床风险低（死亡率≤12%），总分≥4 分为临床风险高（死亡率≥20%）。具体评分标准如表 2-18。

表 2-18　上消化道再出血和死亡率风险评分标准

项目	评　　　分			
	0	1	2	3
年龄	<60 岁	60～79 岁	≥80 岁	—
休克	无休克，心率<100 次/分，收缩压≥100 mmHg	心率≥100 次/分，收缩压≥100 mmHg	收缩压<100 mmHg	—
并存疾病	无	无	心力衰竭/心肌缺血/其他并存疾病	肾衰竭/肝衰竭/癌症（扩散）

专家评析

本病例表现为急性消化道出血合并低血容量性休克。给予药物止血、留置三（四）腔二囊管压迫止血，以及严密监护控制病情。

急性消化道出血患者病情危重，发病率和病死率均较高。上消化道大出血在临床上很常见，其中 80%～90% 的急性上消化道出血为非静脉曲张性出血，其最常见的病因分别是消化道溃疡、上消化道恶性肿瘤、急性胃黏膜病变等。临床症状从咖啡样呕吐物到低血压，甚至昏迷。因呕血与黑便混有胃内容物与粪便，而部分血液贮留在胃肠道内未排出，故不能根据呕血或黑便量直接判断出血量。又因病情严重度与失血量呈正相关，可根据临床综合指标判断失血量的多少，如根据血容量减少导致周围循环的改变（伴随症状、心率、血压和实验室检查等）判断失血量，休克指数（心率/收缩压）是判断失血量的重要指标。确认出血部位后需及时采取相应的止血、抗休克干预措施，严密监护并做好紧急手术的准备。若应用三腔二囊管压迫止血，成功止血需放管位置准确、充气足。

（邵小平　唐雯琦）

参考文献

［1］葛均波,徐永健,王辰. 内科学［M］. 9 版. 北京：人民卫生出版社,2018.
［2］龙黎明,吴瑛. 内科护理学［M］. 6 版. 北京：人民卫生出版社,2017.
［3］中国医师协会急诊医师分会. 急性上消化道出血急诊诊治流程专家共识［J］. 中国急救医学,2015,35：865－873.
［4］中华内科杂志编委会,中华医学杂志编委会,中华消化杂志,中华消化内镜杂志编委会,华医学会消化内镜学分会. 急性非静脉曲张性上消化道出血诊治指南［J］. 中华消化杂志,2015,35：793－798.

病例 3 ▶ 重 症 胰 腺 炎

患者女性,餐后 2 小时开始出现腹痛,呈持续性伴呕吐,蜷曲体位腹痛无改善来院。查体神清,神萎,T 38.9 ℃,P 98 次/分,R 32 次/分,BP 105/79 mmHg。腹部可见瘀斑,触诊全腹有压痛、腹壁紧张,肌紧张,测间接腹内压 25 mmHg。急诊化验检验报告:白细胞 15.2×10^9/L,谷丙转氨酶(干式)252 U/L,谷草转氨酶(干式)385 U/L,淀粉酶(干式)3 150 U/L。以急性重症胰腺炎收入病房,予禁食,胃肠减压,抑酶抑酸治疗。

问题 1　什么是重症胰腺炎?

答:急性胰腺炎临床表现的轻重与其病因、病理类型和治疗是否及时等因素有关。重者常继发感染、腹膜炎和休克等多种并发症,病死率高,称为重症急性胰腺炎(severe acute pancreatitis, SAP),发生率约 10%,伴有持续的器官功能衰竭(超过 48 小时),且不能自行恢复,涉及的器官包括呼吸系统、心血管和肾脏系统,病死率高达 30%。

问题 2　重症胰腺炎的临床表现有哪些?

答:重症急性胰腺炎表现为上腹痛,恶心、呕吐,腹膜炎范围广、体征重;腹胀明显,肠鸣音减弱或消失,腹部可触及炎性组织包裹形成的肿块,偶见腰胁肋或脐周皮下瘀斑;腹水呈血性或脓性。严重者发生休克,伴有脏器功能障碍,或出现坏死、脓肿或假性囊肿等局部并发症。

问题 3　评估重症胰腺炎严重程度的常用评分系统有哪些?

答:针对急性胰腺炎患者 SAP 的预测,国际上有许多评分系统,有 Ranson 评分≥3;急性生理学和慢性健康评分(APACHE Ⅱ)≥8;BISAP≥2;CTSI≥3;24 小时 CRP≥21 mg/dL(>210 mg/L)。不同的评分系统对 AP 严重程度相似的预测精度,但 APACHE Ⅱ 对 SAP 的预测精度最高。

问题 4　如何进行重症急性胰腺炎 BISAP 预后评分?

答:床边急性胰腺炎严重度评分(bedside index for severity in acute pancreatitis, BISAP)是最近发展起来的一种预后评分系统。与传统的评分系统相比,BISAP 是一种更为简便预测 SAP 的方法,易于在早期使用,它能够在器官衰竭发生之前预测患者死亡风险的增高。BISAP 评分达到 2 分提示 SAP 患者在诊断、器官衰竭和病死率分析上有统计学意义(表 2-19)。

表 2-19　BISAP 评分系统

符合以下每项标准评 1 分
血尿素氮>8.9 mmol/L
精神异常
存在全身炎症反应综合征
年龄>60 岁
影像检查显示胸腔积液

问题 5　重症胰腺炎非手术治疗的目的与主要措施有哪些?

答:非手术治疗目的是减少胰液分泌,防止感染及多器官功能障碍综合征(multiple organ dysfunction syndrome,MODS)的发生。

主要措施有:

(1) 监护:转入重症监护病房进行病情监测。

(2) 禁食及胃肠减压:目的在于减少胃酸分泌,进而减少胰液分泌,以减轻腹痛和腹胀。

(3) 静脉输液:维持水、电解质平衡。积极补充液体和电解质,维持有效循环血容量。伴有休克者,应给予白蛋白、鲜血或血浆代用品。

(4) 吸氧:予鼻导管、面罩给氧,保证患者动脉氧饱和度大于 95%。

(5) 止痛:腹痛剧烈者可予哌替啶。

(6) 营养支持:早期一般采用全胃肠外营养,如无肠梗阻,应尽早过渡到肠内营养,以增强肠道黏膜屏障。

(7) 预防和抗感染治疗:可口服硫酸镁或芒硝导泻,以清洁肠道,减少肠腔内细菌过量生长,促进肠蠕动。重症患者常规使用抗生素,以预防胰腺坏死并发感染,在药物选择方面应选用对肠道移位细菌敏感且对胰腺有较好渗透性的抗生素。

(8) 抑酸治疗:静脉给予 H_2 受体拮抗药或质子泵抑制药。

(9) 减少胰液分泌:生长抑素具有抑制胰液和胰酶分泌,抑制胰酶合成的作用,疗程 3~7 天。

(10) 抑制胰酶活性:仅用于重症胰腺炎的早期。

问题 6　重症胰腺炎主要护理问题有哪些?

答:主要护理问题有:

(1) 急性疼痛:与胰腺及其周围组织炎症、胆道梗阻有关。

(2) 有体液不足的危险:与炎性渗出、出血、呕吐、禁食等有关。

(3) 营养失调:低于机体需要量,与呕吐、禁食和大量消耗有关。

(4) 体温过高:与胰腺坏死、继发感染或并发胰腺脓肿有关。

(5) 潜在并发症:休克、感染、MODS、出血、胰瘘、胃肠道瘘。

问题 7　重症胰腺炎患者腹腔双套管的主要护理措施是什么?

答:腹腔双套管灌洗引流是为冲洗脱落坏死组织、黏稠的脓液或血块。

护理措施是：

（1）持续腹腔灌洗：冲洗速度为 20～30 滴/分。

（2）保持引流通畅：持续低负压吸引，负压不宜过大，以免损伤内脏组织和血管。

（3）观察引流液的颜色、性状和量：引流液开始为含坏死组织、脓液或血块的暗红色混浊液体；2～3 日后颜色逐渐变淡、清亮。若引流液呈血性，伴脉速和血压下降，应考虑大血管被腐蚀破裂引起继发出血，需及时通知医师并做急诊手术准备。

（4）维持出入液量平衡：准确记录冲洗液量及引流液量，保持平衡；发现引流管道堵塞应及时通知医师处理。

（5）拔管护理：患者体温维持正常 10 日左右，白细胞计数正常，腹腔引流液少于 5 mL/d，引流液的淀粉酶测定值正常，可考虑拔管。拔管后保持局部敷料的清洁、干燥。

问题 8　胰腺炎术后最严重的并发症是什么？如何护理？

答：胰瘘由胰管损伤或破裂所致，是胰腺炎术后最严重的并发症。主要表现为患者出现腹痛、持续腹胀、发热，腹腔引流管或伤口流出无色清亮液体。

主要护理措施：

（1）取半卧位，保持引流通畅。

（2）根据胰瘘程度，采取禁食、持续胃肠减压、静脉泵入生长抑素等措施。

（3）严密观察引流液量、色和性状，准确记录。

（4）必要时作腹腔灌洗引流，防止胰液积聚侵蚀内脏、腐蚀大血管或继发感染。

（5）保护腹壁瘘口周围皮肤，可用凡士林纱布覆盖、皮肤保护膜或氧化锌软膏涂抹。

问题 9　重症急性胰腺炎的主要体征是什么？

答：重症急性胰腺炎患者常呈急性重病面容，痛苦表情，脉搏增快，呼吸急促，血压下降；腹肌紧张，全腹显著压痛和反跳痛，伴麻痹性肠梗阻时有明显腹胀，肠鸣音减弱或消失。可出现移动性浊音，腹水多呈血性。少数患者由于胰酶或坏死组织液沿腹膜后间隙渗到腹壁下，致两侧腰部皮肤呈暗灰蓝色，称 Grey-Turner 征，或出现脐周围皮肤青紫，称 Cullen 征。如有胰腺胀肿或假性囊肿形成，上腹部可扪及肿块。胰头炎性水肿压迫胆总管时，可出现黄疸。低血钙时有手足抽搐，提示预后不良。

问题 10　重症急性胰腺炎有哪些常见并发症？

答：重症胰腺炎起病 2～3 周后，因胰腺内、胰腺周围积液或胰腺假性囊肿发展成胰腺脓肿。在病后数天常并发不同程度的多器官衰竭。如急性肾损伤、急性呼吸窘迫综合征、心力衰竭、消化道出血、胰性脑病、败血症及真菌感染、高血糖等。

（专家评析）

本病例表现为饱餐后促发的重症急性胰腺炎。患者出现持续性腹痛、呕吐、高热症状，腹部可见 Grey-Turner 斑，并已存在腹腔高压及腹腔间隔室综合征。采取禁食、胃肠减压、抑酶、抑酸治疗缓解症状。

急性胰腺炎是消化系统常见的危重疾病，是因胰酶异常激活对胰腺自身及周围器官产生消化作用而引起的、以胰腺局部炎性反应为主要特征,甚至可导致器官功能障碍的急腹症。AP 发病率逐年升高,其总体病死率约为 5%。临床上以患者"就诊 48 小时内存在器官功能衰竭"分类为重症急性胰腺炎,其占急性胰腺炎的 5%~10%,而病死率约为 20%,已成为严重危及我国人民健康和生命的重大疾病之一。另外急性胰腺炎还可引起全身或局部并发症。全身并发症主要有 SIRS、脓毒症、多器官功能障碍综合征、腹腔高压及腹腔间隔室综合征。局部并发症主要与胰腺和胰周液体积聚、组织坏死有关。其他并发症还包括消化道出血、腹腔出血、胆道梗阻、肠梗阻、肠瘘等。因此对重症急性胰腺炎需配合进行早期、规范化诊疗,做好病情观察,以及禁食、营养支持的相关宣教,以有效降低病死率和复发率。

(邵小平　唐雯琦)

参考文献

[1] 陈孝平,汪建平,赵继宗. 外科学[M]. 9 版. 北京:人民卫生出版社,2018.
[2] 李乐之,路潜. 外科护理学[M]. 6 版. 北京:人民卫生出版社,2017.
[3] 秦会园,孔子昊,杨桂元.《2019 年世界急诊外科学会重症急性胰腺炎诊治共识》摘译[J]. 临床肝胆病杂志,2019,35(10):2185-2190.

病例 4 ▸ 急性肝功能衰竭

患者女性,29 岁,因恶心、呕吐、腹胀、乏力 1 周来院。查体:T 37.8℃,P 110 次/分,R 27次/分,BP 110/57 mmHg。结膜黄染,腹软,右下腹轻压痛、无反跳痛。急诊化验检验报告:白细胞 15.2×10^9/L ↑,谷丙转氨酶(干式)252 U/L ↑,谷草转氨酶(干式)385 U/L,K$^+$ 3.1 mmol/L,Na$^+$ 130 mmol/L,血小板 87.0×10^9/L,PTA 40%。

既往无药物过敏史、手术史。2 周前因感冒,自行按说明书、同时且连续服用 2 种对乙酰氨基酚类感冒药 5 天。

问题 1 根据病例,该患者最可能出现的情况是什么?

答:可能是乙酰氨基酚过量引起的急性肝功能衰竭。

问题 2 什么是急性肝功能衰竭?

答:急性肝功能衰竭(acute liver failure,ALF)是指在原来无肝脏基础性疾病而短时间内发生大量肝细胞坏死及严重肝功能损害,并引起肝性脑病的一组严重临床综合征,多是由药物、肝毒性物质、病毒、酒精等因素诱发。表现为意识障碍和凝血功能紊乱等,特征是起病急,发病 2 周内出现以Ⅱ度以上肝性脑病为特征的肝衰竭症候群。多见于中青年人,发病迅速,病死率高。

问题 3 急性肝功能衰竭的主要支持治疗有哪些?

答:支持治疗的具体措施有:
(1)绝对卧床休息,减少体力消耗,减轻肝脏负荷。
(2)给予高糖、低脂、低蛋白营养,补充足量维生素和微量元素,给予支链氨基酸支持。
(3)补充新鲜血浆、清蛋白,改善微循环,防止或减轻脑水肿及腹腔积液;冷沉淀可改善凝血功能障碍。
(4)纠正电解质、酸碱失衡。
(5)预防院内感染。

问题 4 肝功能减退引起水钠潴留体液过多的护理措施有哪些?

答:主要护理措施有:
(1)平卧,多卧床休息。可嘱患者抬高患者下肢,以减轻水肿。阴囊水肿者可用托带托起阴囊,以利水肿消退。大量腹水者卧床时可取半卧位,以使膈肌下降,有利于呼吸运动,减轻呼吸困难和心悸。
(2)大量腹水时,应避免使腹内压突然剧增的因素,例如剧烈咳嗽、打喷嚏等,保持大便通畅,避免用力排便。

（3）限制钠和水的摄入：评估患者有无不恰当的饮食习惯而加重水钠潴留，切实控制钠和水的摄入量。选择高热量、高蛋白质、高维生素、易消化饮食，严禁饮酒，适当摄入脂肪，动物脂肪不宜过多摄入，并根据病情变化及时调整。有腹水者应限制摄入钠盐 $500\sim800\,mg/d$（氯化钠 $12\sim2.0\,g/d$）；进水量 $100\,mL/d$ 以内。可适量添加柠檬汁、食醋等，改善食品的调味，以增进食欲。

（4）用药护理：使用利尿药时应特别注意维持水电解质和酸碱平衡。利尿速度不宜过快，每天体重减轻一般不超过 $0.5\,kg$，有下肢水肿者每天体重减轻不超过 $1\,kg$。

（5）腹腔穿刺放腹水前需向患者说明注意事项，测量体重、腹围、生命体征，排空膀胱以免误伤；术中及术后监测生命体征，观察有无不适反应；术毕用无菌敷料覆盖穿刺部位，如有溢液可用明胶海绵处置；缚紧腹带，以免腹内压骤然下降；记录抽出腹水的量、性质和颜色。

（6）病情观察：观察腹水和下肢水肿的消长，准确记录出入量，测量腹围、体重，并教会患者正确的测量和记录方法。进食量不足、呕吐、腹泻者，或遵医嘱应用利尿药、放腹水后更应密切观察。监测血清电解质和酸碱度的变化，以及时发现并纠正水电解质、酸碱平衡紊乱，防止肝性脑病、肝肾综合征的发生。

问题 5　什么是肝性脑病？

答：肝性脑病（hepatic encephalopathy，HE）指严重肝病或门-体分流引起的、以代谢紊乱为基础的中枢神经系统功能失调的综合征，轻者临床表现仅为轻微智力损害，严重者可表现为意识障碍、行为失常和昏迷。

问题 6　肝性脑病的临床分期和临床表现是什么？

答：肝性脑病的临床表现因原有肝病的性质、肝细胞损害严重程度及诱因不同而很不一致。

0 期（潜伏期）：又称轻微肝性脑病，患者仅在进行心理或智力测试时表现出轻微异常，无性格、行为异常，无神经系统病理征，脑电图正常。

1 期（前驱期）：患者焦虑、欣快激动、淡漠、睡眠倒错、健忘等轻度精神异常，可有扑翼样震颤，即嘱患者两臂平伸，肘关节固定，手掌向背侧伸展，手指分开时，可见到手向外侧偏斜，掌指关节、腕关节，甚至肘与肩关节急促而不规则地扑击样抖动。此期临床表现不明显，脑电图多数正常，易被忽视。

2 期（昏迷前期）：患者嗜睡、行为异常（如衣冠不整或随地大小便）、言语不清、书写障碍及定向力障碍。有腱反射亢进、肌张力增高、踝阵挛及 Babinski 阳性等神经系统体征。此期扑翼样震颤存在，脑电图有特异性异常。

3 期（昏睡期）：患者昏睡，但可以唤醒，醒时尚可应答，但常有神志不清和幻觉。各种神经体征持续存在或加重，肌张力增高，四肢被动运动常有抵抗力，锥体束征阳性。扑翼样震颤仍可引出，脑电图明显异常。

4 期（昏迷期）：患者昏迷，不能唤醒。浅昏迷时，对疼痛等强刺激尚有反应，腱反射和肌张力亢进；深昏迷时，各种腱反射消失，肌张力降低。由于患者不能合作，扑翼样震颤无法引出，脑电图明显异常。

问题 7　什么是人工肝？主要的支持治疗方式有哪些？

答：人工肝是指通过体外的机械、物理化学或生物装置，清除各种有害物质，补充必需物质，改善内环境，暂时替代衰竭肝脏部分功能的治疗方法，能为肝细胞再生及肝功能恢复创造条件或等待机会进行肝移植。

人工肝支持系统分为非生物型、生物型和组合型三种。非生物型人工肝已在临床广泛应用并被证明有一定疗效。目前应用的非生物型人工肝方法包括血浆置换（PE）、血液灌流（HP）、血浆胆红素吸附（PBA）、血液滤过（HF）、血液透析（HD）、白蛋白透析（AD）、血浆滤过透析（PDF）、分子吸附再循环系统（MARS）和持续性血液净化疗法（CBP）等。

问题 8　人工肝的适应证、禁忌证、并发症分别是什么？

答：适应证：①各种原因引起的肝衰竭早、中期，PTA 在 $20\%\sim40\%$ 之间和血小板 $>50\times10^9/L$ 为宜；晚期肝衰竭患者也可进行治疗，但并发症多见，应慎重；未达到肝衰竭诊断标准，但有肝衰竭倾向者，也可考虑早期干预。②晚期肝衰竭肝移植术前等待供体、肝移植术后排异反应、移植肝无功能期。

相对禁忌证：①严重活动性出血或弥漫性血管内凝血者。②对治疗过程中所用血制品或药品如血浆、肝素和鱼精蛋白等高度过敏者。③循环功能衰竭者。④心脑梗死非稳定期者。⑤妊娠晚期。

并发症：人工肝治疗的并发症有过敏反应、低血压、继发感染、出血、失衡综合征、溶血、空气栓塞、水电解质及酸碱平衡紊乱等。

问题 9　预防肝性脑病患者出现意识障碍的主要措施有哪些？

答：主要措施有：

（1）消除胃肠道内积血，减少氨的吸收。上消化道出血为最常见的诱因，可用生理盐水或弱酸性溶液灌肠，忌用肥皂水。

（2）避免快速利尿和大量放腹水，以防止有效循环血量减少、大量蛋白质丢失及低钾血症，从而加重病情。可在放腹水的同时补充血浆白蛋白。

（3）避免应用催眠镇静药、麻醉药等。当患者狂躁不安或有抽搐时，禁用吗啡、水合氯醛、哌替啶及速效巴比妥类，必要时遵医嘱减量使用地西泮、东莨菪碱，并减少给药次数。

（4）防止及控制感染，失代偿期肝硬化患者容易并发感染，特别是有大量腹水或曲张静脉出血者。发生感染时，应遵医嘱及时、准确地应用抗生素，以有效控制感染。

（5）保持排便通畅，防止便秘。便秘使含氨、胺类和其他有毒物质的粪便与结肠黏膜接触时间延长，促进毒物的吸收。

问题 10　肝性脑病患者对蛋白质的摄入原则是什么？

答：蛋白质摄入的原则是：

（1）急性期首日禁蛋白饮食，给予葡萄糖保证供应能量，昏迷者可鼻饲饮食。

（2）慢性肝性脑病患者无禁食蛋白质必要。

（3）蛋白质摄入量为 $1\sim1.5\,g/(kg\cdot d)$。

（4）口服或静脉使用支链氨基酸制剂，可调整芳香族氨基酸/支链氨基酸（A/BCAA）比值。

（5）植物蛋白和奶制品蛋白优于动物蛋白，植物蛋白含甲硫氨酸、芳香族氨基酸较少，含支链氨基酸较多，还可提供纤维素，有利于维护结肠的正常菌群及酸化肠道。

专家评析

本病例表现为因药物引起的急性肝功能衰竭。患者出现结膜黄染、腹痛，谷丙转氨酶、谷草转氨酶增高，电解质紊乱，血小板、凝血酶原活动度降低。

药物性肝损伤是西方国家急性肝功能衰竭最常见的原因。有报道美国药物性肝损伤占所有急性肝功能衰竭病例的11%左右。法国一项基于人群的大型研究数据显示补充剂和替代药物所致急性肝功能衰竭病例占21.1%。而我国的一项大规模回顾性研究中显示，在25 927例药物性肝损伤患者中，有280例进展为肝衰竭，占1.08%。另有报道肝性脑病、上消化道出血、肝肾综合征、继发感染与急性肝功能衰竭患者死亡预后相关。因此在急性肝功能衰竭治疗过程中，除对症用药，还需积极预防肝性脑病、肝肾综合征、上消化道出血及继发感染的发生。而对于需进行人工肝治疗的患者，因其单次治疗费用较贵，且需多次治疗才能达到疗效，在治疗前需耐心、细致地向患者及家属介绍人工肝的治疗目的、操作方法、效果及安全性，并向其介绍典型病例，增强治疗信心。

（邵小平　唐雯琦）

参考文献

［1］葛均波,徐永健,王辰.内科学［M］.9版.北京:人民卫生出版社,2018.
［2］龙黎明,吴瑛.内科护理学［M］.6版.北京:人民卫生出版社,2017.
［3］中华医学会感染病学分会肝衰竭与人工肝学组,中华医学会肝病学分会重型肝病与人工肝学组.肝衰竭诊治指南（2018年版）［J］.中华肝脏病杂志,2019,27(1):18-26.

病例 5 ▶ 腹腔高压和腹腔间室综合征

　　患者男性，72 岁因术后腹壁小肠瘘、切口疝入院，于全麻下行腹壁肠瘘及部分小肠肠断切除术＋切口疝无张力修补术，术后收入 ICU。

　　目前镇痛、镇静，经口气管插管，呼吸机辅助通气 CPAP 模式，PS 15 cmH$_2$O，PEEP 8 cmH$_2$O，吸入氧浓度 40% 支持中。T 37.1℃，P 107 次/分，R 26 次/分，BP 112/62 mmHg，氧饱和度 95%，间接腹腔压 18 mmHg。查体：镇痛、镇静，可唤醒。两肺呼吸音粗，两肺哮鸣音。腹胀，无压痛、反跳痛，腹腔引流管见棕色液体，予腹带加压包扎中，肛管留置减压中。

问题 1　该患者出现腹腔高压症状，请问腹内压、腹腔高压、腹腔间室综合征、腹腔灌注压的定义分别是什么？

　　答：腹内压（intra-abdominal pressure，IAP）是指腹腔内的稳态压力。正常人腹内压接近大气压，为 5～7 mmHg，或受生理因素如咳嗽、肥胖等影响有所波动。

　　持续或反复的腹内压病理性升高≥12 mmHg 为腹腔高压（IAH）。

　　持续性腹内压≥20 mmHg 伴或不伴腹腔灌注压＜60 mmHg 并有新发生的器官功能不全或衰竭为腹腔间隔室综合征（ACS）。

　　腹腔灌注压（APP）＝平均动脉压－腹内压。

问题 2　腹腔高压如何分级？

　　答：IAH 的分级：Ⅰ级，IAP 12～15 mmHg；Ⅱ级，IAP 16～20 mmHg；Ⅲ级，IAP 21～25 mmHg；Ⅳ级，IAP＞25 mmHg。

问题 3　什么情况下要怀疑腹腔高压或腹腔间室综合征？

　　答：腹部创伤、腹膜炎、急性胰腺炎、腹主动脉瘤破裂患者，严重脏器功能不全，24 小时内液体复苏量达 3～4 L 的患者。

问题 4　腹腔高压和腹腔间室综合征的主要危险因素是什么？

　　答：主要危险因素包括肠腔内容物增加、腹腔内容物增加、腹壁顺应性降低、毛细血管渗漏/液体复苏等。

问题 5　造成腹腔压增加的病因有哪些？

　　答：任何引起腹腔内容量增加或腹腔容积相对减小的因素都可导致腹内压增加，可分为两大类：

　　（1）腹壁因素：腹部深度烧伤焦痂对腹腔的缩迫、腹壁的缺血和水肿、巨大腹壁疝修补术后勉强关腹等所导致腹壁顺应性降低。

（2）腹腔因素：主要是腹腔内容量的增加，如腹腔内大出血、器官严重水肿、胃肠扩张、肠系膜静脉栓塞、腹腔积液或积脓、腹腔内大量纱布填塞止血等。需要大量液体复苏如大面积烧伤、重症胰腺炎、出血性休克等患者，均可能出现腹内压增高。

问题 6　腹腔压测量的方法有哪些？最主要的方法是什么？如何进行？

答：腹腔压间接测量方法有经膀胱测量、经胃测量、经上下腔静脉测量、经直肠测量、经腹围测量、无创测量等。

膀胱测量法与腹内压有良好的相关性，技术操作简便、创伤小、可重复操作性强、测量结果准确，已成为腹内压测量的主要方式。

具体方法：

（1）测压管读数法：①患者取平卧位，经尿道置入 Forley 导尿管；②连接三通、测压管；③排尽空气使测压管与大气相通，调节三通使尿管和测压和管路相通；④当测压管的液面有轻微波动而不再下降时患者呼气末油压管内液面凹面所对的刻度数字即为腹内压。

（2）压力传感器显示法：①患者取平卧位，经尿道置入 Forley 导尿管；②排空尿液后注入 25 mL 生理盐水，连接测压器；③以髂嵴腋中线为零点；④呼气时测压，即记录数值，测压时暂停呼吸机的使用。

问题 7　腹腔高压和腹腔间室综合征主要治疗方法是什么？

答：一般来说，可以尝试任何可能有助于改善腹壁顺应性或纠正液体正平衡的方法来减少 IAH 恶化，但是一旦怀疑或明确地做出 ACS 诊断，应该迅速进行手术减压。

当临床患者出现腹腔压力增高时，IAP≥12 mmHg，即开始使用内科保守治疗来降低腹内压，同时至少每 4～6 小时评估 1 次腹内压，尽量维持 IAP≤15 mmHg。可将患者临时处于仰卧位，并从减少肠腔内容物、减少腹腔内容物、提高腹壁顺应性、液体管理和合适的全身灌注等 5 个方面采取措施。

如果非手术方法不能有效控制 IAP，患者腹腔压力持续升高，出现 ACS，患者则需要尽快手术并行腹腔开放。手术减压既可改善内脏灌注，又可与腹腔开放、负压吸引治疗相结合，减少向血流的传播，从而可能减轻脓毒症发生，改善器官功能。一般来说，腹腔开放后，如果情况稳定、无明显感染应该尽早关闭腹腔。

专家评析

本病例患者表现为术后腹胀，测间接腹腔压为Ⅲ级高压，也因此影响其呼吸状况。

腹腔高压会对患者的呼吸力学及血流动力学造成显著影响。12 mmHg 的腹腔压力在呼吸力学方面，降低呼吸系统顺应性，增加平台压；在血流动力学方面，加快心率，升高平均动脉压、CVP、SVR、SVV，降低 SV。有研究显示腹腔高压持续时间与机械通气时间、CRRT 时间及 ICU 住院时间均呈正相关关系，是与腹腔高压危重症患者 60 天死亡相关的独立危险因素，并且与死亡风险之间存在线性变化趋势。因而应尽早识别并快速干预腹腔高压的病因。

（邵小平　唐雯琦）

参考文献

［1］ 江利冰,张茂,马岳峰. 腹腔高压和腹腔间隔室综合征诊疗指南(2013 版)［J］. 中华急诊医学杂志,2013;39(7):1190 - 1206.

［2］ 白琳,史颜梅,周雅婷,等. 腹内压测量的研究进展［J］. 护理学杂志,2016,31(11):109 - 112.

第五节　出凝血系统

病例 1 ▶ 弥散性血管内凝血

　　杨某某,女,32 岁,因孕足月,分娩先兆,查骨及软产道未见明显异常,宫口开 3 cm 后送分娩室待产,于 5 月 6 日 5:15 侧切分娩一活婴,产后宫缩乏力,阴道流血多,手取胎盘破碎娩出,胎盘粘连植入不除外,后阴道流血进行性增多,给予宫腔球囊压迫止血。患者后出现意识淡漠,随即入手术室抢救,患者在手术室连接心电血氧监护过程当中突然意识丧失,呼之不应,给予胸外心脏按压,气管插管后,于 6:48 恢复自主心律。后凝血功能回报弥散性血管内凝血。随后阴道流血逐渐增多,出血难以控制,宫腔球囊保守治疗失败,取出宫腔球囊,后行全子宫切除＋左输卵管切除＋阴道填塞术。目前考虑胎盘粘连(不除外植入),产后出血。呼吸机辅助通气,SIMV 模式,吸入氧浓度 50%,PSV 8 cmH$_2$O, PEEP 4 cmH$_2$O,监护显示:HR 113 次/分,有创动脉压 89/40 mmHg,指脉氧饱和度 100%,查体神志不清,刺痛无反应,双侧瞳孔等大正圆,直径 5 mm,对光反射迟钝,口唇苍白,双肺呼吸音粗糙,未闻及干湿啰音,心音整,未闻及病理杂音,腹部明显膨隆,触软,未及肌紧张,留置腹引,引出血性液体,阴道少量流血,周身皮肤黏膜苍白,四肢无明显水肿。实验室检查:凝血酶原时间(PT),D-二聚体时间(DD),纤维蛋白原降解产物,活化部分凝血活酶时(APTT)均测不出。病程中总输血量:悬浮红细胞65 U、血浆 8 800 mL、冷沉淀 100 U、血小板 3 治疗量、洗涤红细胞 5 U。在 ICU 治疗后,产妇病情逐渐稳定,心率、血压恢复正常,凝血功能恢复。

> **问题 1**　根据病例,该患者属于产后引起的弥散性血管内凝血(disseminated intravascular coagulation, DIC),DIC 主要的诊断标准是什么?

　　答:DIC 至今还没有统一的诊断标准,文献中有许多不同的诊断标准(表 2 - 20)。DIC 是一种临床综合征,是疾病进展的病理过程,主要表现为严重出血、血栓栓塞、低血压休克以及微血管病性溶血性贫血,发病急、凶险,病死率高。近几年欧美和日本专家相继制定出 DIC 的诊治指南和共识,由于其临床表现多样,治疗个体化差异较大,DIC 的诊断标准存在较大争议。DIC 的诊断不能单纯地依据实验室的检测标准,必须存在基础疾病,在有基础疾病的情况下,再结合实验室检查才能做出正确的诊断,早期诊断 DIC 可以快速启动相应的治疗,改善患者的预后。然而 DIC 的诊断尚无金标准,各个诊断标准的具体参数也存有争议,因此,充分理解 DIC 的病理生理机制对于选择恰当的实验室指标进行诊断及早期干预就显得更为重要。2012 年中华医学会血液学分会又发布了多学科专家制定的"DIC 诊断与治疗中国专家共识"。

表 2-20 DIC 诊断标准

存在引起 DIC 基础疾病且有下列一项以上临床表现	实验室指标同时有下列三项以上异常
1. 多发性输血倾向 2. 不宜用原发病解释的微循环衰竭和休克 3. 多发性微血管栓塞的症状、体征	1. PLT<100×10⁹/L 或进行性下降 2. 血浆纤维蛋白原含量<1.5g/L 或进行性下降,或>4g/L 3. 血浆 FDP>20 mg/L,或 D-二聚体水平升高或阳性 4. PT 缩短或延长 3 s 以上,或 APTT 缩短或延长 10 s 以上

注:PLT 为血小板;FDP 为尿纤维蛋白(原)降解物;PT 为凝血酶原时间;APTT 为活化部分凝血活酶时间。

问题 2　DIC 如何分期?

答:DIC 可分为高凝血期、消耗性低凝血期、继发性纤溶期,但实际上 DIC 是一个连续且呈恶性循环的过程,具体到患者很少有截然的分界线,常常重叠。

高凝期又称为血栓期,为 DIC 发展的早期。该期的主要机制为凝血系统被激活后,循环血液中出现凝血酶,使纤维蛋白原转变成纤维蛋白单体及多聚体,所以多数患者血中凝血酶含量增多。由于凝血系统被激活,广泛形成微血栓,导致微血栓的形成,临床上主要变现为血栓的形成和微循环障碍,如花纹皮肤,肢端发绀,出血倾向不明显。

消耗性低凝血期又称为 DIC 中期。此期表现为大量微血栓形成使纤维蛋白原和其他凝血因子大量消耗而使血液浓度降低。此期有出血症状,常与微循环衰竭并存,由于凝血系统被激活和微血栓的形成,凝血因子、血小板因消耗而减少,此时常伴有继发纤溶。所以有出血的表现。

继发性纤溶期又称晚期 DIC,在凝血酶及 XIIa 的作用下,纤溶酶原活化素被激活,从而使大量纤溶酶原变成纤溶酶;此时又有纤维蛋白降解产物(fibrin degradation products,FDP)的形成,它们均有很强的纤溶和(或)抗凝作用,所以此期出血十分明显。

问题 3　DIC 临床表现是什么?

答:(1) 出血倾向:DIC 的出血发生率在 84%～95%,且出血多为自发性,持续性渗血,出血部位可遍及全身,经常导致一个或者多个器官功能障碍,多见于皮肤,黏膜、牙龈、伤口及穿刺部位,其次为某些内脏的大出血可表现为咯血,呕血,血尿,黑便和颅内出血,出血表现明显并持续进展。常规止血治疗措施及单纯输血或凝血因子补充等措施效果不显著。

(2) 休克或微循环衰竭,常可见肢端发绀或坏死。

(3) 微血管血栓形成:血管内血栓形成,伴有不同程度的缺血和坏死,并和器官功能障碍密切相关。

(4) 微血管病溶血。

(5) 其他。

问题 4　该患者的 DIC 的治疗方案是什么?

答:(1) 去除病因:失血过多的患者给予输入新鲜血液;在患者出现活动性出血、需要侵入性操作、不治疗会出现严重出血等情况时进行替代治疗;血小板严重降低以及凝血酶原降低的,应给予积极输入血小板、新鲜血浆及冷沉淀,目的是替代消耗的血小板。要纠正凝血障碍可能需要大量血浆,但大量补充血浆仍不可取,因为补充的血浆中可能含有的即使是微量的活化凝血因子也可对 DIC 患者有害。另外,这些提高了凝血因子浓度的血浆中只包含了有限的几种凝血因子,而在 DIC 中,所有凝血因子都会减少。

（2）抗凝治疗:抗凝的目的是阻止凝血系统过度活化,重建凝血-抗凝平衡、中断 DIC 的病理过程。肝素可部分抑制全身感染等引起的 DIC 的凝血系统激活,但肝素治疗对有出血倾向的 DIC 患者的安全性也有争议。大部分 DIC 患者应该用肝素预防以阻止静脉血栓形成,使用低剂量肝素即可达到这种效果。低分子量肝素可用于 DIC 患者,DIC 患者对低分子肝素有良好耐受性,并可以取得有益的治疗效果。

（3）针对患者休克进行液体复苏。如果患者的血压无好转,需微量泵入血管活性药物,同时需进行动脉压力监测。严密观察患者神志、精神状况的改变,留置尿管准确记录每小时尿量,观察患者皮温及四肢末梢循环情况。

（4）给予肝素抗凝治疗,DIC 高凝期时早期、小剂量使用肝素是救治的有效措施,但继发纤溶亢进时使用肝素抗凝会加重出血的风险。

（5）对于感染患者采用针对性抗生素进行治疗。

（6）针对肾脏功能衰竭患者,需尽早行持续血液净化治疗。

（7）加强营养支持治疗。

（8）维持水电解质及 pH。

问题 5　凝血因子的作用有哪些?

答:凝血因子是参与血液凝固过程的各种蛋白质组分,它的生理作用是,在血管出血时被激活,和血小板粘连在一起并且补上血管上的漏口,该被称为凝血（表 2-21）。整个凝血过程大致上可分为两个阶段,即凝血酶原的激活和凝胶状纤维蛋白的形成。

表 2-21　常用凝血因子及其作用

凝血因子	常用名	作　用
I	纤维蛋白原	形成纤维蛋白凝胶
II	凝血酶原	维生素 K 依赖,形成凝血酶
III	凝血酶原酶、组织因子	因子 VII 的辅因子
IV	钙因子、钙离子	多种因子的辅因子
V	易变因子	因子 X 的辅因子
VII	稳定因子	丝氨酸蛋白酶激活因子 X
VIII	抗血友病 A 球蛋白（AHG）	因子 IX 的辅因子、加速因子 X 的生成
IX	血浆凝血活酶成分	丝氨酸蛋白酶激活因子 X
X	stuart-power 因子	丝氨酸蛋白酶激活因子 II
XI	血浆凝血活酶前质	丝氨酸蛋白酶激活因子 IX
XII	接触因子	丝氨酸蛋白酶激活因子 IX 及 PK
XIII	纤维蛋白稳定因子	纤维蛋白交联稳定转谷氨酰胺酶

问题 6 对于 DIC 患者血管保护我们护理上应该做哪些？

答：DIC 患者病情危重，检查项目繁多，采血操作频繁，多种因素可导致血管内皮细胞受损，局部血小板凝集，血管壁通透性增强，中膜层出现白细胞浸润的炎症改变，同时释放组胺，使血管发生收缩、痉挛等，造成持续静脉高压，出现毛细血管渗透性增高，纤维蛋白漏入毛细血管周围间隙，妨碍营养物与代谢废物交换从而诱发危重患者出现严重并发症。因此，ICU 护士在实施静脉输液时必须加强对 DIC 患者血管内膜的保护。

操作者应提高操作熟练程度，减少穿刺次数，减少并发症、更好的使用通道器材。护士必须增强血管保护的意识，正确选择穿刺通路，减少不必要的重复采血，采血中严格掌握采血量，以达到满足检查需要又节省患者血液的目的；采血时，采用密闭采血系统将初始血样重新输回患者体内，有利于减少采血量、降低输血需要量。

问题 7 如何预防 DIC 患者累及多脏器衰竭？

答：DIC 广泛的微血栓形成导致器官缺血而发生功能障碍，严重者甚至发生衰竭。累及的器官有肾（临床表现为少尿、蛋白尿、血尿等）、肺（表现为呼吸困难、肺出血）、肝（黄疸、肝功能衰竭）、肾上腺皮质出血及坏死造成急性肾上腺皮质功能衰竭，垂体微血栓引起的垂体出血、坏死，导致垂体功能衰竭，重点是加强多器官功能衰竭的预防，早期诊断和早期治疗。器官功能损伤，需要尽可能地进行预防。与肾脏类似，机体其他器官的衰竭过程也表现出类似的特点。各个器官如肝脏、肺、心脏等均有强大的代偿能力，因此均应在脏器未表现出功能不全时即积极预防。创伤抢救的黄金时间，重症感染的早期复苏，肺保护性通气策略，保证组织器官的灌注等措施均是预防器官功能损伤的重要方法。在器官出现功能障碍之前，予以恰当的措施避免损伤，监测动脉压、CVP、心排出量、血氧饱和度、生命体征、心电图变化等。观察患者的呼吸道是否通畅，有无呼吸困难、发绀、血氧饱和度下降。若患者发生呼吸衰竭，应给患者呼吸机辅助呼吸，保证机体组织氧的供应，减少酸中毒的发生，并做好呼吸机参数的观察记录，如潮气量、呼吸频率、气道压力。按医嘱 4 h 抽血检验血气分析 1 次。早期诊断肾衰竭十分重要，因此要重点观察患者的尿量和常规化验，记录患者每小时尿量，监测 BUN、血清肌酐的动态变化、监测 CVP、心率的变化；如果血压下降、CVP 低、心率快，说明血容量不足。对已补足血容量仍少尿或无尿患者，要及时查找原因。补液应在 CVP 监测下进行，保持 CVP 测压管通畅，如血 BUN 升高明显，要做好血液透析的准备，及早血液透析，保护和促进肾功能恢复。持续吸氧，纠正缺氧，保持水电解质及酸碱平衡。

问题 8 对 DIC 患者，护士应重点观察哪些临床指征？

答：对患者生命体征进行严密监测，并且要加强对其意识状态、瞳孔反射的观察，准确记录尿量及尿液颜色、性状、出血症状，观察出血部位的出血量、注射部位渗血以及是否存在颅内出血、泌尿道出血、便血、呕血；观察是否存在微循环障碍，患者肢端是否发绀、发凉，观察是否存在高凝及栓塞症状，采血时血液迅速凝固需警惕高凝状态；观察患者是否存在黄疸和溶血症状；遵医嘱给予对症治疗，按时正确给药，严格掌握用药剂量，预防并发症，加强实验室指标监测，维持静脉通路畅通，积极纠正酸中毒，维持血压和水电解质平衡，对出凝血时间进行定期监测，使用肝素钠过程中，应遵医嘱应用新鲜凝血因子，同时注意观察有无出现输血反应；静脉穿刺部位应酌情增加按压时间，口腔及吸痰护理动作应轻柔。

专家评析

本病例表现为产后宫缩乏力、胎盘粘连植入不除外导致的产后出血，患者的实验室检查提示发生了弥散性血管内凝血。

在护理上应密切关注患者生命体征、出血情况，以及是否存在颅内出血、泌尿道出血、便血、呕血。观察是否存在微循环障碍，患者肢端是否发绀、发凉，观察是否存在高凝及栓塞症状，尿量监测也十分重要，准确记录患者每小时尿量，根据尿量、血压情况调整输液速度。建立至少2~3条静脉通路，ICU护士在实施静脉输液时必须加强对危重患者血管内膜的保护。

严格遵循医嘱为患者输入新鲜血以及成分血、冷沉淀凝血因子等，保证患者体内循环血量正常，保证呼吸通畅，以减轻肺水肿并改善脑缺氧状态。

在DIC患者的治疗过程中，根据DIC发展阶段合理使用肝素。抢救过程中严格无菌操作，多器官衰竭是DIC患者死亡的常见原因，因此治疗过程中应密切关注患者各项生命体征，包括患者意识、血压、脉搏、瞳孔等变化情况，若发现异常情况，及时上报医生处理，同时治疗过程中注意保暖。

（王晶）

参考文献

［1］王自军，朱丽丽，孟盈，等.ICU深静脉血栓形成高危患者DVT发生的危险因素分析[J].临床急诊杂志，2020，167(5)：62-66.

［2］谢剑锋，邱海波.急性肾损伤病理给我们的启示：器官衰竭的预防[J].中华重症医学电子杂志，2017，3(3)：166-168.

［3］肖静.弥漫性血管内凝血(DIC)的护理措施[J].世界最新医学信息文摘，2019，19(101)：320-321.

［4］魏雅萍，徐斌.产科弥漫性血管内凝血临床护理效果[J].中国卫生标准管理，2016，7(24)：242-243.

病例 2 ▶ 急性出血性疾病

患者女性,23 岁,复合外伤 3 小时入院,一般状态差,神志清,贫血貌,双肺呼吸音清,心律齐,心音听诊纯正,未听及病理性杂音,腹平软,无压痛、反跳痛及肌紧张。四肢活动良,双下肢无水肿,左下肢外旋,左小腿外侧可见约 15 cm 开放性创伤,左踝骨外侧可见约 10 cm 开放性创伤,左臀部可见长约 15 cm 弧形开放性创伤。会阴自阴阜至右侧大阴唇完全裂开,持续渗血。入院诊断:会阴裂伤;多发外伤、骨折;失血性休克。患者入院后行急诊手术治疗,目前情况:患者目前意识不清,GCS 评分 3 分,查体:T 36 ℃,P 98 次/分,BP 78/38 mmHg,R 18 次/分,双侧瞳孔散大,直径 5 mm,对光反射不存在。患者外伤较重,失血较多,目前存在失血性休克,凝血功能较差,有严重贫血,给予血管活性药物维持血压,保证组织灌注,输注同型红细胞、血浆及冷沉淀,积极纠正贫血,改善凝血功能。现患者 PT 29 秒,APTT 72 秒。

问题 1　急性出血性疾病的临床表现有哪些?

答:出血性疾病是指由于遗传性或获得性原因,导致患者止血、凝血及纤维蛋白溶解机制的缺陷或抗凝机制异常所致的一组疾病,是人体功能发生障碍引起的皮肤、黏膜、内脏自发性出血不止的情况,包括急性创伤性出血、非创伤性出血和手术及侵入性操作导致的出血。该病多由遗传、血小板异常、凝血因子异常、血管因素异常等因素造成。急性创伤性凝血功能障碍和创伤性凝血病,大出血是创伤患者入院后早期死亡的首要原因,后期主要是严重颅脑损伤、脓毒症以及多器官功能衰竭。创伤、大出血导致的低体温,酸中毒,凝血病被称为死亡三联征。

对于出血性疾病进行评估时,患者的出血病史,家族史、症状要详细了解,并仔细检查患者的出血体征。这些对于患者的诊断非常重要。但确诊或排除出血性疾病大多需经实验室检查。临床上一般按发病机制将出血性疾病分为血管异常、血小板异常和凝血异常三大类。按出血的部位,一般将出血分为皮肤黏膜出血、深部组织出血和内脏出血。目前临床上治疗出血性疾病不但要采取有效的治疗方式,还需具备良好的护理干预以促进患者身体恢复。重症患者常由于原发病或者医源性因素导致凝血功能障碍,最常见的包括:肾功能的损伤、肝衰竭、创伤、出血、输液相关的凝血因子稀释、抗凝药物、抗血小板药物、主动脉球囊反搏、体外膜肺氧合、血液滤过等等。

问题 2　出血性疾病的发病机制是什么?

答:出血性疾病的发病机制包括血管本身异常和血管外因素异常引起出血性疾病。过敏性紫癜,维生素 C 缺乏症,遗传性毛细血管扩张症等为血管本身异常所致;老年性紫癜,高胱氨酸尿症等为血管外异常所致。血小板异常血小板数量改变和黏附、聚集,释放反应等功能障碍均可引起出血;特发性血小板减少性紫癜,药源性血小板减少症及血小板增多症等,均为血小板数量异常所致的出血性疾病;血小板无力症,巨型血小板病等为血小板功能障碍所致的出血性疾病。

凝血异常也是出血性疾病的诱发因素,凝血因子异常包括先天性凝血因子和后天获得性凝血因子异常两方面,如血友病甲和血友病乙均为染色体隐性遗传性出血性疾病,维生素 K 缺乏症,肝脏疾病所致的出血大多为获得性凝血因子异常引起的。

问题 3　正常的凝血及止血机制是什么?

答:机体凝血系统包括凝血和抗凝两个方面,两者间的动态平衡是正常机体维持体内血液流动状态和防止血液丢失的关键。机体的正常凝血,主要依赖于完整的血管壁结构和功能,有效的血小板质量和数量,正常的血浆凝血因子活性。抗凝系统不仅包括抗凝因子,还包括纤溶系统。局部血管收缩血小板聚集形成血小板血栓,通过纤维蛋白交联形成稳固的止血血栓,其中血管收缩和血小板聚集称为一期止血机制,血液凝固称为二期止血机制,常用评价指标为PT、APTT、TT、FIB 等。两种止血机制异常引起的出血表现是不同的。

问题 4　患者发生急性出血时的紧急处理有哪些?

答:对于急性出血的患者救治流程不尽相同,应在"以患者为中心"的原则指导下不断完善创伤急救流程。半数以上的 ICU 患者出现不同程度的止血功能障碍,患者可出现的表现为轻度的皮肤青紫到各种致死性的内脏出血、颅内出血,因此了解患者的基础疾病,以及出血的诱发因素十分重要。患者出血时应尽早识别出血的部位,甄别是多部位还是全身性的出血,确立大出血应急方案。此外,ICU 的患者入科室前应常规进行血常规、凝血检测、化验,抽取血标本时最好从外周静脉抽取,避免肝素混入血标本。及时、有效的输血是改善 ICU 患者贫血最直接有效的治疗措施。输血可提高贫血患者的血氧含量,改善贫血症状,然而输血率高不仅增加成本,又易引发输血不良反应及各种并发症,因此输血阈值的选择对患者的临床及预后有着重要影响。专家委员会推荐病情危重,但临床状态稳定的重症监护患者限制性红细胞输注阈值为 70 g/L。如早期复苏无效的低血压患者可使用血管活性药物来维持目标血压。此外,创伤患者的病死率高,应警惕后期的血液高凝状态和血栓形成预防脓毒症的发生。

问题 5　出血性疾病的诱因是什么? 常伴随的疾病是什么?

答:常常被忽视的诱因常有以下几种因素:

(1)药物可引起血管性紫癜、免疫性或非免疫性血小板减少症和获得性血小板功能异常。随着阿司匹林、氯吡格雷等抗血小板药物的应用,血小板功能过度抑制引发的出血日渐增多,出血性疾病不仅会出现严重的症状,还会出现流血不止的现象,出血会使血管出现血肿,压迫血管,进而导致血管坏死,如果压迫到神经,就会导致局部肢体的疼痛。

(2)感染因素。例如:有些病情稳定的免疫性血小板减少症的患者在病毒感染后血小板减少加剧伴出血。手术、外伤如果出血程度与损伤程度不符,提示凝血障碍或严重血小板减少。

(3)自发性出血:常提示较严重的出血性疾病,例如重型血友病和血小板严重减少,常伴发出血倾向的疾病有重症感染、肝脏、胆道和胃肠道疾病、肾脏疾病和糖尿病等。

问题 6　患者的输血安全如何管理?

答:输血中的安全管理保障了患者救治的关键环节,输血不仅可补充血容量,纠正失血性休克,还能补充凝血因子及红细胞,改善凝血障碍及急性缺氧,因此对输血安全的管理至关重要。首先,由临床医师在输血过程中承担输血前、输血中评估,在患者输血后留取化验,评估输血后治疗效果;其次,输血前必须进行乙肝表面抗原、丙肝抗体、梅毒抗体、艾滋病抗体和谷丙转氨酶监测,在《输血治疗同意书》患者/家属(授权)签字后方可开始给患者输血;再者,定完善的科室管理制度,针对科室的用血情况进行严格、规范的管理。最后,加强输血不良反应的观察。

不管是全血还是成分血的输注,血液中都要加入抗凝剂——枸橼酸钠。由于枸橼酸钠形成的枸橼酸根可与钙离子螯合,使游离的钙离子减少,会出现低血钙现象,而钙的含量较少,又会使凝血因子的激活受到影响;同时,抗凝剂会抑制白细胞、吞噬细胞、补体的作用;红细胞的破坏又会使大量的钾释放出来,因此,大量输注血制品还会使钾离子迅速升高,可能引起高钾性代谢性碱中毒。输血的温度和速度还会引起输血反应、过敏反应,所以在输血过程中并发症的预防也是非常重要的。

问题 7　急性出血患者血管活性药物的应用管理有哪些?

答:血管活性药物能够改善血压、改善心排血量、改善微循环,具有特殊性,微小剂量的变化即会对患者产生严重的后果,因此,提高患者使用血管活性药物的安全性十分重要,具体措施为:

(1) 微量泵操作时采用双注射泵更换、换药期间不准随意中断泵入药物,要求提前配好备用药物,剩余 2～3 mL 时及时准确更换。

(2) 微量泵使用过程中加强巡视,避免受压、打折现象。

(3) 低输注速率者,可将药液稀释,泵入的速度增加。

(4) 静脉通路发生回血时,处理回血严禁按微量泵快进键,应用另一支注射器将液体回抽,再用生理盐水冲注。

(5) 停用血管活性药物时应回抽管内残液后封管或更换其他输注液体。

(6) 稳妥固定微量泵。

(7) 微量泵应避免垂直移动,尽可能采用平行移动方法。

(8) 设置并制作药物提示标识。

(9) 频繁测量血压会引起患者不适,甚至造成患者肢体缺血缺氧,因此应持有创动脉血压监测将患者血压以波形的形式显示在监护仪上,以便连续、动态观察患者血压波动情况。

(10) 针对血流动力学不稳定患者,实行有创血压监测及间断无创血压监测的方法关注患者的血压情况,根据患者的血压情况调整血管活性药物的用量,维持患者血流动力学的稳定。

专家评析

该患者为急性创伤性出血导致的失血性休克。急性出血的患者救治流程不尽相同,该患者手术治疗后转入 ICU 病房,在了解基础疾病及出血的诱发因素后,应尽早识别出血部位,甄别是多部位还是全身性的出血,手术切口处有无渗血,各引流管有无血性液体。要严密监测患者生命体征、落实好基础护理。尽量减少导致出血的创伤性检查和处置,保持呼吸道通畅,避免不必要的吸痰,以免造成黏膜损伤。

及时、有效的输血是改善 ICU 患者贫血最直接有效的治疗措施,创伤患者的病死率高,应警惕后期的血液高凝状态和血栓形成预防脓毒症的发生。

目前临床上治疗出血性疾病不但要采取有效的治疗方式,良好的护理干预可以促进患者身体恢复。患者发现全身多发部位出血时会产生恐惧心理,应予耐心地解释、安慰和鼓励也是必不可少的。

(王晶)

参考文献

[1] 董航,谢秀巧,黄雪原,等.患者血液管理国际专家共识(2018年)的主要推荐及其启示[J].中国输血杂志,2019,32(12):1292-1298.

[2] 血凝酶在急性出血临床应用专家组.血凝酶在急性出血性疾病中应用的专家共识[J].中华急诊医学杂志,2018,27(2):137-140.

[3] 赵永强.出血性疾病的诊断思路[J].中国实用内科杂志,2017,37(5):369-372.

[4] 岳茂兴,梁华平,都定元.急性创伤性凝血功能障碍与凝血病诊断和卫生应急处理2016专家共识[J].中华卫生应急电子杂志,2016,2(2):197-203.

病例3 ▶ 双下肢血栓

患者男性,66岁,患者14小时前驾驶农用三轮车被大货车撞伤,伤及头面部、胸部、腹部及左足。伤后2小时就诊于本院,清创缝合,留置导尿,全身多处擦伤,双肺呼吸音粗,心率齐,左下肢敷料包扎固定中,双下肢皮温凉,右下肢见皮下瘀斑,双下肢均未触及动脉搏动,左足及小腿包扎中。既往有双下肢发冷,跛行。患者入院第2天出现右下肢麻木、发冷,足背动脉搏动微弱,行彩超检查,检查显示"双下肢深静脉血栓形成"。考虑血管栓塞引起双下肢坏死,危及生命可能。患者现镇静镇痛中,呼吸机辅助通气,T 36.0℃,心电监护示:HR 89次/分,BP 175/103 mmHg,SpO$_2$ 100%。双下肢散在张力性水泡,化验提示:PT 13.70,APTT 26.20,FIB 257.00 mg/dL,D-二聚体:1.99 mg/L。

问题1 根据病例,该患者属既往有双下肢静脉血栓。静脉血栓栓塞症(VTE)的形成原因及表现是什么?

答:VTE是一种受遗传因素和环境因素影响的多基因、多因素疾病,在无任何危险因素存在的情况下也可发生VTE。血栓是血管里的血液成分发生了聚集,形成团块,影响了血流的流动。血栓有动脉血栓和静脉血栓两种,静脉血栓在不同阶段可以表现为深静脉血栓(DVT)。大多数VTE患者都存在可引起血栓形成的病理、生理改变的危险因素,其主要原因是患者的静脉壁损伤、血流缓慢和血液高凝状态。危险因素包括原发性因素和继发性因素,其中继发因素占大部分。研究表明增强意识、及时识别、常规评价患者有无VTE高危因素存在,有助于诊断以及采取相应的预防措施,减少VTE发生。血流缓慢、静脉内膜损伤、血液高凝状态是DVT形成的三大高危因素,且临床观察发现,任何一种单一的因素都不足以导致DVT的形成,必须是多因素的共同影响。VTE的患者的由于重力作用,下肢血流缓慢,易淤滞,易形成血栓,因此腿部DVT最常见也最重要。小腿DVT血栓小,通常无明显症状,下肢近端静脉DVT分支少,血栓大,常伴有疼痛及压痛,久站或者行走时候疼痛加重,会出现腓肠肌压痛Homans阳性征,同时会伴有肿胀严重的肿胀会导致患肢动脉痉挛。早期特征性的表现有患侧下肢肿胀、疼痛及不明原因的低热等,慢性期会出现浅静脉曲张、皮下静脉突出,若出现感染、如蜂窝组织炎、淋巴管炎时会出现高热现象。DVT发生后可因血栓脱落导致肺栓塞(PE),DVT和PE两者合称为静脉血栓栓塞症,VTE是一种严重的甚至是致命的无形杀手。

问题2 哪些医源性和环境相关因素可导致DVT?

答:重症监护病房DVT的发生率为9.7%～40%,且DVT的临床表现隐匿,约半数的患者缺乏DVT的临床表现。ICU的患者有多重DVT发生的危险因素,如病情危重,且常合并基础疾病,同时因病情需要,往往需要长时间卧床;其次,个人因素如高龄、肥胖、严重的颅脑外伤、腹部损伤、妊娠、败血症、心衰、恶性肿瘤,疾病均可导致患者的血液高凝状态;

此外,患者在 ICU 住院期间 DVT 的发生与机械通气、血管活性药物、镇静药物、中心静脉置管等治疗有着密切关系,但由于其起病初期无明显症状,发生率容易被忽视。ICU 危重病患者是 DVT 发生的高危人群,DVT 可导致严重的不良结果,尤其是肺栓塞,需引起临床足够的重视。

问题 3   DVT 的治疗措施有哪些?

答:针对 DVT 的治疗应区分轻重缓急。在疾病的急性期主要是控制 DVT 进展,防止 PTE 发生,和纠正血流动力学问题,一旦疑似 DVT 存在,只要没有禁忌证,就应该尽早给予肝素抗凝治疗。急性期后治疗主要以防止 DVT 进展和预防并发症为主,建议在 DVT 患者能耐受的情况下进行早期活动。与卧床相比,早期下床活动可使患者的疼痛和肿胀改善得更快。深静脉血栓患者穿用弹力袜可改善疼痛和肿胀,但长期穿用可能会抑制血栓增长并减少血栓后综合征。长期抗凝有助于减少深静脉血栓的复发以及血栓后综合征,对于简单因素如手术或制动导致的深静脉血栓,抗凝时间需持续 3 个月,对于特发性深静脉血栓,建议抗凝时间持续 6～12 个月。对于恶性肿瘤患者,低分子肝素优于华法林,建议用药时间为 3～6 个月。对于首次发作的深静脉血栓,但具有抗凝脂抗体或两项以上血栓形成危险因素,建议抗凝时间需持续至少 12 个月,而对于有两次深静脉血栓病史的患者,应终身抗凝治疗。

问题 4   DVT 患者同时伴有严重的肿胀会导致患肢动脉痉挛,如何测量下肢周径以预防患者动脉痉挛?

答:测量下肢周径时,嘱患者下肢平放,放松勿用力。测量步骤:①标记髌骨上缘和髌骨下缘,量取髌骨中点并标记(图 2-5①)。②标记髌骨中点向上 15 cm 和髌骨中点向下 10 cm(图 2-5②)。③皮尺上缘置于髌骨中点向上 15 cm 处,测量肢体周径并标记皮尺下缘(图 2-5③)。④皮尺下缘置于髌骨中点向下 10 cm 处,测量肢体周径并标记皮尺上缘(图 2-5④)。⑤同样方法测量对侧并记录。⑥测量时操作者沿标记线平放皮尺,皮尺紧贴皮肤,松紧度以皮肤不产生夹挤皱褶为度。⑦测量结束后用垫抬高患肢,要求患肢高于心脏水平 20～30 cm。⑧协助患者取舒适卧位,治疗卡上记录测量值。

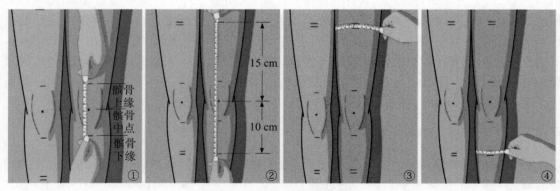

图 2-5   测量下肢周径的步骤

注意事项:①首次测量需同时测量患肢和健肢周径,以作对比观察,便于判断肢体肿胀程度。后续则重点关注患肢周径,计算患肢周径差并记录,测量时需同时记录患肢皮肤颜色、温度、足背动脉搏动,并倾听患者主诉。②定皮尺、定部位、定时间监测,用油性笔画出皮尺宽度的双线标记,便于固定皮尺摆放位置,严格按照标记位置测量。③告知患者平卧位并垫高患肢以利于肿胀消退。

答:正确识别 DVT 的危险因素,对住院患者进行风险预测,并采取积极有效的预防血栓形成具有重要意义。DVT 只有早发现、早预防、早治疗,才能减少患者住院时间,确保患者生命安全,从而促进临床护理质量改善。

弹力袜可减轻瘀血和水肿。使用弹力袜前首先抬高患肢,使静脉血回流;对长期卧床患者偏瘫肢体进行正确指导和协助患者床上活动,如踝泵运动等自主运动。气压治疗仪气囊随着压力的上升可对肢体进行大面积的挤压、按摩。加压时使静脉血管尽量排空、加速血液回流或流向周围毛细血管,使用前应排除患者有无禁忌证,使用过程中注意关注患者感受及并发症;肢体摆放合理且处于功能位也很重要,应避免在膝下垫硬枕和过度屈髋,静脉穿刺部位选择应尽量避免下肢穿刺。

在没有出血风险的情况下,遵医嘱,积极改善患者高凝状态。对于高血脂,高血糖患者进行早期干预,对于高危患者给予低分子肝素钠以抗血栓形成。

答:正确穿戴弹力袜已是公认的最为有效的物理预防方法。弹力袜凭借其外部压力抵消各种原因所致的静脉压力增高,防止深静脉血液经股静脉瓣返流入浅静脉,能促进静脉血回流心脏,缓解静脉高压,减轻静脉瓣膜所承受压力。然而不合适的袜子可引起压力性溃疡、动脉阻塞和坏死。在协助患者穿戴弹力袜时,应首先要取得患者的配合,确认患者双下肢皮肤没有伤口、皮炎、坏疽等问题;其次,暴露患者双下肢,测量好患者下肢周径,根据腿围选择适合的型号。穿弹力袜期间昼夜均穿着,至少每天穿戴 18 个小时,除非患者 DVT 发生风险减低;再者,穿戴弹力袜时至少每天检查皮肤情况 2～3 次,观察双下肢皮肤的颜色、温度以及足背动脉搏动的情况。最后,压力定位应在足踝处,保证袜子底部三角区对准足跟部,如果压力(踝部 18 mmHg、小腿 18 mmHg、膝盖 8 mmHg、大腿 10 mmHg、大腿根部 8 mmHg)的梯度定位不准确将影响静脉回流障碍,检查弹力袜是否穿着平整、有无下滑或者穿戴方式不正确等现象,如果患者出现皮肤瘙痒、皮疹应立即脱掉。

答:国外对 VTE 风险评估模型的研制已相对成熟,其中与 ICU 相关的 VTE 量表在国内已得到了验证。与国外 VTE 相对成熟的风险评估工具的研发水平比较,我国研究还处于起步阶段。VTE 的早期识别和预警可有效降低风险。国外已有诸多深静脉血栓风险评估模型,而国内的 VTE 的风险评估工作还处于初步探索阶段,现简单介绍几个常用量表(表 2 - 22～表 2 - 24)。

表 2 - 22　Cparini 风险评估量表

评 估 内 容	评 分
年龄 41~60 岁	1分
计划小手术	1分
肥胖（BMI>25 kg/m²）	1分
异常妊娠	1分
妊娠期或产后（一个月）	1分
口服避孕药或使用雌激素	1分
需要卧床休息的患者	1分
肠炎病史	1分
下肢水肿	1分
静脉曲张	1分
严重肺部疾病（1 个月内）	1分
肺功能异常，COPD	1分
急性心肌梗死	1分
充血性心力衰竭（1 个月内）	1分
败血症（1 个月内）	1分
大手术史（1 个月内）	1分
其他高危因素	1分
年龄 61~74 岁	2分
石膏固定（1 个月内）	2分
卧床（>72 h）	2分
恶性肿瘤（既往或现患）	2分
中央静脉置管	2分
腹腔镜手术（>45 min）	2分
大手术（>45 min）	2分
年龄≥75 岁	3分
VTE 病史	3分
VTE 家族史	3分
肝素诱导的血小板减少症	3分
其他先天性或获得性血栓症	3分
抗心磷脂抗体阳性	3分
凝血酶原 20210A 阳性	3分

（续表）

评 估 内 容	评 分
因子 V Leiden 阳性	3分
狼疮抗凝物阳性	3分
血清同型半胱氨酸升高	3分
脑卒中（1个月内）	5分
急性脊髓损伤（1个月内）	5分
择期下肢关节置换术	5分

注：1. 风险级别：低危：0～1分；中危：2分；高危：3～4分；极高危：≥5分。

2. 评估时机：患者入院2小时内完成评估，如遇急症手术等特殊情况，术后返回后完成评估，遇抢救等情况可延长至6小时内完成评估。低危患者每周评估一次；中危患者至少每周评估2次；高危及以上患者每日评估一次（每个住院患者都要评估）。

表 2-23 深静脉血栓危险因素评估（Autar 评分表）

项目	记分							
	0	1	2	3	4	5	6	7
年龄（岁）	10～30	31～40	41～50	51～60	61～70	70+		
体质指数（kg/m²）	体重过轻（16～19）	体重正常（20～25）	超重（26～30）	肥胖（31～40）	过度肥胖（41及以上）			
活动能力	能走动	运动受限（借助辅助物）	运动严重受限（需他人协助）	轮椅	完全卧床			
特殊风险		服用避孕药 20～35 岁	服用避孕药 35 岁以上	怀孕、产褥期				
创伤风险（术前）		头部创伤 / 胸部创伤	头胸部创伤 / 脊柱创伤	骨盆创伤	下肢创伤			
手术风险（术后）		小手术（<30 min）	大手术	急诊大手术 / 泌尿系手术 / 胸部手术 / 腹部手术 / 神经外科手术	骨科手术（腰部以下） / 脊柱手术			
现有高风险疾病		溃疡性结肠炎	镰状细胞性贫血；红细胞增多症；溶血性贫血	慢性心脏病	心肌梗死	恶性肿瘤	静脉曲张	既往深静脉血栓或脑血管损伤

注：1. 计分原则：评估表项目单选，以各项目的高分计入（如患者存在脊柱创伤、骨盆创伤，则以高分项骨盆创伤分值计入）。

2. 危险分级及护理指引：分值≤6极低危险，无需特别措施，尽早活动；分值7～10低危险（发生可能<10%），给予基础预防；分值11～14中等危险（发生可能11%～40%），给予基础预防＋抗血栓弹力袜＋下肢气压泵；分值≥15高危险（发生可能>41%），在中等危险措施基础上加用药物预防措施。

3. 评估频率：入院时、病情变化、手术后2小时内评估，≤6分无需再评，≤14分每周评估一次，≥15分至少每3天评估一次。

表 2-24　深静脉血栓 WELLS 评分表

临　床　特　征	得分
进展期的癌症(正在接受治疗,并处于治疗的前 6 个月内,或者已经有所缓和)	+1
瘫痪、轻度瘫痪或者近期内下肢行石膏固定	+1
近期内卧床>3 或者 23 周内接受过全身天局部麻醉的大手术	+1
沿深静脉分布区域有局部疼痛	+1
整条腿肿胀	+1
患侧小腿肿胀比健侧增大 3 cm(于胫骨粗隆下 10 cm 处测量)	+1
凹陷性水肿仅出现于患侧腿	+1
建立浅表静脉的侧支循环(非静脉曲张性)	+1
做出其他诊断的可能性等于或大于深静脉血栓	+1

注:高度怀疑:≥3 分;中度怀疑:1 分或 2 分;轻度怀疑:≤0 分。对于双侧下肢均出现症状的,取较重的一侧进行评估。

专家评析

　　本病例表现为深静脉血栓合并双下肢坏死,患者既往有"双下肢静脉血栓"因车祸外伤导致患者左足静脉壁损伤,静脉壁的损伤启动外源性凝血系统。活动的受限、肢体长期处于被动体位、手术、疼痛以及麻醉等因素均导致患者静脉血流的减慢或淤滞,创伤以及手术激活了一些组织因子和凝血因子附于血管壁,再加上失血引起的 AT-Ⅲ 和内生纤维蛋白原减少,血液处于相对高凝状态,导致血栓加重,带来一系列并发症。

　　重症护士处于 VTE 预防的第一线,90% 的肺栓塞患者血栓来自于下肢静脉,通过在 VTE 识别和风险评估、及时应用预防方法、为 VTE 患者提供重要的教育和心理支持等措施,这些熟练的护理干预可以挽救生命。

　　对于深静脉血栓高风险的患者,准确的评估必不可少,细心的观察与监测也十分重要,观察双侧下肢皮肤颜色、温度、感觉、肿胀及双侧足背动脉搏动,测量髌骨上缘以上 15 cm 和髌骨下缘 10 cm 处数据。患者长期卧床期间定时为其翻身,抬高其左侧下肢 20～30 cm,指导患者进行功能锻炼,采取股四头肌舒缩运动、踝泵运动、抬臀运动等锻炼方法。在药物的上可遵医嘱使用普通肝素、低分子量肝素、华法林、右旋糖酐预防深静脉血栓。

(王晶)

参考文献

[1] 中华医学会外科学分会. 中国普通外科围手术期血栓预防与管理指南[J]. 中华外科杂志,2016,54:321-327.

[2] 下肢深静脉血栓形成介入治疗护理规范专家共识[J]. 介入放射学杂志,2020,29(6):531-540.

[3] 丁颖,汤珏瑶,郭梅. 基于 Autar 量表的围生期深静脉血栓形成高危因素评估表的设计与应用[J]. 护理学杂志,2016, 31(14):23-25.

[4] 高亮,陈宋玉. 美国神经重症学会预防神经重症患者静脉血栓栓塞指南的解读[J]. 中华神经创伤外科电子杂志,2016, 2(5):261-270.

第六节 泌尿系统

病例 1 ▶ 重症泌尿系感染

患者女性,右侧腰背部疼痛 23 天,加重伴发热、呼吸困难 1 天,胸闷 10 小时入院。患者于 23 天前出现右侧腰背部疼痛,呈持续性隐痛,在当地医院行泌尿系彩超检查示:①右肾弥漫性改变;②右侧输尿管上段结石伴右肾积水。完善相关检查后于次日行输尿管镜右侧输尿管碎石取石术,术后出现血压下降,寒战、发热(T 38.8 ℃),有呼吸困难,考虑感染性休克,为求进一步治疗,收住我科。

体格检查:T 38.4 ℃, BP 88/42 mmHg, HR 137 次/分,R 29 次/分,SpO$_2$ 90%。患者嗜睡状态,给予经鼻高流量吸氧(氧浓度 60%,氧流量 60 L/分),给予患者留置导尿术引流出少量脓性尿液。

实验室检查:尿常规自动分析:胆红素(+++),亚硝酸盐(+),隐血(++++),蛋白(+),维生素 C(+),白细胞(+++),红细胞(++++);血常规:白细胞计数 17.25×10^9/L,红细胞计数 2.24×10^{12}/L 中性粒细胞百分数 95.0%,淋巴细胞百分数 2.9%,中段尿培养大肠埃希菌阳性。

初步诊断:①感染性休克;②右输尿管结石伴有积水和感染;③急性心功能不全心功能Ⅳ级;④右肾结石;⑤高血压病 1 级(高危);⑥2 型糖尿病。

问题 1 泌尿系统感染的定义是什么?

答:泌尿系统感染(urinary tract infection,UTI)也称为尿路感染,是由于各种病原微生物感染所引起的尿路急、慢性炎症。多见于育龄期女性、老年人、免疫力低下及尿路畸形者。

问题 2 泌尿系统感染(尿路感染)的临床表现有哪些?

答:(1) 膀胱炎,约占尿路感染的 60%,主要表现为尿频、尿急、尿痛,伴排尿不适,常有白细胞尿。

(2) 急性肾盂肾炎,临床表现与炎症程度有关,多数起病急骤。①全身表现:常有寒战、高热,伴有头痛、全身酸痛、无力、食欲减退;②泌尿系统表现:常有尿频、尿急、尿痛,多伴有腰痛、肾区不适,肋脊角压痛和叩击痛阳性,可有脓尿和血尿;③并发症:较少,但伴有糖尿病和(或)存在复杂因素且未及时合理治疗时可发生肾乳头坏死和肾周脓肿。

(3) 无症状细菌尿(asymptomatic bacteriuria,ABS),没有尿路症状,但是中段尿培养连续培养 2 次,细菌菌落数>10^5 cfu/mL 或者尿液中的白细胞计数>10^9 个/L。

问题 3　泌尿系统感染(尿路感染)的诊断标准是什么?

答:中段尿标本培养的病原学检查是诊断尿路感染的金标准。有尿路感染的症状和体征,如尿路刺激征(尿频、尿急、尿痛),耻骨上方疼痛和压痛,发热,腰部疼痛或叩击痛等,尿细菌培养菌落数均$\geqslant 10^5$ cfu/mL,即可诊断为尿路感染。如尿培养的菌落数不能达到上述指标,但可满足下列指标一项时,也可辅助诊断:①硝酸盐还原实验和白细胞酯酶阳性;②白细胞尿(脓尿);③未离心新鲜尿液革兰染色发现病原体,一次性尿培养菌落数均$\geqslant 10^3$ cfu/mL。

对于留置导尿管的患者出现典型的尿路感染症状、体征且无其他原因可以解释,尿标本细菌培养菌落计数$> 10^3$ cfu/mL 时,应考虑导管相关性尿路感染的诊断。

问题 4　泌尿系统感染(尿路感染)可分为哪几类?

答:尿路感染按感染部位可分为上尿路感染和下尿路感染,前者指肾盂肾炎、输尿管炎,后者包括膀胱炎、尿道炎。由于泌尿系统和男性生殖系统在解剖上是相通的管道系统,发生感染时临床上常难以区分。根据尿路结构或功能的异常,又可分为复杂性尿路感染和非复杂性(单纯性)尿路感染。复杂性尿路感染包括院内获得性尿路感染和尿路导管相关的感染等,非复杂性(单纯性)尿路感染包括单纯下尿路感染和单纯上尿路感染。

问题 5　重症泌尿系统感染(尿路感染)的途径有哪些?

答:主要分为 4 种,最常见为上行感染和血行感染。

(1)95%尿路感染致病菌来源于上行感染,致病菌主要是大肠埃希菌。

(2)血行感染,指细菌经血液循环到达肾脏和尿路其他部位,致病菌主要是金黄色葡萄球菌。

(3)淋巴感染,细菌从邻近器官的病灶经淋巴道感染泌尿系统器官,是临床中较少见的感染途径。

(4)直接感染,邻近器官的感染直接蔓延所致。

问题 6　重症泌尿系统感染(尿路感染)的易感因素有哪些?

答:(1)女性:女性因尿道短而直,尿道口离肛门近而易被细菌污染。

(2)尿流不畅或尿液反流:各种因素导致的尿流不畅是尿路感染的最主要易感因素,如尿路结石、前列腺增生等。

(3)使用尿道插入性器械,如导尿或留置导尿管、膀胱镜检、尿道扩张术等可引起尿道黏膜损伤,将细菌带入膀胱或上尿路而致感染。

(4)机体免疫力低下:全身性疾病如糖尿病、长期卧床的重症慢性疾病、慢性肾脏疾病等使机体抗病能力减弱而易发生尿路感染。

问题 7　如何正确地留取尿细菌学培养?

答:尿细菌学培养需用无菌试管留取清晨第 1 次清洁中段尿,并注意以下几点:

(1)在应用抗菌药之前或停用抗菌药 7 天之后留取尿标本。

(2)应确保尿液在膀胱内已停留至少 4 小时。

　　（3）留取尿液时要严格无菌操作,先充分清洁外阴,消毒尿道口,再留取中段尿液。

　　（4）导尿管采集尿液:为尽量降低污染的可能,严格禁止从集尿袋中采集标本,建议无菌方式直接穿刺导尿管侧壁。穿刺前夹闭导尿管时长不超过 30 分钟,酒精消毒采样部位导管外壁,用注射器针头穿刺管壁抽出尿液,将抽出的尿液注入无菌试管中。

　　（5）尿标本必须在 1 小时内作细菌培养,否则需冷藏保存。

问题 8　重症泌尿系统感染(尿路感染)患者的护理措施有哪些?

　　答:(1) 饮食:清淡、营养丰富且易消化,病情允许的情况下鼓励患者多饮水(每日饮水 > 2 000 mL/L)。

　　（2）休息和睡眠:增加休息与睡眠,为患者提供一个安静、舒适的休息环境,加强生活护理。

　　（3）病情观察:24 小时心电监护,严密监测患者体温、24 小时出入水量、尿液性状的变化以及有无腰痛加剧的情况。如高热持续不退或体温不高,且出现腰痛加剧等,应考虑可能出现肾周围脓肿、肾乳头坏死等并发症,需及时通知医生。

　　（4）物理降温:高热患者可采用冰毯、酒精擦浴等措施进行物理降温。

　　（5）用药护理:遵医嘱给予抗菌药物,注意药物用法、剂量、疗程和注意事项,如能自主进食患者口服复方磺胺甲噁唑期间要注意多饮水,并同时服用碳酸氢钠,以增强疗效、减少磺胺结晶的形成。对于无法进口进食需鼻饲患者,应做好鼻饲管的护理。

问题 9　重症泌尿系统感染(尿路感染)患者留置尿管的护理措施有哪些?

　　答:(1) 严格掌握导尿适应证:围手术期、危重患者需检测每小时尿量、急性尿潴留和尿道梗阻的紧急处理、保证尿失禁患者局部干燥、某些特殊情况下改善患者舒适度。

　　（2）选择型号合适且直径较小的导尿管,并考虑留置导尿的替代方案。

　　（3）及时拔除不必要的导管:建立并实施每日审核导尿管必要性的制度,推荐应用电子化或其他形式的提醒方式。

　　（4）集尿系统终端护理:尽量减少导尿管接口与尿袋连接处的打开次数;每班检查集尿系统的密闭性;尽量选择大容量抗反流的集尿装置,尽可能减少倒尿次数。

　　（5）妥善固定导尿管:注水气囊能防止体内尿管脱出体外,却不能阻止体外尿管进入体内造成的逆行感染,因此需要将导尿管二次固定于大腿内侧或腹股沟处,保持导尿管及尿袋低于膀胱水平面。

　　（6）严格控制导尿管和集尿袋的更换时间:严格根据产品说明进行。若导尿管不慎脱出或导尿装置的无菌性和密闭性被破坏时,应立即更换导尿管。

　　（7）做好手卫生:接触患者或护理尿管前后应严格执行手卫生。

　　（8）慎做膀胱冲洗:不主张用抗菌剂进行膀胱冲洗作为预防导管相关性尿路感染的预防措施。

　　（9）会阴部位清洁:每日用温水或生理盐水冲洗尿道口周围和导管表面,不需要常规使用消毒剂。

专家评析

　　本病例为长期留置尿管引起的泌尿系感染,尿管留置 2 周,pH 5.5,已达到拔除尿管的指征,拔除尿管后,患者体温下降,白细胞正常。患者病情危重伴有基础疾病,在治疗期间需进行有创操作,为解决排尿困难及监测出入量问题,需留置尿管。随着留置时间的延长,细菌易通过尿道口逆行进入尿道,引发感染。有研究报道,留置尿管时间不超过 7 天,患者尿路感染发生率为 6.25%;留置时间超过 14 天,患者尿路感染发生率高达 58.33%。临床工作中我们应严格把控留置导尿的指征,依据导尿管相关尿路感染的预防与控制措施,进行正确评估、维护及护理,预防和减少导尿管相关性尿路感染风险。

(全歌)

参考文献

[1] 尤黎明,吴瑛.内科护理学[M].6 版.北京:人民卫生出版社,2017.

[2] 王晓英,葛瑛,马小军.尿常规及尿培养与尿路感染诊断相关性探讨[J].中华内科杂志,2020,59(7):570 - 573.

[3] 郭应禄,杨勇,李虹,等.泌尿外科学[M].2 版.北京:人民卫生出版社,2015.

[4] Kahoru F, Mihoko F, Kenta I, et al. Longer duration of urinary catheterization increases catheter-associated urinary tract infection in PICU [J]. Pediatric Critical Care Medicine, 2018,19(10):e547 - e550.

[5] 李小寒,尚少梅.基础护理学[M].6 版.北京:人民卫生出版社,2017.

[6] 杨红梅,吴春蕊,王娟,等.生理盐水会阴护理对神经内科患者导尿管相关尿路感染的预防效果[J].天津护理,2020,28(3):351 - 353.

[7] 黄小亮,郭玉红,李蔚,等.改良清洁间歇导尿护理方法对预防尿路感染的疗效观察[J].河北医药,2019,41(20):3181 - 3184.

[8] 彭飞.导尿管相关尿路感染防控最佳实践——《导管相关感染防控最佳护理实践专家共识》系列解读之一[J].上海护理,2019,19(6):1 - 4.

[9] 中华预防医学会医院感染控制分会.临床微生物标本采集和送检指南[J].中华医院感染学杂志,2018,28(20):3192 - 3200.

病例 2 ▶ 急 性 肾 损 伤

　　患者男性,30 岁,职业警察,因"运动后恶心、尿量减少 10 天,血肌酐升高 1 天"收入院。10 天前进行体能测试(1 000 米往返跑 4 圈)后感乏力、腰酸,伴恶心、呕吐一次,其后出现尿量减少(约 500 mL/天),夜尿次数增多(2～3 次/晚),无尿色改变,无发热、腹泻,无肌肉疼痛,服用"雷贝拉唑"后乏力、恶心无缓解。1 天前查血肌酐明显升高(710.5 μmol/L),次日复查血肌酐 626.7 μmol/L,收入院治疗。既往体健,无特殊。

　　体格检查:T 36.8℃,P 85 次/分,R 14 次/分,BP 125/79 mmHg,体重 70 kg;心肺腹未见明显异常,双肾区叩击痛(一),全身无水肿。

　　实验室检查:血常规:白细胞:10.5×10⁹/L,血红蛋白:127 g/L,血小板:196×10⁹/L;血生化:血肌酐:546.4 μmol/L,尿素:16.08 mmol/L,血尿酸:306.0 μmol/L,肌酸激酶:121 U/L,血钾:5.26 mmol/L;尿常规:尿比重 1.005,红细胞、蛋白及葡萄糖均阴性。

　　辅助检查:双肾 B 超:左肾 110 mm×51 mm×53 mm;右肾 108 mm×55 mm×52 mm,皮质回声偏强。立即给予扩容、营养支持及维持水电解质酸碱平衡等治疗。

问题 1　急性肾损伤的定义是什么?

　　答:急性肾损伤(acute kidney injury,AKI)既往又被称为急性肾衰竭,是由不同原因引起的肾小球滤过率(glomerular filtration rate,GFR)在短时间内(48 小时内)急剧下降和(或)尿量减少为主要临床表现,并出现血肌酐升高、尿量减少、电解质紊乱、酸碱失衡等一系列临床综合征,严重者可出现急性脑水肿、急性心衰、甚至危及患者生命。广义的 AKI 根据损伤最初发生的解剖部位可分为肾前性、肾性和肾后性。狭义的 AKI 指急性肾小管坏死(acute tubular necrosis,ATN),是最常见的 AKI 类型,占全部 AKI 的 75%～80%。

问题 2　急性肾损伤的诊断标准是什么?

　　答:(1) 血清肌酐在 48 小时内升高≥0.3 mg/dL(26.5 μmol/L)。

　　(2) 已知或推测 7 天内肾功能损害的前提下,血清肌酐增高至基线值的 1.5 倍以上。

　　(3) 至少持续 6 小时尿量<0.5 mL/(kg·h)。

表 2-25　急性肾损伤分期标准

分期	血肌酐	尿量
1 期	升高达基础值的 1.5～1.89 倍 或升高≥0.3 mg/dL(≥26.5 μmol)	<0.5 mL/(kg·h),持续 6～12 小时
2 期	升高达基础值的 2.0～2.9 倍 升高达基础值的≥3.0 倍 或升高≥4.0 mg/dL(≥353.6 μmol)	<0.5 mL/(kg·h),持续≥12 小时

(续表)

分期	血肌酐	尿量
3 期	开始肾脏替代治疗 或年龄<18 岁,eGFR<35 mL/(min·1.73^2)	<0.3 mL/(kg·h),持续≥24 小时或无 尿≥12 小时

问题 3 常见的肾毒性物质有哪些?

答:(1)肾毒性药物

1)抗菌药物:氨基糖苷类(卡那霉素、庆大霉素、阿米卡星、链霉素、妥布霉素)、第一代头孢菌素、糖肽类抗生素(万古霉素、多黏菌素)、磺胺类、两性霉素 B、利福平等。

2)肿瘤化疗药物:卡铂、丝裂霉素、甲氨蝶呤、顺铂。

3)造影剂:泛影葡胺、泛碘酸。

4)免疫抑制剂:他克莫司、环孢素、青霉胺。

5)其他药(毒)物:利尿药(甘露醇、右旋糖酐、利尿酸钠)、非甾体抗炎药、麻醉剂(甲氧氟烷、安氟醚、氟甲氧氟烷、安非他明、海洛因等)、中药(含马兜铃酸类、斑蝥、雄黄、蟾酥、生白附子、生草乌等)。

(2)工业毒素

1)重金属:镉、汞、铀、砷、锑、锂、铋、铅、钡、铂等。

2)化合物:氰化物、甲醇、四氯化碳、甲苯、乙烯二醇、甲酚、甲醛、氯仿、间苯二酚等。

3)杀虫剂或除草剂:有机磷、百草枯、毒鼠强等。

(3)生物毒素:蝎毒、蛇毒、蜂毒、毒蕈、青鱼胆毒、黑蜘蛛毒等。

问题 4 急性肾损伤的临床表现有哪些?

答:(1)起始期:指肾脏受到缺血或肾毒性物质打击,尚未发生明显的肾实质损伤的阶段,可持续数小时或数天,患者无明显症状,及时采取有效措施常可阻止病情进展。

(2)维持期:又称少尿期,肾实质损伤已经发生,可持续 7~14 天或长至 4~6 周,患者常出现少尿或者无尿,随着肾功能减退,患者可出现一系列临床表现。

1)水、电解质和酸碱平衡紊乱:①水过多:稀释性低钠血症、高血压等;②代谢性酸中毒;③低钠血症;④高钾血症。

2)全身表现:①消化系统:呕吐、恶心、腹胀等,严重者可见消化道出血;②呼吸系统:呼吸困难、咳嗽、憋气等;③神经系统:意识障碍、昏迷、躁动等;④循环系统:水钠潴留出现高血压、心衰、急性肺水肿;⑤血液系统:出血倾向及贫血。

(3)恢复期:为肾小管细胞再生、修复,直至肾小管完整性恢复,GFR 逐渐恢复至正常范围。少尿患者出现尿量进行性增加(3~5 L/天,持续 1~3 周),继而恢复正常,数天后血肌酐逐渐下降。

问题 5 急性肾损伤患者的主要护理问题有哪些?

答:(1)体液过多:与 GFR 下降致水钠潴留、水摄入控制不严引起的容量过多有关。

(2)潜在并发症:电解质、酸碱平衡失调、高血压、急性左心衰竭、心律失常、上消化道出血、DIC、多脏器功能衰竭。

（3）营养失调，低于机体需要量：与患者食欲减退、呕吐、恶心、限制蛋白质摄入、透析和原发疾病等有关。

（4）有感染的危险：与机体抵抗力降低及透析等侵入性操作有关。

（5）知识缺乏：缺乏疾病治疗、病情监测及饮食管理相关知识。

问题 6 急性肾损伤患者的护理措施有哪些？

答：（1）休息与体位：患者应绝对卧床休息以减轻肾脏负担。下肢水肿者抬高下肢促进血液回流。昏迷者按昏迷患者护理常规进行护理。

（2）维持与监测水平衡：坚持"量出为入"的原则。严格记录 24 小时出入液量，同时将出入量的记录方法、内容告诉患者，以便得到患者的充分配合。每天监测体重。严密观察患者有无体液过多的表现：①黏膜、皮肤水肿。②无失盐基础上血清钠浓度偏低。③体重每天增加＞0.5 kg。④中心静脉压高于 12 cmH$_2$O(1.17 kPa)。⑤胸部 X 线显示肺充血征象。⑥无感染征象基础上出现心率快、呼吸急促、血压增高、颈静脉怒张。

（3）监测并及时处理电解质、酸碱平衡失调：①监测血清钠、钾、钙等电解质的变化，如发现异常及时通知医生处理。②密切观察有无高钾血症的征象，如肌无力、脉律不齐、感觉异常、腹泻、恶心、心电图改变（T 波高尖、房室传导阻滞、PR 间期延长、QRS 波宽大畸形、S-T 段压低、心室颤动甚至心脏骤停）等。血钾高者应限制钾的摄入，少用或忌用富含钾的食物，如香蕉、薯类、紫菜、菠菜、苋菜、香菇、山药、坚果、榨菜等。预防高钾血症的措施还包括积极预防和控制感染、及时纠正代谢性酸中毒、禁止输入库存血等。③限制钠盐摄入。④密切观察有无低钙血症的征象，如指（趾）、口唇麻木、抽搐、肌肉痉挛，心电图改变（ST 段延长、Q-T 间期延长）等。如发生低钙血症，可摄入含钙量较高的食物如牛奶，并可遵医嘱使用活性维生素 D 及钙剂等，急性低钙血症需静脉使用钙剂，也可进行患者尿电解质指标监测。

（4）观察治疗效果：密切观察患者临床症状、尿量、血清尿素氮和血清肌酐，如患者临床症状改善、尿量增加、血清尿素氮和血清肌酐逐渐下降，提示治疗有效。

（5）饮食护理：给予充足热量、优质蛋白饮食，控制水、钾、钠的摄入量。每天供给 35 kcal/kg(147 kJ/kg)热量，其中 2/3 由碳水化合物提供，1/3 由脂类提供，以减少机体蛋白质分解；蛋白质的摄入量应限制为 0.8~1.0 g/(kg·d)，适量补充必需氨基酸和非必需氨基酸，高分解代谢、营养不良或接受透析的患者，蛋白质摄入量可适当放宽。优先经胃肠道提供营养支持，告知患者及家属保证营养摄入的重要性，应以少量多餐、以清淡流质或半流质食物为主，不能经口进食者可用鼻饲或肠外营养。

（6）监测营养状况：监测反映机体营养状况的指标是否改善，如血浆清蛋白等。

问题 7 急性肾损伤透析患者的护理注意事项有哪些？

答：（1）严密监测：①24 小时持续心电监护，注意生命体征的变化；②动态评估患者的意识水平；③严密监测患者的出血风险，观察患者皮肤黏膜是否存在淤点、瘀斑。

（2）维持水电解质平衡：①遵医嘱用药，输液时遵医嘱严格控制滴速；②严密监测患者 24 小时出入水量；③定时检测患者电解质、凝血功能及肝功能等指标。

（3）预防继发性感染：①医师在穿刺时使用最大限度无菌屏障作为预防手段；②妥善固定

透析管路,正确连接导管,预防导管滑脱;③接触管路前后做好手卫生;④每日评估患者保留导管的必要性并拔除不需要的导管;⑤及时更换管路敷料,预防导管相关性血流感染的发生。

(4) 饮食护理:急性肾损伤患者处于高分解状态,应保证蛋白质的足够摄入量为 1.2 g/(kg·d),其中 50％为优质蛋白,饮食清淡易消化,保持大便通畅。

(5) 体位管理:避免床上屈膝、深蹲等动作,减少透析液引流不畅的发生。

问题 8　如何对急性肾损伤患者进行健康指导?

答:(1) 药物治疗指导

1) 告知患者药物的种类、各种药物的作用、副作用、用药的剂量及方法。

2) 为患者制定用药一览表。急性肾衰竭患者通常用数种药物,不同的药物给药时间不同,因此必须让患者学会药物自我管理的策略。

3) 观察药物治疗的反应、药物的副作用以及患者肾功能的状态,这些信息对医生调整用药具有重要价值。

4) 对老年人、糖尿病、原有慢性肾脏病及危重病患者,尤应注意避免肾毒性药物、造影剂、肾血管收缩药物的应用,及时维持血流动力学稳定以避免肾脏低灌注。

(2) 休息与运动:患者要注意休息与运动,避免过度劳累。

(3) 恢复期患者应加强营养,增强体质,适当锻炼,运动时注意避免高温、高湿环境,避免疲劳状态下运动,运动应循序渐进;注意个人清洁卫生,注意保暖,防止受凉;避免妊娠、手术、外伤。

专家评析

本病例为剧烈运动直接导致的急性肾衰竭,运动是增强体质的有效手段之一,但不科学、高强度的剧烈运动会出现急性的肾病变,表现出血尿、蛋白尿、电解质紊乱,甚至出现运动性横纹肌溶解症,严重者导致脏器功能衰竭。横纹肌溶解症所致急性肾衰竭临床较为少见,约占住院患者的 0.0299％。发生机制与剧烈运动后大量出汗导致有效循环血量减少有关。《急性肾损伤的临床实践指南》中急性肾损伤诊断标准:48 小时内血肌酐增高 $>26.5 \ \mu mol/L$($>0.3 \ mg/dL$),或升高至少达到基础值 50％(增至 1.5 倍),或持续 6 小时尿量 $<0.5 \ mL/(kg·h)$。早期应积极补充液体,碱化尿液、维持电解质酸碱平衡、提高血容量,补液同时注意监测中心静脉压,以免增加心脏负荷,预防肺水肿的发生。注意增加营养、保证休息、进行轻微活动锻炼。定期检查肾功能、尿常规,如肾功能恢复正常后,参加运动仍出现晕厥、恶心呕吐、食欲不振者,要立即检查肾功能、电解质,以免发生急性肾衰竭。

(金歌)

参考文献

[1] 王建枝,钱睿哲. 病理生理学[M]. 9 版. 北京:人民卫生出版社,2018:239-245.
[2] 葛均波,徐永健,王辰. 内科学[M]. 9 版. 北京:人民卫生出版社,2018:511-517.
[3] 尤黎明,吴瑛. 内科护理学[M]. 6 版. 北京:人民卫生出版社,2017:511-517.
[4] 朱虹,徐燕琳,牟利军. 特发性肾性低尿酸血症相关的运动诱发急性肾衰竭一例[J]. 中华急诊医学杂志,2018,27(10):1169-1171.

［5］Joannidis M，DrumL W，Forni L G，et al. Prevention of acute kidney injury and protection of renal function in the intensive care unit：update 2017：Expert opinion of the Working Group on Prevention，AKI section，European Society of Intensive Care Medicine［J］. Intensive Care Med，2017，43：730－749.

［6］Kent D，Osamu N，Takashi S，et al. The Japanese clinical practice guideline for acute kidney injury 2016［J］. Journal of Intensive Care，2018，6(1)：48.

［7］Xu X，Nie S，Liu Z，et al. Epidemiology and clinical correlates of AKI in Chinese hospitalized adults［J］. Clinical Journal of the American Society of Nephrology Cjasn，2015：1510.

［8］马勤,李欣婷.横纹肌溶解综合征致急性肾损伤患者的治疗及护理[J].解放军护理杂志,2015,32(21):66－67.

［9］蒋静.尿电解质检测在急性肾损伤诊治中的应用[J].肾脏病与透析肾移植杂志,2020,29(2):171－175.

［10］李润兰,刘娇,邓艳萍.枸橼酸和肝素用于合并出血风险急性肾损伤患者持续肾脏替代治疗体外抗凝比较[J].医药导报,2017,36(10):1187－1190.

第三章　重症患者感染预防及管理

病例 1 ▶ 导管相关血流感染

患者男性,52 岁,"水肿 2 月余,气促、乏力 1 月余,加重 1 天",以"心功能不全"为诊断入院。

体格检查:T 36.4 ℃, P 89 次/分,R 23 次/分,BP 123/67 mmHg。于右侧颈内静脉置入中心静脉导管以满足输液及中心静脉压监测需求。1 周后患者出现高热,体格检查:T 39.8 ℃, P 118 次/分,R 38 次/分。胸部 CT 检查示正常,血常规示:白细胞计数:23.2×10^9/L,血沉:52 mm/h,降钙素原水平:2.1 μg/L, C 反应蛋白:26.8 mmol/L;外周静脉血培养及中心静脉导管血培养均培养出金黄色葡萄球菌,无菌操作拔除中心静脉导管,导管尖端培养亦培养出金黄色葡萄球菌。

问题 1　导管相关性血流感染(catheter related bloodstream infections, CRBSI),定义是什么?

答:CRBSI 是指留置血管内装置的患者出现菌血症,经外周静脉抽取血液培养至少一次结果阳性,同时伴有感染的临床表现,且除导管外无其他明确的血行感染源。

问题 2　CRBSI 的临床表现是什么?

答:CRBSI 的临床表现常包括寒战、发热或置管部位硬结、红肿或有脓液渗出。敏感性较高的临床表现,如发热(伴或不伴有寒战),缺乏特异性,而在置管部位周围的炎症和化脓虽有较高特异性却缺少敏感性。若置管部位有明显的炎症表现,特别是当患者同时伴有发热或严重全身性感染等临床表现时,应考虑 CRBSI 系由革兰阴性杆菌或金黄色葡萄球菌引起。

问题 3　如何确诊 CRBSI?

答:具备下述任意 1 项,可证明导管为感染来源:

(1) 有 1 次半定量导管培养阳性(每导管节段≥15 cfu)或定量导管培养阳性(每导管节段≥1 000 cfu),同时外周静脉血也培养阳性并与导管节段为同一微生物。

（2）外周血和导管出口部位脓液培养均阳性，并为同一株微生物。

（3）从中心静脉导管和外周静脉同时抽血做定性血培养，中心静脉导管血培养阳性出现时间比外周血培养阳性至少早 2 小时。

（4）从导管和外周静脉同时抽血做定量血培养，两者菌落计数比（导管血∶外周血）≥5∶1。

在缺少实验室检查依据时，具有血行感染临床表现的患者，若拔除可疑导管后体温恢复正常，仅能作为 CRBSI 的间接证据。为此，在怀疑导管相关感染时，应获取导管标本培养和血培养结果供分析。

问题 4　CRBSI 的感染途径有哪些？

答：致病菌引起导管感染的途径有以下 3 种：

（1）污染的手、需输注的液体或导管连接装置导致导管接头和内腔被污染，形成管腔内细菌定植。

（2）其他感染灶的致病菌通过血行播散并黏附定植于导管上。

（3）皮肤表面的病原菌在穿刺时或穿刺后，通过皮下迁移至导管皮内段甚至导管尖端并定植。

问题 5　CRBSI 的危险因素有哪些？

答：（1）导管留置时间：国内外指南均建议当病情不需要时应尽早拔除导管。有研究表明，随着患者留置中心静脉导管时间的增加患者感染的风险也增大，动静脉留置时间＞6 天者是留置时间≤6 天者发生 CRBSI 的 3.33 倍。

（2）置管部位：股静脉置管的 CRBSI 发生率远高于颈内静脉和锁骨下静脉置管，并且股静脉和颈内静脉置管部位发生细菌定植的时间较早。常用深静脉导管发生 CRBSI 的危险性为股静脉＞颈内静脉＞锁骨下静脉。其原因在于锁骨下静脉穿刺处皮肤菌群计数相对较少、皮肤湿度及油性低、褶皱少，换药及固定操作容易，污染风险低；而颈部活动度较大，颈内静脉置管容易随之发生移位，敷料易脱落而导致穿刺部位暴露，感染风险大；股静脉靠近会阴部，此处潮湿，细菌容易滋生繁殖，也会增加感染的风险。

（3）导管材料及管腔个数：病原菌容易黏附在硅胶类材料上，较少黏附于聚氨酯材料。置管时建议选择聚氨酯材料导管。相关研究显示：留置单腔导管感染率显著低于多腔导管的感染率，可能原因为多腔导管的每一个导管腔都可能成为 CRBSI 的感染源，即使有些导管腔为空置状态。

（4）静脉营养支持：脂肪乳剂、血浆、白蛋白、全肠外营养液等是细菌良好的培养基，若带菌的药物经导管输入，细菌就会停留于导管内生长繁殖，引起感染。

（5）患者因素：患者高龄大于 60 岁、自身免疫力低下、合并多种慢性疾病、住院时间长等也使感染的危险性增大。

（6）医务人员因素：常见有无菌操作不严或操作不当，例如置管次数大于 3 次将增加感染风险；皮肤消毒不彻底、未经消毒的手与导管或导管处皮肤频繁接触，造成血中纤维蛋白在导管内表面形成纤维蛋白鞘等为病原菌的生长提供有利环境。

（7）导管连接部位及维护技术：置管后输液接头、三通管、延长管的多次使用，可导致细菌从导管连接部位及附加装置处侵入导管内面并定植，护理人员未能正确掌握封管技术使血液回流,导致血栓形成并堵塞导管,细菌可附着于血栓上生长繁殖。

问题6 预防导管相关血流感染的护理对策有哪些?

答:(1)创造适宜的环境:保证温湿度适宜,严格执行探视制度,建议设置置管专用室。相关研究显示于手术室置入的中心静脉导管感染发生率相较于病房置入低。

(2)严格无菌操作,加强手卫生:严格执行手卫生制度,进行无菌操作。置管过程中使用最大的无菌屏障,铺大无菌单(巾),覆盖除穿刺部位以外的全身。置管者戴口罩、圆帽、戴无菌手套、穿无菌手术衣。宜选择≥0.5%氯己定乙醇溶液消毒皮肤,不能使用氯己定乙醇溶液时,可用≥0.5%有效碘液、碘酊、70%乙醇;皮肤消毒范围的直径应在15 cm以上(成人)。消毒方法应以穿刺点为中心,螺旋状旋转用力擦拭,消毒至少2~3遍,待消毒剂自然干后方可穿刺。

(3)穿刺处皮肤的观察及护理:护理人员应每班仔细检查穿刺处皮肤有无红、肿、硬结等情况发生,每班交接导管外露长度及敷料情况,观察有无局部及全身感染征象,并做好护理记录。疑为导管感染时,应在排除其他感染源的情况下,及时拔除留置导管,同时做导管尖端培养及血培养。

(4)敷料更换:敷料的选择应根据患者的实际情况而定。目前临床上多选择透气性、组织相容性好的透明贴膜。对于持续高热、出汗较多的患者或导管置管处渗出液较多者,宜首选纱布。对于更换敷料的频率,美国疾病预防控制中心(Centers for Disease Control and Prevention,CDC)发布的静脉导管相关感染预防指南建议:中央静脉导管如局部使用透明敷料应每7天更换1次,如使用纱布加胶带则应每2天更换1次,发生卷边或污染时应及时更换。

(5)输液接口的护理:保持中央导管连接端口的清洁,注射药物前,应用合适的消毒剂(氯己定乙醇、聚维酮碘、70%乙醇)用力擦拭消毒至少15秒。中心静脉导管的输液接口及导管口的附加装置(三通、延长管)也是导管感染的主要因素,因此建议每周更换肝素帽2次,导管接口周围有血迹者每日更换。在更换肝素帽时用碘酊及酒精消毒CVC接口3次,更换输液通路时用同法消毒肝素帽3次后接输液装置。每天更换三通及延长管,三通接头与中心静脉导管远端应用无菌治疗巾包裹,并每4小时更换一次。

(6)保持导管的通畅:正确的封管是保持导管通畅的重要环节。每次输液完毕用0.9%氯化钠注射液或肝素钠加0.9%氯化钠注射液20 mL(50~100 U/mL)正压封管。在通过CVC输注全胃肠外营养、血液制品等高浓度液体前后应用0.9%氯化钠注射液冲洗管道,且最好专管专用,尽可能不安排高浓度液体最后输注。

(7)合理使用置管管路:多腔导管的使用应注意合理分配,避免一腔多用或是有腔不用,从而导致部分导管堵塞;TPN应单独使用封闭回路。保持给药系统的密闭性,尽可能减少导管远端的附加装置及多次药物推注。

(8)合理选择留置时间:导管留置时间越长,感染的概率也会增加。导管留置1~2周是比较安全的,超过2~3周者,应警惕导管败血症的发生,留置3~4周感染发生率最高,因此一般主张不超过2周。护理人员应正确记录置管时间,及时通知医师CVC留置周数。此外,护理人员还需掌握拔管指征,严密观察穿刺点皮肤情况,发现异常及时汇报医生处理。

(9)护理人员的知识培训:对于新分配和调入的护理人员,要有计划、有目的、有重点地对其进行导管相关性感染发生的相关因素、无菌操作和消毒隔离制度、护理规范、标本采集等知识的专题讲座和培训,并进行考核,合格者方能上岗。护士长应合理安排班次,减轻护士超负荷工作量,各个环节要自觉遵守无菌操作规程,减少导管相关性感染发生的机会。

问题 7　预防导管相关血流感染的集束干预策略是什么?

答:中心静脉导管集束干预策略(central line bundle)共 5 项措施:

(1)在置管时或置管操作护理前进行手卫生。

(2)医师在穿刺时使用最大限度无菌屏障作为预防手段。

(3)使用氯己定进行皮肤穿刺部位消毒。

(4)根据患者的情况选择最为理想的导管置管位置,尽量少地选用股静脉穿刺。

(5)每日评估患者保留导管的必要性并拔除不需要的导管。

专家评析

本例患者因出现高热,经排查其他可疑原因后,最终经外周、中心静脉置管血培养均培养出同一细菌,证实为导管相关性血流感染。拔除 CVC 后进行导管尖端培养,亦培养出相同种细菌。导管相关血流感染发生率在(2.9~13.1)/1 000 导管日,而 CRBSI 的发生不仅延长患者的住院时间,还增加了患者的病死率。预防 CRBSI 应做好医护人员的培训与教育,将标准化和规范化的预防措施进行形式多样的培训与考核,不断提高医护人员的操作技能水平以及无菌操作的依从性。

同时,医护人员还应尽早识别出 CRBSI 临床表现,并根据患者的实际情况选择合理的诊断方法。对于存在 CRBSI 高危因素的患者,应每日评导管留置的必要性,尽早拔出不需要的导管,并建立严格的管理与预防措施体系。

(金歌)

参考文献

[1] Yoshida J, Ishimaru T, Kikuchi T, et al. Association between risk of bloodstream infection and duration of use of totally implantable access ports and central lines: a 24-month study [J]. American Journal of Infection Control, 2014, 39(7):39-43.

[2] Nasri, Mourad, Hajjej, et al. Incidence, risk factors and microbiology of central vascular catheter-related bloodstream infection in an intensive care unit [J]. Journal of Infection & Chemotherapy, 2014,20(3):163-168.

[3] 豆欣蔓,马佩芬,南锐伶,等.西北某三甲医院中心静脉导管置管者导管相关性血流感染影响因素与防治策略的研究[J].中国急救医学,2019,39(7):672-677.

[4] 桑海燕,邱俊,魏仲航.心脏监护室中心静脉导管相关血流感染多因素影响分析及预防方案[J].中国实验诊断学,2019,23(6):1010-1012.

[5] 刘云访,喻姣花,黄海燕,等.ICU中心静脉导管相关性血流感染预防的证据总结[J].护士进修杂志,2020,35(4):319-325,333.

[6] 蔡虻,高凤莉.导管相关感染防控最佳护理实践专家共识[M].北京:人民卫生出版社,2018:4.

病例 2 ▶ 呼吸机相关性肺炎

患者男性,35 岁,职业工人,患者因"蛛网膜下腔出血 4 个月余,四肢瘫软 3 个月余,呼吸困难 1 天",以"蛛网膜下腔出血、肺部感染"急诊入院。

入院体格检查:T 37.5 ℃, P 126 次/分,R 36 次/分,BP 120/80 mmHg, SpO$_2$ 90%。GCS 评分 E4M3V1,瞳孔等大等圆 3 mm,对光反应(+)。带入胃管、导尿管、气管切开接氧气吸入,氧流量 5 L/分。入院当日胸部 CT 示:双肺呼吸音增粗,可闻及少量湿啰音,痰液:白色,黏稠度Ⅰ度,量少。白细胞计数:9.28×10^9/L。入科后予以留置深静脉导管,气切接呼吸机辅助呼吸。5 日后再次查体:GCS 评分无变化,T 38.5 ℃, P 122 次/分,R 34 次/分,BP 145/69 mmHg, SpO$_2$ 98%。复查胸部 CT 示:双肺弥漫性炎症,可闻及大量湿啰音。白细胞计数:12.69×10^9/L,痰细菌培养+鉴定:黏质沙雷菌(++++),铜绿假单胞菌(++++)。痰液:黄色,黏稠度Ⅲ度,量多,遵医嘱予以头孢哌酮舒巴坦钠+阿米卡星抗感染治疗。既往高血压史 1 年。

问题 1 根据病例,该患者出现了呼吸机相关性肺炎,什么是呼吸机相关性肺炎?

答:呼吸机相关性肺炎(VAP)是指患者接受气管插管或气管切开实施机械通气 48 小时后发生的肺炎。它是最常见的医院内感染性疾病之一,也是机械通气患者最严重的并发症之一。

问题 2 呼吸机相关性肺炎的诊断标准有哪些?

答:临床诊断标准:胸部 CT 或 X 线检查,检查区域出现新的浸润病灶、实变影或磨玻璃影;加上下列 3 种临床症候中的 2 种以上,可建立临床诊断:

(1) 参考标准:①采用机械通气法治疗疾病,时间在 2 天以上,或者已经拔管 2 天的患者,体温≥38 ℃或<36.0 ℃;②通过 X 线胸片检查,检查区域出现新的浸润病灶或继续恶化的病灶阴影表现。

(2) 实验室指标:①标准外周血白细胞计数指标(<4×10^9/L 或>10×10^9/L),白细胞减少或升高表现;②呼吸道大量脓性分泌物,白细胞计数在 25 个/LP 以上、鳞状上皮细胞白细胞计数低于 10 个/LP;③痰培养至少有一种致病菌生长。

该患者入科后气切接呼吸机辅助呼吸,5 日后 T 38.5 ℃, P 122 次/分,R 34 次/分,BP 145/69 mmHg, SpO$_2$ 98%。复查胸部 CT 示:双肺弥漫性炎症,可闻及大量湿啰音。白细胞计数:12.69×10^9/L,痰细菌培养+鉴定:黏质沙雷菌(++++),铜绿假单胞菌(++++)。痰液:黄色,黏稠度Ⅲ度,量多,可判断其发生了呼吸机相关性肺炎。

问题 3 临床上呼吸机相关性肺炎有几种类型? 该患者属于哪一种类型?

答:根据呼吸机相关性肺炎发病时间可将其分为早发型呼吸机相关性肺炎和晚发型呼吸

机相关性肺炎。早发型呼吸机相关性肺炎即机械通气≤4 天发生的肺炎,通常由敏感菌引起,总体预后好;晚发型呼吸机相关性肺炎即机械通气 5 天及以上发生的肺炎,致病菌常是多重耐药菌,病死率高。该病例属于晚发型呼吸机相关性肺炎。

问题 4　呼吸机相关性肺炎的危险因素是什么?

答:发生呼吸机相关性肺炎的危险因素涉及各个方面,可归类为宿主自身因素和医疗环境因素两大类。

(1) 宿主自身因素:①高龄。②误吸。③基础疾病(慢性肺部疾病、糖尿病、恶性肿瘤、心功能不全等)。④免疫功能受损。⑤意识障碍、精神状态失常。⑥颅脑等严重创伤。⑦电解质紊乱、贫血、营养不良或低蛋白血症。⑧长期卧床、肥胖、吸烟、酗酒等。

(2) 医疗环境因素:①ICU 滞留时间、有创机械通气时间超过 48 小时。②侵袭性操作,特别是呼吸道侵袭性操作,例如:纤维支气管镜检查。③应用提高胃液 pH 的药物。如:H_2 受体阻断剂、质子泵抑制剂。④应用镇静剂、麻醉药物。⑤头颈部、胸部或上腹部手术。⑥留置胃管。⑦平卧位。⑧交叉感染(呼吸器械及手污染)。

问题 5　呼吸机相关性肺炎的预防措施有哪些?

答:(1) 预防误吸,若无禁忌,将床头抬高 30°～45°。

(2) 机械通气患者应进行口腔护理,推荐使用 0.12%～2%氯己定消毒液,建议使用软毛牙刷刷洗,口腔护理频率为每 6～8 小时一次。

(3) 宜早期进行肠内营养,应避免胃过度膨胀,条件许可时应尽早拔除鼻饲管,如无禁忌宜采用远端超过幽门的鼻肠管,注意控制输注容量和速度,定时进行胃潴留监测。

(4) 应尽早使用预防应激性溃疡的药物,临床应用主要有胃黏膜保护剂(如硫糖铝)、抑酸剂(如 H_2-受体阻滞剂)和质子泵抑制剂。

(5) 应积极预防深静脉血栓形成。

(6) 对多重耐药菌如甲氧西林耐药金黄色葡萄球菌(methicillin-resistant staphylococcus aureus,MRSA)、多重耐药或泛耐药鲍曼不动杆菌(multi-drug resistance/extensively drug resistant-acinetobacter baumannii,MDR/XDR - AB)、耐碳青霉烯肠杆菌科细菌(carbapenem-resistant enterobacteriaceae,CRE)、多重耐药或泛耐药铜绿假单胞菌(multi-drug resistance/extensively drug resistant-pseudomonas aeruginosa,MDR/XDR - PA)等具有重要流行病学意义的病原体感染或定植患者,应采取隔离措施。

(7) 应规范人工气道患者抗菌药物的预防性使用。避免全身静脉使用或呼吸道局部使用抗菌药物预防呼吸机相关性肺炎。

(8) 不宜常规使用口服抗菌药物进行选择性消化道脱污染。

问题 6　呼吸机相关性肺炎患者的气道管理包括哪些?

答:(1) 严格掌握气管插管指征。对于需要辅助通气的患者,宜优先采用无创正压通气。

(2) 宜选择经口气管插管。2 周内不能撤除人工气道的患者,宜尽早选择气管切开。

(3) 应选择型号合适的气管插管,每 8 小时进行气囊压力监测,气囊压力应保持在 25～30 cmH₂O。

（4）预计插管时间超过 72 小时的患者，宜选用带声门下分泌物吸引气管导管。

（5）对于留置气管插管的患者，每日停用或减量镇静剂一次并进行唤醒，评估是否可以撤机或拔管，应尽早拔除气管插管。

（6）每 2 小时翻身、拍背、吸痰，定时抽吸气道内分泌物。当转运患者改变患者体位或插管位置、气道有分泌物积聚时，应及时吸引气道分泌物。吸引气道分泌物时，应遵循无菌操作，吸痰前后都应该实施手卫生。

（7）对多重耐药病原体感染或定植患者、呼吸道传染性疾病患者或疑似患者，宜采用密闭式吸痰管。

（8）连续使用呼吸机机械通气的患者，应每周更换呼吸机管路，遇污染或故障时及时更换。

（9）呼吸机管路集水杯应处于管路最低位置，患者翻身或改变体位前，应先清除呼吸机管路集水杯中的冷凝水。清除冷凝水时呼吸机管路应保持密闭。

（10）应在呼吸机管路中采用加热湿化器或热湿交换器等湿化装置，不应使用微量泵持续泵入湿化液进行湿化。加热湿化器的湿化用水应为无菌水。

（11）热湿交换器的更换频率不宜小于 48 小时，遇污染或故障时及时更换。

（12）雾化器应一人一用一消毒，雾化器内不宜添加抗菌药物。

问题 7　针对呼吸机的消毒灭菌管理有哪些？

答：（1）消毒应遵循医疗机构消毒技术规范的管理要求和消毒灭菌基本原则。

（2）危险性物品应一人一用一灭菌。呼吸机螺纹管、雾化器、金属接头、湿化罐等，应由消毒供应中心回收，集中清洗、消毒灭菌。

（3）使用中的呼吸机外壳、按钮、面板等应保持清洁与干燥，每日至少擦拭消毒一次，遇污染应及时进行消毒；每位患者使用后应终末消毒，发生疑似或者确认医院感染暴发时应增加清洁消毒频次，必要时单独停放或处理。

（4）应使用细菌过滤器防止呼吸机内部污染，复用的细菌过滤器清洁消毒应遵循生产厂家的使用说明，一次性细菌过滤器应一次性使用，感染性疾病患者使用后应立即更换。加热湿化器、活瓣和管路应一人一用一消毒，遇污染或故障时应及时更换。

问题 8　呼吸机相关性肺炎的监测措施有哪些？

答：（1）应遵循医院感染监测规范的要求，开展对呼吸机相关性肺炎的目标性监测，包括发病率、危险因素和常见病原体等，定期对监测资料进行分析、总结和反馈。

（2）应定期开展呼吸机相关性肺炎预防与控制措施的依从性监测、分析和反馈，并有对干预效果的评价和持续质量改进措施的实施。

（3）出现疑似医院感染暴发时，特别是多重耐药菌或不容易清除的耐药菌、真菌感染暴发以及发生军团菌医院感染时，应进行人员与环境的目标性微生物监测，追踪确定传染源，分析传播途径，并评价预防控制措施效果。

问题 9　有关呼吸机相关性肺炎的新技术有哪些？

答：（1）生物标志物的检测：①C 反应蛋白（C-reactive protein，CRP）是一种肝脏合成的急性反应蛋白,一般在感染 4～6 小时后增高。血浆 CRP 水平可以反映机体感染的严重程度,动态监测 VAP 患者的 CRP 变化,有助于指导抗菌药物的使用。②降钙素原近几年在临床上的应用非常广泛,其在感染早期即迅速增高,且半衰期较长,可以作为一种肺炎的生物标志物。

(2)有创呼吸道分泌物检测:经气管镜保护性毛刷和经气管镜支气管肺泡灌洗留取标本,其特异性高。对于病原学诊断的准确度相比,气管导管内吸引等无创呼吸道检测技术更高。

(3)免疫治疗:免疫功能紊乱是导致病原体直接入侵引起严重感染的重要发病机制,目前临床上推荐使用免疫治疗药物,可以明显改善严重感染引起的患者细胞免疫功能低下及免疫失衡,保护炎性介质对机体重要脏器功能的恢复。

(4)物理治疗:目前临床上推荐使用震动排痰仪、动力床、体位引流(俯卧位通气)等物理治疗措施。

(5)呼吸支持治疗:如果充分给予常规机械通气仍不能有效改善病情、纠正低氧血症时,应尽早考虑使用体外膜肺氧合。

专家评析

本病例为蛛网膜下腔出血、肺部感染急诊入院患者,入科后予以留置深静脉导管,气切接呼吸机辅助呼吸。5 日后复查胸部 CT 示:双肺弥漫性炎症,可闻及大量湿啰音。白细胞计数:$12.69×10^9$/L,痰细菌培养＋鉴定:黏质沙雷菌(＋＋＋＋),铜绿假单胞菌(＋＋＋＋)。痰液:黄色,黏稠度Ⅲ度,量多,可判断其发生了呼吸机相关性肺炎。

呼吸机相关性肺炎是指患者接受气管插管或气管切开实施机械通气 48 小时后发生的肺炎。它是最常见的医院内感染性疾病之一,也是机械通气患者最严重的并发症之一。

呼吸机相关性肺炎的预防措施包括预防误吸,若无禁忌,将床头抬高 30°～45°。机械通气患者应进行口腔护理,推荐使用 0.12%～2%氯已定消毒液,建议使用软毛牙刷刷洗,口腔护理频率为每 6～8 小时一次。宜早期进行肠内营养,应避免胃过度膨胀,条件许可时应尽早拔除鼻饲管,如无禁忌宜采用远端超过幽门的鼻肠管,注意控制输注容量和速度,定时进行胃潴留监测。应尽早使用预防应激性溃疡的药物。应积极预防深静脉血栓形成。

应规范人工气道患者抗菌药物的预防性使用。避免全身静脉使用或呼吸道局部使用抗菌药物。不宜常规使用口服抗菌药物进行选择性消化道脱污染。呼吸机相关性肺炎将导致患者住院时间延长、住院费用、死亡率增加、降低床位周转率等一系列问题。防患于未然至关重要。

(倪洁)

参考文献

[1] 刘超,曹彬. 国内外医院获得性肺炎和呼吸机相关性肺炎指南解析[J]. 华西医学,2019,34(1):7-11.

[2] 瞿介明,施毅. 中国成人医院获得性肺炎与呼吸机相关性肺炎诊断和治疗指南(2018 年版)的更新与解读[J]. 中华结核和呼吸杂志,2018,41(4):244-246.

[3] 中华医学会呼吸病学分会感染学组. 中国成人医院获得性肺炎与呼吸机相关性肺炎诊断和治疗指南(2018 年版)[J]. 中华结核和呼吸杂志,2018,41(4):255-280.

[4] 王晓慧,姜曼. 呼吸机集束化干预策略的制定及其临床应用研究进展[J]. 护理研究,2018,32(5):690-694.

[5] 刘卫平,郭天慧,李昊雪,等. ICU 呼吸机相关肺炎患者的影响因素及病原学特点分析[J]. 中华医院感染学杂志,2018,28(8):1191-1194.

病例 3 ▶ 留置尿管相关性尿路感染

患者女性,91 岁,因"摔伤致左髋疼痛伴活动障碍 8 h",急诊入院。

体格检查:T 35.7℃,P 96 次/分,R 24 次/分,BP 115/65 mmHg。辅助检查:行左侧髋部 X 线正侧位片检查,影像学提示左侧转子间骨折。3 月 21 日患者在全麻下行"左股骨转子间骨折切开复位内固定术",术中留置导尿管。3 月 25 日患者主诉有尿急、尿痛症状,T 37.8℃,查尿常规示:白细胞满视野,尿细菌培养示:白念珠菌菌落数>10^4 cfu/mL、大肠埃希菌菌落计数>10^5 cfu/mL。既往有高血压、糖尿病史。

问题 1　什么是留置尿管相关性尿路感染?

答:留置尿管相关性尿路感染(CAUTI)是指患者留置导尿管后,或者拔除导尿管 48 小时内发生的泌尿系统感染。

问题 2　留置尿管相关性尿路感染的诊断标准有哪些?

答:临床诊断:患者出现尿频、尿急、尿痛等尿路刺激症状,或者有下腹触痛、肾区叩痛,伴有或不伴有发热,并且尿检白细胞男性≥5 个/高倍视野,女性≥10 个/高倍视野,插导尿管者应当结合尿培养。

病原学诊断:在临床诊断的基础上,符合以下条件之一即可诊断为留置尿管相关性尿路感染。

(1) 清洁中段尿培养:革兰阳性球菌菌落数≥10^4 cfu/mL,革兰阴性杆菌菌落数≥10^5 cfu/mL。

(2) 耻骨联合上膀胱穿刺留取尿液培养的细菌菌落数≥10^3 cfu/mL。

(3) 新鲜尿液标本经离心应用显微镜检查,在每 30 个视野中有半数视野见到细菌。

(4) 经手术、病理学或者影像学检查,有尿路感染证据的。

(5) 无症状性菌尿症:患者虽然没有症状,但在 1 周内有内镜检查或导尿管置入,尿液培养革兰阳性球菌菌落数≥10^4 cfu/mL,革兰阴性杆菌菌落数≥10^5 cfu/mL,应当诊断为无症状性菌尿症。

该患者在术中留置导尿管,术后 4 天患者主诉有尿急、尿痛症状,T 37.8℃,查尿常规示:白细胞满视野,尿细菌培养示:白念珠菌菌落数>10^4 cfu/mL、大肠埃希菌菌落计数>10^5 cfu/mL,故可判断患者发生了留置尿管相关性尿路感染。

问题 3　留置尿管相关性尿路感染有哪些危险因素?

答:留置尿管相关性尿路感染的因素包括患者方面和导尿管置入与维护方面。

(1) 患者方面的危险因素主要包括:患者年龄、性别、基础疾病、免疫力和其他健康状况等。①年龄:年龄不断增高,病情危重的患者,机体自身免疫力低下,导致患者容易发生感染。

②性别：女性患者留置导尿管比男性患者更容易引起感染，与女性尿道短，且尿道周围区域的病原菌定植率高有关。③基础疾病：如脑血管意外、严重的感染性疾病、严重外伤等。④免疫力和其他健康状态：如糖尿病、截瘫等。

（2）导尿管置入与维护方面的危险因素主要包括：导尿管的选择、导尿管留置时间、导尿管置入方法、导尿管的维护、抗菌药物临床使用等。①导管过粗或球囊过大易增加对尿道或膀胱黏膜的刺激，诱发不适和膀胱痉挛，造成尿道组织损伤，过细容易堵塞造成引流不畅，易发生尿路感染。②导尿管留置时间越长，感染概率越高。长期留置尿管，导尿管表面会生长生物膜，使常规细菌培养困难、对抗生素敏感性降低、病程延长并容易复发，从而导致难治性持续性感染。③与导尿管置入时的尿道口消毒有关。尿道口伴有常驻菌群，导尿前若不能彻底消毒，会导致周围病原菌随导尿管直接进入尿道内，引起感染。④导尿管的维护：频繁更换导尿管及集尿袋、密闭装置反复打开，导尿管引流不畅等均会增加感染的机会。此外尿液及集尿袋形成的重力作用会压迫尿道口黏膜造成尿道口黏膜缺血坏死。导尿管固定不当反复移动增加了尿道壁损伤的机会也可能导致机械性炎症的发生。⑤抗菌药物使用：不合理地使用抗生素，会增加条件致病菌，导致留置尿管的继发性尿路感染。

问题 4　留置尿管相关性尿路感染途径有哪些？

答：留置尿管相关性尿路感染主要以导尿管外逆行感染为主，常见自身菌丛感染。

（1）导尿管与集尿系统各连接处细菌上行引起感染。如果反复打开，细菌可经管腔进入膀胱引起感染。

（2）尿道口的污染：尿道口内 1～2 cm 处有少量的细菌，且临近肛门，易受粪便、分泌物污染。留置尿管时尿道口清洁消毒不严格，尿道口的细菌就会沿尿管与尿道间隙上行并种植于膀胱，导致尿路感染。

（3）膀胱冲洗引起外源性感染。

问题 5　预防留置尿管相关性尿路感染的基本策略有哪些？

答：预防留置尿管相关性尿路感染的基本策略中，以下几个方面需要临床医务人员特别重视：

（1）培训和教育：①对参与导尿管插入、护理和维护的医护人员进行有关留置尿管相关性尿路感染预防的教育，包括除留置导尿以外的方法以及导尿管的插入、管理和拔出的过程。②评估医护人员使用、护理和维护导尿管的能力。

（2）采用适当的导尿管插入技术：①仅当患者治疗必需时才插入导尿管，留置导尿管持续至不再有适应证时。②考虑其他的膀胱处理方法，如适当的时候采取间歇性导尿。③在插管前及执行任何插管部位或器械相关操作前后进行手卫生。④插管须采用无菌方法，并使用无菌器械。⑤使用无菌手套、铺巾和棉球；用无菌或灭菌溶液清洗尿道口；使用单剂包装的无菌润滑剂。⑥使用尽可能小的导尿管，并与引流袋相匹配，从而最大限度减少尿道损伤。

（3）确保对留置导尿管的适当管理：①插管后须正确固定留置的导尿管，以防移位和尿道牵拉。②维持无菌的、持续封闭的引流系统。③一旦发生无菌状态被打破、接头处断开或尿液漏出，应使用无菌方法更换导尿管和引流装置。④为了检查新鲜尿液，用无菌注射器/套管从经过消毒的取样口吸取尿液，从而获得少量样本。⑤为了进行特殊的尿液分析，采用无菌方法从引流袋获取更多的尿液标本。⑥维持尿液引流通畅：维持引流袋始终低于膀胱的水平，不要将引流袋放置在地上；确保导尿管和引流管无缠绕；定期放空引流袋，为每位患者配置独立的收集容器，避免引流口接触收集容器。⑦采取常规卫生措施，无需用抗菌溶液清洗尿道口区域。

（4）每日评估导尿管留置的必要性，尽早拔除导尿管。

问题 6   留置导尿患者每日擦拭尿道口必须要使用消毒剂吗？

答：《导尿管相关尿路感染预防与控制技术指南》中指出留置导尿管期间，需要每日清洁或冲洗尿道口，大便失禁的患者清洁后应当进行消毒。国内有研究表明，用生理盐水或消毒剂擦洗尿道口都会起到降低泌尿系感染的作用，但是差异不显著；同时，消毒剂对尿道口皮肤及黏膜还存在刺激作用且会影响会阴部 pH。2014 年美国卫生保健流行病学学会发布的《导尿管相关泌尿道感染预防策略》则建议：采取常规卫生措施，无需用抗菌溶液清洗尿道口区域。

问题 7   对于长期留置导尿患者是否需要常规更换导尿管预防尿路感染？

答：关于长期导尿患者是否需要常规更换导尿管，国内外亦有不同的做法，但均认可更换导尿管或集尿袋都会破坏导尿系统的密闭性，增加感染机会，因此，为降低导尿管相关感染，国内医院普遍采取每 2～4 周常规更换一次导尿管。WS/T509 - 2016《重症监护病房医院感染预防与控制规范》中要求长期留置导尿管宜定期更换，普通导尿管每 7～10 天更换一次，特殊类型导尿管按说明书更换。而国外指南则建议根据临床情况判断，如感染、阻塞、无菌性或密闭系统破坏时更换尿管和引流袋。

问题 8   导尿管有哪些固定方法？

答：留置导尿管后，应妥善固定。防止非计划性拔管的固定方法主要包括内固定和外固定。

内固定方法具体为用灭菌用水充盈导管上的气囊，注水量以 15 mL 为佳。

导尿管的外固定除了用别针将其固定在床单元上外，还应用胶带或专用器械将导尿管固定在患者的皮肤上。研究结果显示：男性固定于腹部，女性固定于大腿部，且经由大腿上方固定比大腿下方固定发生 CAUTI 感染率、漏尿及皮肤压痕的发生率低，差异显著。故指南推荐将导尿管内固定后从患者大腿上方行走固定，以减少不良反应及 CAUTI 感染率。

国内外学者对留置导尿管不同外固定方法对尿道并发症的影响进行研究，总结出以下几种固定方法。

（1）高举平台尿管固定法：裁剪两条宽胶带，其中一条无张力粘贴在大腿皮肤打底，另一条将尿管塑形包住后粘贴在打底胶带上。

（2）改良尿管固定法：将裁剪好的宽胶带固定在大腿内侧，用纱布带、扁带、鱼丝线从中间剪开的两个小孔穿过，将尿管系住固定，引流管顺延跨过大腿将尿袋挂于床边低于膀胱水平，患者左右翻身的时候将尿管固定与同侧大腿。

问题 9   留置尿管相关性尿路感染的集束化策略有哪些？

答：置管前：①严格掌握留置导尿管的适应证。②仔细检查无菌导尿包，若导尿包过期、外包装破损、潮湿,则不应使用。③可重复使用的导尿包按照清洗消毒及灭菌技术操作规范规定处理;一次性导尿包不应重复使用。④根据患者年龄、性别、尿道等情况选择型号大小、材质等的合适导尿管,最大限度降低尿道损伤和尿路感染。⑤对留置导尿管的患者,应当采用密闭式引流装置。⑥告知患者留置导尿管的目的,配合要点和置管后的注意事项。⑦不宜常规使用包裹银或抗菌导尿管。

置管时:①医务人员要严格按照《医务人员手卫生规范》做好手卫生,规范洗手后,戴无菌手套实施导尿术。②严格遵循无菌操作技术原则留置导尿管,要注意动作轻柔,避免损伤尿道黏膜。③正确铺无菌巾,避免污染尿道口,保持最大的无菌屏障。④应使用合适的消毒剂,充分消毒尿道口及其周围皮肤黏膜,防止污染。⑤男性:洗净包皮及冠状沟,然后自尿道口、龟头向外旋转擦拭消毒。⑥女性:按照由上至下,由内向外的原则清洗外阴,然后清洗并消毒尿道口、前庭、两侧大小阴唇,最后会阴、肛门。⑦导尿管插入深度适宜,确保尿管固定稳妥。⑧置管过程中,指导患者放松,协调配合,避免污染。若尿管被污染,应当重新更换尿管。

置管后:①妥善固定尿管,避免打折、弯曲,保证集尿袋高度低于膀胱水平,避免接触地面,防止逆行感染。②保持尿液引流装置通畅和密闭性,活动或搬运时应夹闭引流管,防止尿液逆流。③应当使用个人专用的收集容器或清洗消毒后的容器,定期清空集尿袋中尿液。清空集尿袋中尿液时,应遵循无菌操作原则,避免集尿袋的出尿口触碰到收集容器的表面。④留取小量尿标本进行微生物病原学检测时,应消毒导尿管接口后,使用无菌注射器抽取标本送检。留取大量尿标本时,可以从集尿袋中采集,但应避免打开导尿管和集尿袋的接口采集标本。⑤不应当常规进行膀胱冲洗或灌注,若发生血块堵塞或尿路感染时,可进行膀胱冲洗或灌注。⑥应保持尿道口清洁,大便失禁的患者清洁后还应进行消毒。留置导尿管期间,应当每日清洁或冲洗尿道口。⑦患者沐浴或擦身时应当注意对导管的保护。⑧长期留置导尿管应定期更换,普通导尿管更换时间 7～10 天,特殊类型导尿管的更换时间按照说明书规定,更换导尿管时应同时更换导尿管和集尿袋。⑨导尿管阻塞、脱出或污染时,应立即更换导尿管和集尿袋。⑩患者出现尿路感染症状时,应及时留取尿液标本进行病原学检测,并更换导尿管和集尿袋。⑪每天评估留置导尿管的必要性,应尽早拔除导尿管。⑫医护人员在维护导尿管时,要严格执行手卫生。

问题10　预防留置尿管相关性尿路感染有哪些新技术?

答:有相关研究表明,在发生泌尿道感染患者的导尿管外壁上附着一层较厚的黏液样物质,其中可发现被基质蛋白和细菌多糖包裹的细菌,提示细菌对尿管外壁的黏附作用增加泌尿道发生感染的风险。因此为预防留置尿管相关性尿路感染,针对导尿管的改进提出以下新技术:

(1) 含抗菌药物导尿管的设计。

(2) 经氧化银及胶体银处理的导尿管的设计。

(3) 在导尿管道中增加标本取样孔、空气陷阱、液体滴注室和单向活动瓣膜。

专家评析

本病例为摔伤致左髋疼痛伴活动障碍后急诊入院,该患者在术中留置导尿管,术后 4 天患者主诉有尿急、尿痛症状,T 37.8℃;查尿常规示:白细胞满视野;尿细菌培养示:白念珠菌菌落数＞10^4 cfu/mL、大肠埃希菌菌落计数＞10^5 cfu/mL,故可判断患者发生了留置尿管相关性尿路感染。

留置尿管相关性尿路感染主要以导尿管外逆行感染为主,常见自身菌丛感染。预防留置尿管相关性尿路感染的基本策略包括培训和教育、采用适当的导尿管插入技术、确保对留置导尿管的适当管理:①插管后须正确固定留置的导尿管,以防移位和尿道牵拉。②维持无菌的、持续封闭的引流系统。③一旦发生无菌状态被打破、接头处断开或尿液漏出,应使用无菌方法更换导尿管和引流装置。④为了检查新鲜尿液,用无菌注射器/套管从经过消毒的取样口吸取尿液,从而获得少量样本。⑤为了进行特殊的尿液分析,采用无菌方法从引流袋获取更多的尿液标本。⑥维持尿液引流通畅:维持引流袋始终低于膀胱的水平,不要将引流袋放置在地上;确保导尿管和引流管无缠绕;定期放空引流袋,为每位患者配置独立的收集容器,避免引流口接触收集容器。⑦采取常规卫生措施,无需用抗菌溶液清洗尿道口区域。留置尿管相关性尿路感染将导致患者住院时间延长、住院费用增加、死亡率增加、床位周转率降低等一系列问题。每日评估导尿管留置的必要性,尽早拔除导尿管。预防感染至关重要。

(倪洁)

参考文献

[1] 熊银环,许红梅.缩短导尿管留置时间的研究进展[J].护理研究,2019,33(5):821-823.

[2] 崔嬿嬿,贾波.留置导尿管相关尿路感染的易发因素分析与防控[J].护士进修杂志,2018,33(8):753-755.

[3] 张叶,陈嘉.导尿管相关尿路感染的研究进展[J].中国老年保健医学,2019,17(2):111-112.

[4] 丁雅丽.导尿管伴随性尿路感染的预防及护理进展[J].中西医结合护理,2018,4(2):182-184.

[5] 梁小英,黄宝玉.ICU导尿管相关尿路感染的护理研究进展[J].现代医学与健康研究,2018,2(15):199-201.

[6] 郭莉,石峰,李秀容,等.留置导尿管相关性感染的临床特征与危险因素分析[J].中华医院感染学杂志,2017,27(10):2245-2255.

病例 4 ▶ 多重耐药菌感染

　　患者男性,57 岁,职业工人,患者因"肺大疱结扎术、右肺囊肿切除术后 2 个月余,发热 3 天"以"重度肺部感染"急诊入院。

　　体格检查:T 40 ℃, P 108 次/分,R 34 次/分,BP 135/69 mmHg, SpO$_2$ 95％,患者心慌、憋气、精神差,痰液:色黄、黏稠度Ⅳ期、量多。肺部听诊:左肺呼吸音弱,双肺可闻及干湿啰音。胸部 CT 示:左上肺片状阴影。入科后痰培养示:耐甲氧西林金黄色葡萄球菌感染,予利奈唑胺联合万古霉素治疗。既往有支气管哮喘史 26 年。

问题 1　根据病例,患者出现多重耐药菌感染,判断依据是什么?

　　答:多重耐药菌(multiple drug resistant organism,MDRO)是指对三类或三类以上结构不同(作用机制不同)抗菌药物同时耐药(每类中一种或一种以上)的细菌。

　　多重耐药包括泛耐药菌和全耐药菌。泛耐药菌指除 1、2 类抗菌药(多为多黏菌素类或替加环素)敏感外,细菌对几乎所有抗菌药物均耐药,主要见于肠杆菌科细菌、鲍曼不动杆菌、铜绿假单胞菌及嗜麦芽窄食单胞菌。目前对泛耐药菌缺乏有效治疗,因此耐药菌引起的感染的病死率极高。全耐药菌是指对目前所做的所有体外药敏试验药物全部耐药的细菌。

　　多重耐药菌感染包括各系统的感染,如呼吸系统、泌尿系统、血液系统、手术部位等,相应部位临床微生物学样本分离出 MDRO,并符合该部位感染的临床诊断。

　　该患者心慌、憋气、精神差,痰液:色黄、黏稠度Ⅳ期、量多。肺部听诊:左肺呼吸音弱,双肺可闻及干湿啰音。胸部 CT 示:左上肺片状阴影。入科后痰培养示:耐甲氧西林金黄色葡萄球菌感染,故可判断为多重耐药菌感染。

问题 2　临床常见的 MDRO 有哪些?

　　答:①耐甲氧西林金黄色葡萄球菌;②耐万古霉素肠球菌(VRE);③产超广谱 β-内酰胺酶(ESBL)的细菌;④耐碳青霉烯肠杆菌科细菌,如大肠埃希菌和肺炎克雷伯菌;⑤耐碳青霉烯类鲍曼不动杆菌(CR-AB);⑥多重耐药铜绿假单胞菌;⑦多重耐药结核分枝杆菌(MDR-TB);⑧艰难梭菌(CD)等。

问题 3　该患者感染耐甲氧西林金黄色葡萄球菌,何为耐甲氧西林金黄色葡萄球菌?

　　答:耐甲氧西林金黄色葡萄球菌除对现有 β-内酰胺类抗菌药耐药外,常对多种抗菌药耐药,有时仅对糖肽类(万古霉素、去甲万古霉素、替考拉宁)、利奈唑胺敏感和达托霉素敏感。

　　耐甲氧西林金黄色葡萄球菌可导致皮肤软组织感染、手术部位感染、下呼吸道感染、尿路感染、血流感染、心内膜炎中枢神经系统感染、侵入性器械的植入部位感染、压疮感染、烧伤。严重感染常见于重症监护病房和有高度易感患者的其他高危病房(如烧伤病房和心胸病房)。一旦发生耐甲氧西林金黄色葡萄球菌流行,其菌株极易在医院内乃至更广泛区域传播。

问题4 耐甲氧西林金黄色葡萄球菌感染的危险因素有哪些？

答:（1）定植和感染的可能部位：鼻前庭、喉、会阴、腹股沟,较少发生于阴道或直肠。不能动的患者的臀部皮肤（表浅皮肤损伤、压疮、溃疡、皮炎）；外科伤口和烧伤侵入性装置（血管内导管和导尿管、造瘘插管、气管造口导管）。

（2）长期住院。

（3）老年患者,特别是长期住院活动减少,免疫力低下或以前接受过抗菌药治疗的患者。

（4）特殊病房的患者,例如重症监护病房和烧伤病房。

（5）患者和工作人员在病房或医院间的频繁转移。

（6）较多使用抗菌药的病房。

（7）患者密集。

（8）工作人员缺少。

（9）洗手设施和隔离不当。

问题5 MDRO感染患者的隔离措施有哪些？如何实施？

答:（1）临床科室根据耐药菌检出结果,必须执行标准预防和接触隔离防控措施。首先,由院感科确认菌检结果；其次,医生开具床旁隔离医嘱；最后,病区护士长负责监督病区内的多重耐药菌患者隔离措施的落实。

（2）应对多重耐药菌感染和定植患者实施隔离措施。首选单间隔离,也可以将同类MDRO感染者或定植者安置在同一房间。隔离病房不足时可考虑进行床边隔离,但不能与气管插管、深静脉留置导管、有开放伤口或者免疫功能抑制患者安置在同一房间。当感染者较多时,应保护性隔离未感染者。

（3）接触隔离应有鲜明标识,可在病房、床旁或患者腕带等处使用隔离标识。当实施床边隔离时,应先诊疗护理其他患者,MDRO感染或定植患者安排在最后。

（4）应尽量减少与MDRO感染或定植者接触的医务人员数量,所有诊疗尽可能由专人完成。

（5）在实施诊疗护理操作中,医务人员应当严格执行手卫生；当有可能接触患者的伤口、溃烂面、黏膜、体液、引流液、分泌物、排泄物时,医务人员应当戴手套及穿隔离衣。当有可能受到患者血液、体液、分泌物、排泄物喷溅时,应增加佩戴防护面罩。

（6）对于非急诊医用仪器（如血压计、听诊器、体温表、输液架）等应尽量专用。其他不能专人专用的物品如轮椅、担架等,在每次被多重耐药菌感染患者使用后应用消毒湿巾或选用其他消毒剂进行消毒。

（7）接触患者后的仪器设备（如CT、心电图）检查完成后应进行消毒。

（8）收治多重耐药菌感染或定植患者的病室,其清洁、消毒用品（抹布、拖布等）应当专室专用；对患者经常接触的物体、设施设备表面,每天清洁消毒不少于2次被患者血液、体液污染时应当立即消毒。使用过的抹布、拖布必须消毒处理（2 000 mg/L含氯消毒剂作用30分钟）。病床围帘应保持清洁与干燥,每月更换,接触患者血液、体液污染时及时更换。

（9）严格执行抗菌药物临床使用的基本原则,切实落实抗菌药物的分级管理,正确、合理地实施个体化抗菌药物给药方案,根据临床微生物检测结果,合理选择抗菌药物；严格执行围术期抗菌药物预防性使用的相关规定。

（10）感染者或携带者应隔离至症状好转、治愈或连续两次标本（每次间隔＞24小时）培养结果显示均为阴性，方可解除隔离。

问题6　MDRO感染患者或定植患者的餐具、被服、垃圾等如何管理？

答：（1）餐具：不必丢弃餐具，应做到个人专用、不使用他人的餐具或与人共用餐具。

（2）被服：全部用过的被服应该在原地打包，不能在病区进行分类或洗涤；污染严重的被服应该使用防渗漏包装袋且有鲜明标识；收集被服的工人应该使用个人防护用具；污染的被服应严格执行特殊被服清洗消毒流程。

（3）垃圾：使用双层的黄色垃圾袋回收垃圾，做好鲜明标识，由专人统一回收处理。

问题7　MDRO感染是否会导致院内感染暴发？何谓院内感染暴发？

答：多重耐药菌会导致医院感染暴发。医院感染暴发主要是指医疗机构或其科室的患者中，短时间内分离到3株及以上的同种多重耐药菌，且药敏试验结果完全相同，可认为是疑似多重耐药菌感染暴发；3例及以上患者分离多重耐药菌，经分子生物学检测基因型相同，可认为院内感染暴发。

问题8　对MDRO常用的监测方法有哪些？

答：常用的监测方法包括日常监测、主动筛查和暴发监测。

（1）日常监测包括临床标本和环境监测。临床标本的监测是指根据标本来源情况，分为呼吸道标本，如：鼻腔标本、咽喉标本、痰、支气管灌洗液；尿、分泌物，如皮肤、伤口、宫颈及其他分泌物；血、胸腹水、脑脊液、导管，如中央导管、气管插管、外周导管、导尿管及其他标本。环境监测是指：对患者床单位，如床栏、床头柜、呼叫器按钮、输液架等；诊疗设备设施；邻近的物体表面，尤其是手频繁接触的部位，如门把手、水龙头、计算机键盘、鼠标、电话、电灯开关、清洁工具等公用设施；可能接触患者的医护、陪护、清洁等人员的手，甚至包括鼻腔等可能储菌部位；必要时应包括地面、墙面等的监测。

（2）主动筛查是通过对无感染症状患者的标本（如鼻拭子、咽拭子、肛拭子或大便）进行培养、检测，以发现MDRO定植者。MDRO主动筛查通常选择细菌定植率较高，且方便采样的2个或2个以上部位采集标本以提高检出率；耐甲氧西林金黄色葡萄球菌主动筛查常选择鼻前庭拭子，并结合肛拭子或伤口取样结果；VRE主动筛查常选择粪便、肛拭子样本；多重耐药革兰阴性菌主动筛查标本为肛拭子，并结合咽喉部、会阴部、气道内及伤口部位的标本。

（3）暴发监测指重点关注短时间内一定区域患者分离的同种同源MDRO及其感染情况。

问题9　耐甲氧西林金黄色葡萄球菌重症肺炎的常用治疗药物有哪几种？用药注意事项及不良反应的观察与护理有哪些？

答：目前治疗耐甲氧西林金黄色葡萄球菌重症肺炎常用和有效的抗菌药物是万古霉素和利奈唑胺。

（1）万古霉素的用药注意事项及不良反应观察

1）对肾功能的监测：万古霉素短时间用药即可损害肾功能，应用万古霉素后，观察尿液的色质量，准确记录24小时尿量。每周查血肌酐及尿素氮，对肝、肾功能进行动态监测，定期查万古霉素血药浓度,及时调整用药剂量及给药时间。

2)红人综合征的观察:静脉滴注时间过短或推注过快,可能出现红人综合征。主要症状有瘙痒、风疹、高热、寒颤、血管性水肿、心率加速、低血压等,少数还可表现为心搏骤停等心血管意外,常发生在药物静脉滴注半小时内,也可发生于输液结束时或结束后数天。一般停止输注及同时抗过敏治疗即可好转或恢复。因此,要求临床在使用万古霉素时应注意药物的剂量、稀释浓度与滴注速度,加强对各个环节的管理,减少红人综合征的发生。

3)静脉炎的预防:万古霉素刺激性极强,易引起血栓性静脉炎;药物外渗,也可引起组织坏死。用药期间,护理人员应对药品进行妥善保存,滴注时按要求稀释,避免同一处静脉多次使用。严格按规定的时间及速度静脉滴注,确保在静脉内注射。

(2)利奈唑胺的用药注意事项及不良反应观察

1)利奈唑胺应避光滴注,输注时使用输液泵控制滴速,速度控制在 60~70 滴/分为宜,输液时间控制在 30 分钟至 2 小时之内。注意该药不能与其他药物混合输注。此外,在用药过程中应当密切观察患者的肝肾功能变化。

2)常见的不良反应,如:腹泻、恶心、头痛、血小板降低、骨髓抑制、乳酸酸中毒及神经系统疾病等。①腹泻是利奈唑胺最常见的不良反应之一,主要为胃肠道功能紊乱所致,多为轻至中度,一般不影响用药。因此护理人员在用药过程中,应详细记录患者每天的大便次数、间隔时间、粪便性状、颜色和相关伴随症状。对发生腹泻的患者密切观察生命体征,有无全身中毒症状,如发热、头痛、疲乏、虚弱等,准确掌握患者脱水、感染的程度。②血小板降低:护理人员应重点观察患者的皮肤黏膜情况,若发现新瘀点、瘀斑应及时记录部位、大小、数量和出现的时间。密切关注患者血常规监测结果特别是血小板计数,随时报告医师以便采取相应措施。日常护理中强调此类患者绝对卧床休息,避免剧烈活动及创伤引起出血。③当患者偶尔出现周围神经病变,如感觉双下肢麻木刺痛感,应防止患者感觉障碍的身体部位受压及机械性刺激,且应当注意相应部位避免高温或过冷刺激,慎用热水袋或冰袋。肢体保暖需用热水袋时,水温不宜超过 50 ℃,防止烫伤。每天用温水擦洗感觉障碍的身体部位,以促进血液循环和刺激感觉恢复。同时可进行肢体的被动运动、按摩、理疗及针灸。

专家评析

本病例为重度肺部感染,痰培养示:耐甲氧西林金黄色葡萄球菌,该患者发生了多重耐药菌感染;予利奈唑胺联合万古霉素治疗后缓解。

MDRO 是指对三类或三类以上结构不同抗菌药物同时耐药的细菌。MDRO 包括泛耐药菌和全耐药菌。

MDRO 感染患者隔离措施要严格执行标准预防和接触隔离。首先,由院感科确认菌检结果;其次,医生开具床旁隔离医嘱;最后,病区护士长负责监督病区内的 MDRO 患者隔离措施的落实。

应对 MDRO 感染和定植患者实施隔离措施。首选单间隔离,也可以将同类 MDRO 感染者或定植者安置在同一房间,隔离病房不足时可考虑进行床边隔离。接触隔离应有鲜明标识。应尽量减少与 MDRO 感染或定植者接触的医务人员数量,所有诊疗尽可能由专人完成。在实施诊疗护理操作中,医务人员应当严格执行手卫生。对于非急诊医用仪器(如血压计、听诊器、体温表、输液架)等应尽量专用。接触患者后的仪器设备(如 CT、心电图)检查完成后应进行消毒。收治 MDRO 感染或定植患者的病室,其清洁、消毒用品(抹布、拖布等)应当专室专用。切实落实抗菌药物的分级管理,正确、合理地实施个体化抗菌药物给药方案。感染者或携带者应隔离至症状好转、治愈或连续两次标本(每次间隔＞24 小时)培养结果显示均为阴性,方可解除隔离。因此,控制 MDRO 感染的暴发和传播,严格的隔离管控措施至关重要。

(倪洁)

参考文献

[1] 毛龙龙,李珊. 预防多重耐药菌感染的护理干预[J]. TODAY NURSE, 2019,26(25):130-131.

[2] 何旗群. 多重耐药菌医院感染的现状与护理防控进展[J]. 中国医药指南,2018,16(16):42-45.

[3] 王玲,王蓓蓓,崔岩. 利奈唑胺联合万古霉素治疗 MRSA 重症肺炎的疗效评估[J]. 中国医药指南,2019,17(7):3-4.

[4] 王月. 利奈唑胺治疗医院获得性耐甲氧西林金黄色葡萄球菌肺炎的疗效与安全性[J]. 中国实用医药,2019,14(35):119-120.

[5] 刘巧珍. 万古霉素致急性肾功能衰竭的临床分析[J]. 实用医药杂志,2019,36(6):530-533.

[6] 郑小娟,程燕燕,吴梅花,等. 万古霉素致红人综合征的文献分析[J]. 临床合理用药,2019,12(3A):130-131.

[7] 覃燕玲,梁桂才,李肖肖. 利奈唑胺不良反应类型及防治策略[J]. 中国处方药,2019,17(2):54-56.

病例 5 ▶ 脓毒症与多器官功能衰竭

患者男性,61 岁,因"无明显诱因出现中下腹胀痛一周,伴发热 2 天"被急送入院。

体格检查:T 37.9 ℃, P 116 次/分,R 30 次/分,BP 119/61 mmHg。患者神志清,精神差,睡眠饮食差,大小便正常,近期体重下降,查血白细胞计数 57.09×10⁹/L。入院予急诊手术,行"复杂肠粘连松解术＋肝脓肿切开引流术",入监护室 SOFA 评分为 3 分,予深静脉置管抗炎、抗凝、降压。既往胰腺癌病史 1 年余,2018 年行胰十二指肠切除术,2019 年行(右侧)腹股沟疝补片修补术。

问题 1　根据病史,该患者是否存在脓毒症? 为什么?

答:该患者明确脓毒症。脓毒症患者评估一般都会有全身炎症反应综合征(systemic inflammatory response syndrome, SIRS)是机体对感染、创伤、烧伤、手术以及缺血-再灌注等感染性或非感染性因素的严重损伤所产生的全身性的非特异性炎症反应,最终导致机体对炎症反应失控所表现的一组临床症状。严重感染引起的全身反应包括体温、呼吸、心率及白细胞计数方面的改变。最常见的有发热、心动过速、呼吸急促和外周血白细胞增加。该患者 P 116 次/分,R 30 次/分,白细胞计数 57.09×10⁹/L,并存在肝脓肿的现象,有全身炎症反应多种表现及明确感染,因此符合脓毒症诊断标准。

问题 2　脓毒症的临床定义是什么?

答:目前临床上诊断成人脓毒血症要求有明确感染或可疑感染及表 3-1 中的临床表现。

表 3-1　脓毒血症相关概念及表现

概念	表　现
SIRS	体温＞38 ℃或＜36 ℃ 心率＞90 次/分 呼吸频率＞20 次/分或动脉血二氧化碳分压＜32 mmHg 或机械通气外周血白细胞 12×10⁹/L 或＜4×10⁹/L 或未成熟粒细胞＞10%
脓毒症	对感染的全身性反应:SIRS＋感染的证据
重度脓毒症	脓毒症＋器官功能障碍,低灌注或低血压包括乳酸性酸中毒、少尿或急性意识状态改变
脓毒性休克	脓毒症诱导的低血压(如收缩压＜90 mmHg 或较基础值下降＞40 mmHg);适当补液不能使之回升;同时伴有灌注异常,可出现乳酸性酸中毒、少尿或有急性意识状态改变。应用血管升压素后所测血压可不降低
多器官功能障碍综合征	急性患者出现的器官功能障碍,在无干预的情况下内环境不可能保持稳定

问题 3　多器官功能障碍综合征如何进行临床分期？临床表现有哪些？

答：一般情况下，多器官功能障碍综合征（MODS）的病程为 14～21 天，包括休克、复苏、高分解代谢和器官衰竭阶段 4 个阶段，每个阶段都有其典型的临床特征，且发展速度很快，患者可能死于 MODS 的任一阶段（表 3-2）。

表 3-2　MODS 的临床分期和特征

项目	第 1 阶段	第 2 阶段	第 3 阶段	第 4 阶段
一般情况	正常或轻度烦躁	急性病容烦躁	一般情况差	濒死感
循环系统	容量需要增加	高动力状态，容量依赖	休克、心排血量下降，水肿	血管活性药维持血压，水肿，混合静脉血氧饱和度（SvO_2）下降
呼吸系统	轻度呼吸性碱中毒	呼吸急促，呼吸性碱中毒，低氧血症	严重低氧血症，急性呼吸窘迫综合征	高碳酸血症，气压伤
肾脏	少尿，利尿反应差	肌酐清除率下降，轻度氮质血症	氮质血症，有血透指征	少尿，血透时循环不稳定
胃肠道	胃肠胀气	不能耐受食物	肠梗阻，应激性溃疡	腹泻，缺血性肠炎
肝脏	正常或轻度胆汁淤积	高胆红素血症，凝血酶原时间延长	黄疸	转氨酶升高，严重黄疸
代谢	高血糖，胰岛素需要量增高	分解代谢，高血糖	代谢性酸中毒	骨骼肌萎缩，乳酸中毒
神经系统	意识模糊	嗜睡	昏迷	昏迷

问题 4　急性生理学及慢性健康状况评分系统（acute physiology and chronic health evaluation, APACHE-Ⅱ）修正的 MODS 诊断标准是什么？

答：任何一个 MODS 的诊断均应根据临床具体情况选择诊断标准（表 3-3）。

表 3-3　APACHE-Ⅱ修正的多器官功能衰竭诊断标准（Knaus）

系统或器官	诊断标准
循环系统	P≤54 次/分钟；平均动脉压≤49 mmHg；室性心动过速或室颤；动脉血 pH≤7.24，伴 $PaCO_2$≤5.3 kPa（40 mmHg）
呼吸系统	R≤5 次/分钟或＞49 次/分钟；$PaCO_2$≥6.7 kPa（50 mmHg）；呼吸机依赖或需用 CPAP 支持
肾脏	尿量≤479 mL/24 h 或≤159 mL/8 h；BUN≥36 mmol/L；Cr≥310 μmol/L
血液	WBC≤1×10^9/L；PLT≤20×10^9/L；HCT≤20％
中枢神经系统	GCS≤6 分
肝脏	血胆红素＞6 mg/100 mL；PT 延长 4 秒

注：符合 1 项以上，即可诊断。

问题 5 临床上脓毒症患者常用的监测方法有哪些?

答:组织灌注监测有助于全身性感染治疗。严重全身性感染和感染性休克具有一系列反映组织低灌注的临床表现,如平均动脉压(MAP)降低和尿量减少,皮肤温度降低等,这些征象可以作为感染性休克的诊断依据和观察指标。但这些指标的缺点是不够敏感,也不能较好地反映组织氧合。因此反映机体血流动力学和微循环的指标显得尤为重要。

(1) 中心静脉压(CVP)和肺动脉嵌压(PAWP):CVP 和 PAWP 分别反映右心室舒张末压和左心室舒张末压,都是反映前负荷的压力指标。一般认为将 CVP 提高到 $8\sim12\ cmH_2O$、将 PAWP 提高到 $12\sim15\ mmHg$ 作为感染性休克的早期治疗目标。

(2) 中心静脉血氧饱和度($ScvO_2$)和混合静脉血氧饱和度(SvO_2):$ScvO_2$ 指回到心脏时静脉血的氧饱和度。对于休克等急诊患者复苏后,$ScvO_2$ 可作为指导休克治疗的重要指标。对于脓毒症休克患者,$ScvO_2$ 可作为早期液体复苏重要的监测指标之一,$ScvO_2$ 值应在 70% 以上。SvO_2 反映组织器官摄取氧的状态,一般情况下 SvO_2 的范围为 65%~75%。临床上,SvO_2 降低常见的原因包括心排血量减少、血红蛋白氧结合力降低、贫血和组织氧耗增加。

(3) 血乳酸:在常规的血流动力学监测指标改变之前,组织低灌注和缺氧就已经存在,乳酸水平已经升高。当感染性休克血乳酸>4 mmol/L,病死率高达 80%。因此血乳酸浓度可作为评价疾病严重程度和预后的重要指标之一。

(4) 组织氧代谢:肠道血流低灌注导致黏膜细胞缺血缺氧。消化道黏膜 pH(pHi)是目前反应胃肠组织细胞氧合状态的主要指标。研究表明,应 24 小时连续监测严重创伤患者 24 小时的 pHi。pHi>7.30 的患者存活率明显高于 pHi<7.30,且 pHi<7.30 持续 24 小时,病死率高达 85%。

问题 6 临床上脓毒症干预策略有哪些?

答:目前临床脓毒症执行 2016 年脓毒症集束化干预策略:

(1) 首 3 小时干预:①在给予患者抗生素前,先进行细菌血培养;②检查血清乳酸;③入 ICU 后或确诊脓毒症后两小时内要给予患者广谱抗生素;④低血压或乳酸≥4 mmol/L 给予 30 mL/kg 晶体液进行目标复苏。

(2) 首 6 小时干预:①低血压对目标复苏效果差,应立即予以升压药;②脓毒症休克或乳酸≥4 mmol/L 容量复苏后仍低血压,应测量 CVP 或 $ScvO_2$;③初始乳酸高于正常值需要重复测量乳酸。

(3) 首 24 小时内干预:①低剂量类固醇;②控制血糖;③采用肺部保护通气策略进行机械通气,以防止容量创伤及压力创伤。

(4) 开展早期目标指导性治疗(early goal directed therapy, EGDT)策略:①早期:要求一旦组织细胞出现灌注不足或缺氧状况,即应开始积极补充液体恢复容量。如果患者出现血压低或血清乳酸>4 mmol/L,应给予输液晶体 30 mL/kg 或胶体 5 mL/kg;②如果输液无效,应给予升压素(如去甲肾上腺素)维持平均血压>65 mmHg。

治疗急救的目标是要达到:①CVP>$8\sim12\ cmH_2O$;②$ScvO_2$>70%;③MAP>65 mmHg 及尿量>0.5 mL/(kg·h)。

问题 7 什么是全身性感染相关性器官功能衰竭(sepsis related organ failure assessment, SOFA)评分？如何进行评分及其意义？

答：SOFA 评分强调早期,动态监测,主要包括 6 方面的监测,即:呼吸功能、凝血功能、肝功能、心血管功能、神经功能及肾功能,每项 0～4 分,每日记录最差值。目前研究显示最高评分和评分差值对评价病情更有意义。此评分方法后来也被称之为序贯器官功能衰竭评分(sequential organ failure assessment, SOFA)(表 3-4)。脓毒症休克患者每日评估,分数越高,预后越差。

表 3-4　序贯器官功能衰竭评分

系统	检测项目	0 分	1 分	2 分	3 分	4 分
呼吸	PaO_2/FiO_2(kPa)	≥53.33	40～53.33	26.67～40	13.33～26.67	<13.33
	呼吸支持(是/否)				是	是
凝血	血小板 10^9/L	≥150	101～150	51～100	21～50	<21
肝脏	胆红素(μmol/L)	<20	20～32	33～101	102～204	≥204
循环	平均动脉压(mmHg)	≥70	<70			
	多巴胺[μg/(kg·min)]			≤5 或	>5 或	>15 或
	多巴酚丁胺[μg/(kg·min)]			任何剂量		
	肾上腺素[μg/(kg·min)]				≤0.1	>0.1
	去甲肾上腺素[μg/(kg·min)]				≤0.1	>0.1
神经	GCS 评分	15	13～14	10～12	6～9	<6
肾脏	肌酐(μmol/L)	<110	110～170	171～299	300～440	>440
	尿量(mL/24 h)				201～500	<200

专家评析

该病例为诊断明确的脓毒症。通过积极治疗原发病,抗感染治疗,维护各器官功能稳定,患者病情趋于稳定,给我们临床护理者提示,临床护理人员应了解脓毒症相关指南共识的最新进展,做好脓毒症和感染性休克患者的救护工作具有重要的意义。

在临床工作中,重症专科护士必须掌握明确的定义、诊断标准,才有助于配合医疗救治的开展。脓毒症是指因感染引起的宿主反应失调导致的危及生命的器官功能障碍,其主要机制是容量血管扩张、血管内皮损伤以及毛细血管渗漏造成的微循环功能障碍,以及由此带来的组织低灌注和血液流变学改变,序贯器官功能评分(SOFA)≥2 分。脓毒性休克定义为脓毒症合并严重的循环、细胞和代谢紊乱,其死亡风险较单纯脓毒症更高。循环功能衰竭,经过充分的液体复苏后,需给予血管活性药才能维持平均动脉压(MAP)≥65 mmHg 以及血乳酸(Lac)>2 mmol/L。

(潘文彦　李向阳)

参考文献

［1］曹钰,柴艳芬,邓颖,等. 中国脓毒症/脓毒性休克急诊治疗指南(2018)[J]. 临床急诊杂志,2018,19(9):567-588.

［2］Rhodes A，Evans L E，Alhazzani W，et al. Surviving sepsis campaign：international guidelines for management of sepsis and septic shock：2016 [J]. Intensive Care Medicine，2017,43(3):304-377.

［3］江利冰,李瑞杰,张斌,等. 2016 年脓毒症与脓毒性休克处理国际指南[J]. 中华急诊医学杂志,2017,26(3):263-266.

第四章 常见损伤所致危重症的救治与护理

病例 1 ▶ 多 发 伤

患者男性,29 岁,车祸后多发伤,左下肢撕裂伤,血胸,因"外伤致胸痛呼吸困难 6 小时,主动脉夹层"急诊入院。

体格检查:T 36.8 ℃,P 76 次/分,R 22 次/分,BP 122/68 mmHg。患者昏迷状态,瞳孔 4 mm,对光反射迟钝,腹软,下颌见开放性伤口,左侧阴囊挫裂伤,左腹股沟下方撕裂伤约 8 cm,双下肢多发挫伤。外院 CT 示:主动脉夹层。入院予急诊手术,行(血管导管)主动脉覆膜支架腔内隔绝术+(右侧)下肢动脉切开术+(血管导管)下肢肌肉缝合术+(左侧)腹股沟探查术,入监护室予经口气管插管接呼吸机辅助通气、深静脉置管抗炎、升压、镇静治疗。既往体健,无特殊。

问题 1 该患者目前最先应解决的问题是什么? 为什么?

答:在进行有效通气治疗后,立即输血维持容量,尽早行主动脉夹层手术治疗。该患者存在血胸,且有胸痛、呼吸困难等症状,急救时应首先保持患者呼吸道通畅,然后立即配合医生完善术前准备:如定血型、备血等,同时注意观察生命体征,维持血压稳定,保持呼吸道通畅。

问题 2 多发伤与多处伤、复合伤和多部位伤的区别是什么?

答:先明确各类概念。

(1)多发伤:指在同一致伤因子作用下,引起身体两处或两处以上解剖部位或脏器的创伤,其中至少有一处为严重伤,可危及生命。

(2)多处伤:指同一致伤因素引起同一解剖部位两处脏器以上的损伤,如投射物造成的肠穿孔和实质脏器的破裂。

(3)复合伤:机体同时或相继遭受两种或两种以上不同性质致伤因素作用而引起的复合损伤,解剖部位可以是单一的,也可是多部位、多脏器的损伤。如大面积烧伤合并骨折。

(4)多部位伤:指在同一解剖部位或脏器有两处以上的损伤,如由投射物所数的小肠多处穿孔。

问题 3 多发伤如何高效有序进行伤情评估？

答：首先采用"CRASHPLAN"顺序对各系统进行必要的检查，然后对可疑的隐蔽部位进行重点或特殊检查，以减少漏诊或误诊的机会。

（1）C(cardiac)：心脏，评价循环状况，判断有无休克及组织低灌注存在。

（2）R(respiration)：呼吸，确定有无呼吸困难；气管有无偏移；胸部有无伤口、畸形、反常呼吸、皮下气肿及压痛；叩诊音是否异常；呼吸音是否减弱。

（3）A(abdomen)：腹部，检查腹部有无伤痕、瘀斑；腹腔是否膨隆，有无腹膜刺激征；肝浊音区是否缩小；肝、脾、肾区有无叩击痛；肠鸣音情况。

（4）S(spine)：脊柱，脊柱有无畸形、压痛及叩击痛；有无运动障碍；四肢感觉、运动有无异常。

（5）H(head)：头部，判断意识状况，头部有无伤口及血肿、凹陷；脑神经检查有无异常；肢体肌力、肌张力是否正常；生理反射和病理反射的情况。

（6）P(pelvis)：骨盆，骨盆挤压实验和 X 线检查常可明确诊断。

（7）L(limbs)：肢体，通过视、触、动、量及 X 线检查多能明确诊断。

（8）A(arteries)：动脉，明确各部位动脉有无损伤，必要时做超声多普勒检查明确诊断。

（9）N(nerves)：神经，检查感觉、运动情况，明确各重要部位神经有无损伤及定位体征。

问题 4 多发伤院内创伤评分有哪些？

答：院内创伤评分主要用于判定患者损伤的严重程度和估计预后。评价标准主要以简略损伤分级（abbreviated injury scale，AIS）为主、解剖学损伤为依据区分损伤的严重程度。

（1）简略损伤分级（表 4-1）：是纯解剖评分，它将人体分为 9 个区域，用简单数字编码表示损伤程度，每一损伤按严重程度分为 6 个等级（$AIS_{1\sim6}$），分别代表轻度伤、中度伤、较重伤、严重伤、危重伤和特重伤。AIS 值越大，则损伤程度越重，危险性越高。

（2）创伤严重度评分（injury severity score，ISS）：是以 AIS 为基础（表 4-2），计算时将全身 9 个分区中损伤最严重的 3 个分区中各取一最高 AIS 值求各自平方之和，即为 ISS 值。ISS 的分值范围为 1~75，其中<16 分为轻度伤，16~25 分为中度伤，>25 分为重度伤。

ISS 的 6 个损伤分区：①头和颈部：包括脑或脊髓损伤，颅骨或颈椎骨折；②面部：包括口、眼、耳、鼻、颌面部损伤；③胸部：包括膈肌肋骨、胸椎和胸腔脏器损伤；④腹部和盆腔：包括腰椎和腹盆腔脏器损伤；⑤四肢和骨盆：包括四肢、骨盆及肩胛带损伤等；⑥体表：包括身体任何部位的擦伤挫伤。

表 4-1 简略损伤评分示例

部位损伤	AIS	前 3 位 AIS 平方
头颈部大脑挫伤	3	9
面部无损伤	0	
胸部连枷胸	4	16

（续表）

部位损伤	AIS	前3位AIS平方
腹部肝脏轻度挫伤	2	
复杂的脾破裂	5	25
四肢股骨骨折	3	
体表无损伤	0	
ISS评分＝9＋16＋25＝50		

表4-2　AIS评分及ISS评分分级对照表

AIS评分分级		ISS评分分级	
1	轻度	1～8	轻度
2	中度	9～15	中度
3	重度	16～24	重度
4	极重	25～49	极重
5	危重	50～74	危急
6	致命	75	极值

问题5　多发伤院内急救的救治原则是什么？

答：多发伤伤情一般都相对严重，目前通用的是根据VIPCO法的流程进行救治。

（1）V（ventilation）保持呼吸道通畅：颅脑损伤患者昏迷后，舌根后坠可阻塞咽喉入口；面颊部和颈部损伤的血凝块及移位肿胀的软组织可阻塞气道；呕吐物、痰液、义齿和泥土等可阻塞气道。上述情况均可导致窒息，因而急救时应及时解除呼吸道梗阻，保持呼吸道通畅，充分给氧。

（2）I（infusion）建立静脉通道：多发伤患者大多伴有低血容量性休克。迅速建立两条以上的静脉通道，必要时可进行深静脉穿刺置管，以便输液和监测。

（3）P（pulsation）监测心电和血压，及时发现和处理休克：持续监测患者的生命体征，严密观察患者的血压、脉搏、呼吸、皮温和面色，并控制外出血。一旦发现有呼吸心搏骤停的表现，立即进行心肺复苏。针对病因进行胸腔闭式引流、心包穿刺和控制输液量，适当可使用血管活性药物。

（4）C（control bleeding）控制出血：对于开放性伤口，出血较严重者，应给予敷料加压包扎止血。对于大血管损伤经压迫止血后需迅速进行手术止血。一旦明确腹腔、胸腔内有活动性出血的征象，应创造条件迅速进行手术探查止血。

（5）O（operation）急诊手术治疗：急诊手术治疗是治疗创伤的决定性措施，而手术控制出血是最有效的复苏措施。危重伤员应在伤后1小时内尽快进行手术治疗。多发伤抢救手术的原则是在充分复苏的前提下，用最简单的手术方式，最快的速度来修补损伤的脏器，从而挽救患者的生命。

问题 6 多发伤的院内急救护理措施有哪些?

答:迅速实施急救护理措施归纳为:一给氧、二通道、三配血、四置管、五皮试、六包扎。

(1)一给氧:保持呼吸道通畅,充分给氧。多发伤患者多有不同程度的低氧血症,早期给氧可提高组织血氧含量,改善机体缺氧状态。对合并头面部伤、胸部伤的患者,常出现舌后坠、血液、痰液阻塞呼吸道,可应用舌钳、放置口咽通气导管等方式清除呼吸道分泌物。必要时行气管插管或气管切开,予中流量吸氧或呼吸机辅助呼吸。

(2)二通道:快速扩容。患者入院后立即建立两条以上的静脉通道。头胸部伤建立下肢通路;腹腔脏器、骨盆及下肢损伤,选用上肢、颈外静脉、锁骨下静脉为宜,以免输入的液体在损伤部位分流,加重损伤部位的充血水肿而不能有效扩容。

(3)三配血:静脉穿刺成功后,立即抽取血标本,交叉配血,尽快补充全血。

(4)四置管:留置胃管、尿管,记录每小时尿量。对伴有血气胸者及时配合医生置胸腔闭式引流管,并观察引流液的颜色、性质和量,观察是否有进行性血胸存在。一旦明确血胸存在,即行开胸探查止血。

(5)五皮试:遵医嘱及时进行青霉素、破伤风等皮试,根据结果尽快使用抗生素,一般在术前 1 小时内为宜,以维持血药浓度,有效预防术后感染的发生。

(6)六包扎:对开放性骨折及出血伤口均采用加压包扎,并用夹板初步固定伤肢,待病情稳定后行进一步处理。

专家评析

该病例因外伤原因导致人体多处解剖结构发生严重损伤进而引起多发伤,其中发生颅脑损伤、重要脏器损伤,为多发伤患者死亡最常见重要因素。该病例通过外科干预,积极复苏后病情可趋于稳定。

多发伤为同一机械致伤因素作用下,机体两个或两个以上解剖部位均受到严重损伤,且任一严重损伤单独存在时亦可对患者生命安全产生威胁。多发伤合并休克临床较为常见,酸中毒、凝血障碍、低体温是临床公认的多发伤死亡三联征,而大量失血是导致多发伤患者休克的最主要原因,若发生失血性休克会严重降低多发伤患者预后质量,增加患者死亡风险。因此在抢救多发伤合并休克患者中,护理标准化流程和救治规范具有极其重要的价值,可为患者赢得宝贵的救治窗口提供更多的时机。

(潘文彦 李向阳)

参考文献

[1] 中国医师协会心血管外科分会大血管外科专业委员会. 主动脉夹层诊断与治疗规范中国专家共识[J]. 中华胸心血管外科杂志,2017,33(11):641 - 654.
[2] 王正国. 现代创伤医学丛书[M]. 北京:人民卫生出版社,2016.
[3] 姜保国. 严重创伤救治规范[M]. 北京:北京大学医学出版社,2015.
[4] 伯思坦,索尼. 欧氏重症监护手册[M]. 朱曦,么改琦,译. 北京:北京大学医学出版社,2014.
[5] 付小兵,王正国,李建贤. 中华创伤医学[M]. 北京:人民卫生出版社,2014.
[6] 张连阳,白祥军. 多发伤救治学[M]. 北京:人民军医出版社,2010.

病例 2 ▶ 颅 脑 外 伤

患者男性,47岁,因"醉酒摔倒在厕所,意识不清5小时",急诊入院。

体格检查:T 36.8℃,P 54次/分,R 20次/分,BP 151/101 mmHg。患者昏迷状态,气急,喷射性呕吐中等量胃内容物,双侧瞳孔等大等圆,直径3 mm,对光反射迟钝,疼痛刺激未见肢体回缩,左上肢可见活动,余肢体未见自主活动。双侧巴氏征(+)。入院予急诊手术,行经外侧裂脑内血肿清除术+颞肌下减压,术后入监护室予经口气管插管接呼吸机辅助通气,予留置深静脉,抗炎,降压,镇静,降低颅内压等治疗。既往有高血压。

问题 1 该患者伤情应判定为哪一类?依据是什么?

答:患者可判定为特重型颅脑损伤。格拉斯哥(Glasgow coma scale,GCS)昏迷评分用于判定颅脑损伤伤情时,轻型伤13～15分,中型伤9～12分,重型伤3～8分,常将评分为3～5分判定为特重型颅脑创伤。其中左侧右侧运动评分不同时,应选用较高的分数进行评分。该患者昏迷状态,双侧瞳孔等大等圆,直径3 mm,对光反射迟钝,疼痛刺激未见肢体回缩,左上肢可见活动,余肢体未见自主活动,双侧巴氏征(+),格拉斯哥评分5分,可判定为特重型颅脑损伤。

问题 2 颅脑损伤如何分类?

答:颅脑损伤按时间和类型可分为:原发性脑损伤和继发性脑损伤。原发性脑损伤包括脑震荡、脑挫裂伤和原发性脑干损伤;继发性脑损伤主要有脑水肿和颅内血肿。

颅脑损伤按部位可分为:头皮损伤、颅骨损伤、脑损伤。头皮损伤可分为头皮擦伤、头皮挫伤、头皮裂伤、头皮血肿、头皮撕脱伤。颅骨损伤即颅骨骨折,可分为颅盖骨折和颅底骨折。脑损伤可分为脑震荡、脑挫裂伤、颅内血肿。

问题 3 颅脑损伤如何分型?

答:根据病情轻重,目前国内公认的颅脑损伤临床分为四型,且与GCS昏迷评分十分相关。

(1)轻型:GCS 13～15分,主要指单纯性脑震荡,有或无颅骨骨折。表现为昏迷时间在30分钟内,有轻微头痛、头晕等自觉症状,神经系统和脑脊液检查无明显改变。

(2)中型:GCS 9～12分,主要指轻度脑挫裂伤,有或无颅骨骨折及蛛网膜下腔出血,无脑受压者。表现为昏迷时间不超过12小时,有轻微的神经系统阳性体征,体温、呼吸、脉搏、血压有轻微变化。

(3)重型:GCS 6～8分,主要指广泛颅骨骨折,广泛脑挫裂伤,脑干损伤或颅内血肿。表现为深昏迷,昏迷时间在12小时以上,意识障碍逐渐加重或再次出现昏迷,有明显神经系统阳性体征,体温呼吸脉搏血压有明显变化。

（4）特重型：GCS 3～5 分，颅脑原发损伤严重，或伴其他部位脏器损伤、休克等。表现为伤后即深昏迷，去大脑强直，双侧瞳孔散大，生命体征严重紊乱或呼吸已近停止及已有脑疝晚期。

问题 4　格拉斯哥昏迷评分内容是什么？

答：格拉斯哥昏迷计分法，从睁眼、语言和运动反应三个方面分别制订出具体评分标准，以三者之和表示意识障碍程度。结果判断：最高分为 15 分正常，表示意识清楚，预后较好；最低分为 3 分，预后最差；计分越高，说明意识状态越趋于正常；8 分以下即可认为昏迷（表 4 - 3）。

表4-3　格拉斯哥昏迷计分法

项目	睁眼反应（E）	言语反应（V）	运动反应（M）
6			遵嘱动作
5		回答正确	刺痛定位
4	自动睁眼	回答错误	刺痛躲避
3	呼唤睁眼	含糊不清	刺痛屈曲
2	刺痛睁眼	唯有声叹	刺痛伸直
1	无反应	不能发音	无反应

问题 5　颅脑外伤患者的监测要点有哪些？

答：主要监测要点为意识、瞳孔、生命体征、肢体活动几方面。

（1）意识：意识是中枢神经系统对内外环境中各种刺激所产生的有意义的应答能力（表 4 - 4）。

表4-4　意识障碍程度

意识障碍程度	GCS 评分	患 者 表 现
清醒	13～15 分	定向功能好
嗜睡	9～12 分	唤醒后很快入睡，定向功能障碍
浅昏迷	7～8 分	表现意识丧失，对高声无反应，对强烈的痛刺激或有简单反应，角膜反射、咳嗽反射、吞咽反射及肌腱反射尚存在，生命体征一般尚平稳
昏迷	4～6 分	较浅昏迷重，患者表现为对疼痛刺激无反应；四肢完全处于瘫痪状态，角膜反射、瞳孔对光反射、咳嗽反射及吞咽反射尚存在，但明显减弱，肌腱反射亢进，病理反射阳性，呼吸、循环功能一般尚可
深昏迷	3 分	所有深浅反射消失；患者眼球固定、瞳孔散大；角膜反射、瞳孔对光反射、咳嗽反射及吞咽反射消失；四肢瘫痪，肌腱反射消失；生命体征不稳定，患者处于濒死状态

注：最高 15 分，表示意识清醒，8 分以下为昏迷，最低为 3 分，分数越低表示意识障碍越严重。

（2）瞳孔：瞳孔变化是反映颅脑损伤程度及病情变化的重要标志。观察瞳孔时应注意是否使用某些药物。瞳孔散大多见于脑干损伤；瞳孔缩小多见于脑桥损伤；瞳孔出现三角形或多边形，多见中脑损伤；如出现交替性瞳孔散大或缩小，多见于脑干损伤。

（3）生命体征：脑疝可表现为血压、脉搏、呼吸、体温的改变。严重时血压及呼吸紊乱，有时面色潮红或苍白、大汗淋漓，体温可高达 41 ℃以上或低至 35 ℃以下而不升。

（4）肢体活动：小脑幕切迹疝大多发生于瞳孔散大侧的对侧，表现为肢体的自主活动减少或消失。脑疝的继续发展使症状波及双侧，引起四肢肌力减退或间歇性地出现头颈后仰，四肢挺直，躯背过伸，呈角弓反张状，称为去大脑强直，是脑干严重受损的特征性表现。

肌力分级法见表 4 - 5。

表 4 - 5　英国医学研究理事会(Medical Research Council, MRC)肌力分级法

级别	标　准
0 级	完全瘫痪不能作任何自由运动
1 级	可见肌肉轻微收缩（如手指或脚趾的活动）
2 级	肢体能在床上平行移动
3 级	肢体可以克服地心吸引力并能抬离床面几秒钟
4 级	肢体能做对抗外界阻力的运动
5 级	肌力正常运动自如

问题 6　冬眠疗法的目的是什么？如何实施冬眠低温治疗？

答：冬眠低温疗法目的在于利用药物和物理方法使患者体温降低，达到降低脑组织耗氧量维持正常脑血流和脑细胞能量代谢，减轻乳酸堆积和脑水肿，降低颅内压力，抑制脑损伤后内源性有害因子释放的效果。

（1）药物和物理方法：遵医嘱给予冬眠药物，如冬眠Ⅰ号合剂（氯丙嗪、异丙嗪及哌替啶）或冬眠Ⅱ号合剂（哌替啶、异丙嗪、氢化麦角碱）肌内注射或者经静脉通路微量泵泵入，待患者逐渐进入冬眠状态，对外界的刺激反应明显减弱，瞳孔缩小，对光反射迟钝，呼吸平稳，频率相对较慢，深反射减弱或消失后，方可对患者进行物理降温。

临床上应用最为广泛的是用降温机进行全身体表降温，可将患者的体温降低到设定温度，也可以和其他的体表降温办法联合应用，如冰水浸浴、冰袋法、冰敷、乙醇擦拭等。冬眠低温治疗维持时间最短 24 小时，最长 5～7 天。

（2）脑温监测：脑温监测的直接测量法准确可靠，但需开颅手术。临床常用间接测量法，即测量中心温度如鼻咽温度、食管温度、直肠温度、膀胱温度（与脑温接近）等。目前比较公认的降温程度标准为将直肠温度控制在 32.5～33 ℃，脑温或中心温度控制在 33～34 ℃最为理想。

（3）复温方法：目前多主张自然复温法，即先停物理降温，后停冬眠合剂，再停呼吸机。复温应缓慢而平稳，以每 4 小时体温升高 1 ℃左右为宜。整个复温过程持续约 12 小时，使其恢复到 37 ℃左右。复温过程中需遵医嘱适当使用镇静剂，以防肌颤。

问题 7 颅内压监测有什么意义？常见不同位置颅内压监测特点是什么？

答：颅内压（ICP）指颅内容物（脑组织、脑脊液、血液）对颅腔的压力。正常成人颅内压为 100～150 mmH₂O。颅内压增高可导致脑灌注量减少或停止，继而导致或加剧脑缺血性损害，引起脑组织移位和脑疝而危及患者生命，因此对神经外科危重患者进行颅内压监测具有极为重要的临床意义（表 4 - 6、4 - 7）。

表 4 - 6 有创颅内压分级量表

分级	颅内压（mmHg）
正常	5～15
轻度增高	15～20（一般以 20 mmHg 作为降颅压的临界值）
中度增高	21～40
重度增高并大脑血流灌注减少	＞40
极度增高并大脑血流灌注停止	＞60～70

表 4 - 7 常见有创颅内压监测位置的不同特点

测量方法	测压部位	传感器放置	准确性	并发症	持续时间
脑室内	硬脑室前角内	颅外	好	颅内感染、颅内出血、脑脊液漏	＜1 周
硬脑膜下	硬脑膜下	颅外	好	同上	＜1 周
硬脑膜外	硬脑膜外	硬脑膜外	易受影响	少	长
脑实质	非优势半球额叶	脑实质内	好	脑组织损伤，颅内出血	较长

专家评析

该病例为颅脑外伤，GCS 评分为特重型颅脑损伤。术后经过亚低温，降颅内压，抗感染，营养支持等综合治疗后，病情恢复良好，后续继续完善康复治疗。

颅脑外伤后可能会诱发多因素所致的颅内压增高，继而发生脑灌注压降低、血流量降低、脑实质缺血坏死等病理生理变化。颅内压监测对于疾病预测、早期干预治疗、改善患者预后具有重要的指导意义。因此，在临床中该项护理应做到监测精准，严格无菌操作，妥善固定等规范护理标准。ICU 护士更应在监测同时与病情变化进行结合，以动态评估是否存在病情恶化，第一时间发现出血、脑疝等严重并发症，一旦出现可以及时进行干预及救治。

（潘文彦 李向阳）

参考文献

[1] 蒋相康,张茂. 成人多发伤合并严重脑损伤最初 24 h 的监测与处理指南[J]. 中华急诊医学杂志,2020,29(2):179 - 180.

[2] 刘芳,杨莘.神经内科重症护理手册[M].北京:人民卫生出版社,2017.
[3] 赵继宗,周定标.神经外科学[M].3 版.北京:人民卫生出版社,2014.
[4] 李春盛.急危重症医学进展[M].北京:人民卫生出版社,2014.
[5] 黄楹.神经危重症监护[M].北京:人民卫生出版社,2009.

病例 3 ▶ 血 气 胸

患者男性,26 岁,以"车祸致头、腹、右手、双下肢多处出血疼痛面色苍白 1 小时。"急诊入院。患者于 1 小时前在高速公路上发生车祸,出现头部、左胸、腹、右手、双下肢多处出血疼痛,伴胸闷,下腹部明显疼痛。胸片报告示左胸外带阴影,肋膈角变钝,B 超报告"左胸腔积液,腹部未见明显异常",腹部 2 次穿刺各抽出大约 10 mL 不凝血,未见脓球等,以"全身多处严重复合伤—创伤,失血性休克,左肺挫伤,左胸腔积血,腹部闭合性损伤腹腔脏器损伤出血"入院,平车转入 ICU 治疗。

问题 1 什么是胸膜和胸膜腔?

答:胸膜系起源于中胚层的浆膜。由表面单层排列的半透明的间皮细胞和下面的结缔组织组成。被覆于肺表面和叶间裂的部分称为脏层胸膜,被覆于肋胸壁内面的、脂上面与纵隔侧面的部分称为壁胸膜,两者在肺根部互相汇合,因此在左、有两肺周围胸膜的脏层和壁层之间分别形成一个完全封闭的潜在性腔隙,称之为胸膜腔。

问题 2 什么是血气胸?

答:当肺内压力突然升高,致肺泡破裂,气体通过裂孔进入胸腔内,可造成自发性气胸。而自发性气胸引起肺压缩时,可牵拉粘连带,致粘连带撕裂,粘连带中的小动脉破裂出血,便造成自发性血气胸,自发性血气胸一般无肺结核、肺气肿等基础病变,患病年龄以青少年多见。

问题 3 什么是急性血气胸?

答:急性血气胸是指胸部外伤后所造成的胸膜腔积血、积气。胸部外伤血气胸的发作等占 70% 以上,血气胸可单独发生,也可以发生于合并其他类型的胸部外伤时,如穿透或闭合的胸壁损伤、肋骨骨折、纵隔伤、胸腹联合伤、胸部异物以及挫伤窒息、损伤性湿肺、爆震伤等。因此,对任何一个胸部外伤的伤员,都要检查有无血气胸。

问题 4 血气胸会危及生命吗?

答:急性血气胸患者因循环血量骤减,患者可出现血压下降等低血容量休克症状。另外,中量以上的血胸可因胸腔内血液积存,压迫肺脏,使通气功能受到影响,造成呼吸功能障碍。同时,胸膜腔内的大量出血,可压迫纵隔,使纵隔移位,造成血液回流受阻,加重循环功能障碍,如不及时抢救,可危及生命。

问题 5 急性血气胸有哪些症状?

答:小量的血气胸可无明显症状。其中轻微者如单纯性小量闭合性气胸肺萎陷在 20%～25% 者,可观察待其自行吸收。大量出血或高压积气的严重血气胸是胸部伤死亡的主要原因之一,必须紧急处理。急性血气胸与其他类型严重的胸部伤一样,在诊断和治疗上必须同时进行。及时给予有效的医疗,这样可使患者转危为安,否则可因未及时抢救而死亡。对胸部外伤伤员,要早期判断以下 10 个问题:①有无血容量不足;②有无呼吸功能不全;③有无张力性气胸;④有无心包填塞;⑤有无多发肋骨骨折(反常呼吸);⑥有无严重血胸、气胸或血气胸;⑦有无纵隔损伤;⑧有无膈肌破裂;⑨有无主动脉或其主要分支的破裂;⑩有无心脏损伤。伤员若有上述事项之一者,可随时发生生命危险。为抢救生命时必须做 X 线检查以提供诊断和治疗方案。

问题 6　患者有哪些症状应警惕血气胸可能?

答:剧烈的胸痛是早期血气胸的主要症状。由于血液对于胸膜的刺激明显大于气体,因此,当年轻患者突发剧烈胸痛时应警惕血气胸可能。后期随着病情的进展,由于循环血量的骤减,纵隔移位,血液回流受阻,加重循环功能障碍,患者可出现脸色苍白、出冷汗、脉搏细速、血压下降等低血容量休克的症状。

由于血气胸可单独发生,也可以发生于合并其他类型的胸部外伤时,如穿透或闭合的胸壁损伤、肋骨骨折、纵隔伤、胸腹联合伤、胸部异物以及挫伤窒息、损伤性湿肺、爆震伤、所谓闭合胸伤三大综合征等均可合并血气胸。因此,对于任何一个胸部外伤的患者,都要警惕有无血气胸。

问题 7　如何确诊血气胸?

答:临床上,自发性血胸常合并自发性气胸。血胸的血从外观看来是纯血液,但它的血红蛋白含量低,这是因为胸膜渗液与血液混合所致;判断血气胸严重程度的一个重要标志是通过触摸气管和心尖搏动来确定纵隔位置。对于急性胸痛并伴有早期休克表现的液气胸患者应警惕血气胸可能;诊断性胸穿抽得不凝固的血液是确诊血气胸的标志。但当血气胸出血量多且出血速度快时,膈肌、心脏、肺组织运动引起的去纤维蛋白作用不完全,血液可发生凝固。诊断性胸穿可抽得迅速凝固的血液,称为凝固性血胸。

问题 8　急性血气胸的处理原则有哪些?

答:急性血气胸的早期处理原则包括 3 方面:①急救处理:纠正休克、输血及呼吸功能障碍等。②手术治疗:胸部伤需要开胸手术者不多,危重患者视情况行急诊手术。③预防感染:清创、引流和抗生素的应用等。

问题 9　急性血气胸开胸手术处理的指征是什么?

答:开胸手术处理的指征:①胸腔活动性出血,血压下降。②张力性气胸与支气管断裂;引流瓶中持续大量溢气,肺仍不复张者。③大咳血不止。④有心脏大血管损伤者。⑤膈肌破裂、食管破裂等。⑥大的开放性胸壁伤的闭合修补。⑦血胸的早期清除,有大量血胸,但引流不畅,疑有胸内血凝块者。⑧抗休克效果不佳者应开胸处理,急性血气胸的选择性初期治疗是胸腔闭式引流,及早进行胸腔闭式引流是治疗血气胸简单有效的重要措施,而且绝大多数病例可用胸腔闭式引流等非开胸手术治愈。

问题 10　急性血气胸早期行闭式引流的优点有哪些?

答:急性血气胸早期行闭式引流的优点在于:①很快解除血气胸对肺及纵膈的压迫,改善呼吸、循环功能。②能预防或减少脓胸及凝固性血胸的发生率。③通过引流观察血量多少可确定有无活动性出血和是否需要急诊开胸探查手术。临床上绝大多数患者在伤后立即发生血气胸,除大血管出血外,多数在数小时最长 12 小时便停止胸腔内出血,一般 2~5 小时纤维蛋白从血液中析出,胸血失去凝固性。但也有部分胸部外伤患者入院时,无血气胸或数天后又出现中等量(500~1 000 mL)或大量(1 000 mL 以上)血气胸,这种迟发性血气胸的发生率约占 10%。迟发时间长短不一,短者 5 小时,长者 15 小时。1/3 患者发生在伤后 24 小时,尤其多发生于初次检查后的 6 小时内。因此对每个胸部损伤的伤员均需密切观察,或出院时嘱其有变化随时来诊。

问题 11　主动脉夹层与血气胸如何鉴别?

答:主动脉夹层:即主动脉壁夹层形成,过去曾称为主动脉夹层动脉瘤。系指由各种原因造成的主动脉壁内膜破裂,血流进入主动脉壁内,导致血管壁分层,剥离的内膜片分隔形成"双腔主动脉"。突发剧烈胸痛是发病开始最常见的症状,可见于 90% 以上的患者。疼痛从一开始即极为剧烈,难以忍受,疼痛性质呈搏动样、撕裂样、刀割样,并常伴有血管迷走神经兴奋表现,如大汗淋漓、恶心、呕吐和晕厥等。患者因剧痛而有休克外貌,焦虑不安、大汗淋漓、面色苍白、心率加速,但血压常不低或反而升高。80%~90% 以上的远程夹层和部分近端夹层有高血压。

主动脉夹层血肿一旦破入胸腔,可引起胸腔积血,出现胸痛、呼吸困难、咯血等症状,有时可伴有出血性休克,这与急性血气胸症状类似。诊断性胸穿也能抽得不凝固的血液,因此应立即行胸部 CT 血管造影、胸部核磁共振等检查相鉴别。但无论是主动脉夹层还是血气胸,都属于急重症,应立即开展抢救。

问题 12　血气胸患者如何做好呼吸道护理?

答:血气胸患者往往呼吸急促困难,因此护理时应注意保持患者呼吸道通畅。室内应保持空气流通,积极做好卫生管理。一般患者取半坐卧位,头部抬高 40°~60°,给予鼻导管低流量吸氧以保持呼吸道黏膜湿润。若患者黏稠痰液不宜咳出,则给予化痰药物使其雾化吸入,3 次/天,每 2 小时为患者进行 1 次翻身,并指导他们做好体位引流。可配合胸部手法如震颤、拍背,医用振动排痰仪等治疗,促使他们顺利排痰。

问题 13　如何做好血气胸患者胸腔闭式引流的护理?

答:首先引流管应固定牢固,衔接紧密,避免引流管折叠、受压、扭曲或滑脱;其次要注意水封瓶的放置,水封瓶应低于患者胸腔切口 40~60 cm,不允许高于患者胸部,以避免液体倒流引起患者伤口感染;再者要注意观察引流管水柱的波动情况,若水柱波动幅度小于 4~6 cm,则应嘱患者主动进行深呼吸,或护理人员轻按患侧胸部,如果水柱波动改善不佳,护理人员可通过定时挤压引流管(每小时向水封瓶方向挤捏 1 次)以防止血凝块阻塞;另外患者翻身或搬运过程中,要注意夹闭引流管,以免引流管脱落;最后要注意保持引流装置无菌;如果引流管不慎脱落,护理人员应及时挤压伤口处皮肤,消毒,然后用无菌敷料封闭,报告医生做进一步处理,切忌将脱出的引流管直接插入患者胸膜腔内,以免造成挫伤或污染。

引流液颜色由红变淡,引流量越来越少说明引流正常,但如果发现引流液呈鲜红色且持续较多(>150 mL/h,持续 3 小时),并伴有血凝块,引流管感觉温热,应考虑胸腔内发生了活动性出血,及时告知医生做紧急手术;如一次引流量过多(1~2 小时达 300~400 mL),则应予夹管处理,定时开放,引流量每次控制在 800 mL 以内,以免引流过量造成纵隔移位。另外护士要注意观察胸腔内气体排出情况即如果引流 24 小时以后,患者平静呼吸时,引流管内仍有大量气体逸出,则应考虑肺组织破裂或支气管断裂的发生,并告知医生做剖胸探查。

问题 14　胸腔闭式引流管拔管护理?

答:当患者呼吸平稳,24 小时引流量小于 50 mL 或无气泡逸出时可夹管观察 24 小时,如患者没有出现胸闷、气促即可拔管。在患者深呼吸吸气末迅速拔管,并立即封闭伤口并包扎固定。在拔管后 24 小时内,一定要严密观察切口处有无渗液、漏气及皮下气肿等。

问题 15　如何做好血气胸患者的心理疏导?

答:肋骨骨折合并血、气胸的患者由于发病突然,患者毫无心理准备,加之伤后因胸壁塌陷,呼吸困难而产生紧张、恐惧、担心预后的心理。此时,护理人员应向患者简单讲解病情、预后,安慰、支持、鼓励患者,消除他们的恐惧心理,增加信心,积极配合医护人员的治疗和护理,争取早日康复。

行引流术之后,会给患者生活上造成诸多不便,再加上疼痛等原因,患者会出现多种负面情绪,如烦躁、焦虑等,对治疗效果产生十分不利的影响。护理人员需要耐心和患者以及家属进行沟通交流,多使用安慰性的语言,耐心倾听患者的陈述,了解患者内心真实想法,针对性疏导患者的负面情绪,认真回答患者以及家属提出的问题,以取得患者和家属的信任,营造良好的关系,提高患者对治疗和护理的依从性,并多向患者讲述治疗成功的案例,提高患者战胜病魔的信心。

问题 16　如何做好血气胸患者的疼痛护理?

答:护理人员在对患者采取医护措施时应尽量确保动作轻柔,指导其进行深呼吸,促进痰液排出,必要时可遵医嘱给予患者止痛药进行止痛。由于骨折的部位不同,肋骨骨折患者常因体位变换,咳嗽等活动引起疼痛,护理人员应有计划地进行操作,耐心向患者解释,教会患者咳嗽和活动时用枕头或手轻压引流管处和伤口以减轻患处疼痛,必要时可采取有效的止痛措施。

对于行引流术的创伤性血气胸患者来说,在围手术期做好疼痛舒适护理至关重要。手术之后,需要对患者使用镇痛泵或者药物进行止痛;在引流管置管位置放置垫枕,患者咳嗽时,需要轻压穿刺口位置,以减轻牵拉疼痛;指导患者采用半卧位或者坐位,保证引流和呼吸通畅。另外,还需要将管道使用缝线固定在皮肤上,避免管道脱落。定期更换纱布,防止纱布潮湿引起过敏。在拔管之后一定要密切关注患者的情况,注意是否出现皮下肿胀情况、渗血、渗液情况,一旦出现异常,需要及时进行处理。

专家评析

本病例为患者车祸导致的血气胸。急性血气胸是指胸部外伤后所造成的胸膜腔积血、积气。胸部外伤后血气胸的发生率为 70% 以上,可单独发生,也可合并发生于其他类型的胸部外伤时,如穿透或闭合的胸壁损伤、肋骨骨折、纵隔伤、胸腹联合伤、胸部异物以及挫伤窒息、损伤性湿肺、爆震伤。因此,对任何一个胸部外伤的伤员,都要检查有无血气胸。单纯性闭合性气胸肺萎陷在 20%～25% 者,可观察待其自行吸收;大量出血或高压积气的严重血气胸;必须紧急处理。急性血气胸与其他类型严重的胸部损伤一样,在诊断和治疗上必须同时进行。

血气胸患者的护理要点:合并昏迷或休克时取平卧位,生命体征平稳取半(坐)卧位;及时清理呼吸道异物;尽快改变开放性气胸为闭合性气胸,用凡士林纱布加棉垫封闭伤口;密切配合做好胸腔闭式引流或胸腔穿刺术,引出积气、积血,减轻对肺及纵隔的压迫;如有多发性肋骨骨折、胸壁软化及反常呼吸者,应当立即行胸带固定或胸壁悬牵术;维持有效的心排血量和组织灌注量,建立静脉通路,积极补充血容量和抢救休克,精细液体容量管理,准确记录出入量;应用镇痛、镇静剂预防患者躁动和减轻疼痛;合并肋骨骨折者可遵医嘱予胸带或宽胶布固定胸壁,患者咳嗽、咳痰时指导或协助其用双手按压患侧胸壁;保持胸腔引流管通畅,定期挤压引流管,如引流液异常增多,及时甄别原因。

(陈巧玲)

参考文献

［1］伍泽民,蒋骑,潘亚强,等.急诊一体化救治严重胸伤为主多发伤患者的临床效果[J].江苏医药,2018,44(8):912-915.

［2］沈轶,杨敏.肺大泡并发血气胸的危险因素分析及防治要点[J].心肺血管病杂志,2020,39(2):151-154.

［3］耿玉六.创伤性血气胸临床诊治分析[J].齐齐哈尔医学院学报,2015,36(21):3213-3214.

［4］崔海清.综合护理对肋骨骨折并血气胸行引流术的效果影响[J].中外女性健康研究,2018(13):155-156.

［5］胡月霞.探讨优质护理模式在肋骨骨折合并血气胸胸腔闭式引流术中的影响[J].黑龙江医学,2020,44(1):128-130.

［6］孙鑫.舒适护理模式在创伤性血气胸胸腔闭式引流患者中的应用[J].实用医技杂志,2019,26(9):1208-1209.

病例 4 ▶ 脾 破 裂

患者男性,27岁,骑自行车时被汽车撞伤,伤后感左季肋区疼痛,持续性,并逐渐扩散全腹,伴有口渴,头晕,不能行走。站立时,头晕加剧,并有心悸气短,被他人急送到医院。患者受伤后,无呕血及血便,无明显呼吸困难,未排尿。体格检查:T 36.8℃,P 110次/分,BP 90/60 mmHg,急性痛苦面容,表情淡漠,回答问题尚准确,面色苍白,贫血貌。气管居中,胸廓无畸形,双侧呼吸运动对称,左季肋区皮肤有肿胀,胸廓无挤压痛,双肺叩诊清音,听诊呼吸音无减弱,未闻及干湿啰音。心界不大,各瓣膜听诊区未听到杂音。腹略胀,腹式呼吸减弱,全腹压痛阳性,轻度肌紧张及反跳痛,肝脾未及,肝上界在右锁骨中线第五肋间,移动浊音阳性,腹部听诊肠鸣音减弱。

问题 1 脾破裂分哪几级?

答:我国现行脾破裂的临床分级:Ⅰ级,脾被膜下破裂或被膜及实质轻度损伤,术中见脾裂伤长度≤5.0 cm,深度≤1.0 cm;Ⅱ级,脾裂伤长度>5.0 cm,深度>1.0 cm,但脾门未累及,或脾段血管受累;Ⅲ级,脾破裂伤及脾门部或脾部分离断,或脾叶血管受累;Ⅳ级,脾广泛破裂,或脾蒂、脾动静脉主干受累。

问题 2 脾破裂的病因有哪些?

答:脾脏实质甚为脆弱,且血运丰富,当受到外力作用时,极易引起破裂出血。临床上,将由直接或间接外力作用所造成的脾脏损伤或破裂,称之为外伤性或损伤性脾脏破裂。外伤性脾破裂又可分为开放性和闭合性。此外还有自发性脾破裂和医源性脾破裂。

外伤性脾破裂其开放性者多由刀戳或弹片伤等所致,往往伴有其他的内脏损伤,而闭合性者则由倾跌、拳击、车祸等直接或间接的暴力所造成,为临床上最为常见的一种腹部损伤。

问题 3 脾破裂的发病机制有哪些?

答:脾外伤发生率高可由其外伤发生机制解释。脾脏与胃壁的紧密结合以及周围韧带的紧密固定限制了脾脏突发的运动,特别是当腹腔内压力剧烈增加时,脾脏的上下极很狭窄,而其膈面又弯曲成一个极度凸出的形态,其底部又过度伸展使脾脏极易横断。外伤时,脾内的压力和胃内的压力都增加了,同时脾内贮血的增加又导致其受伤可能性增大。

脾表面呈放射状分布的韧带张力的极度变化也能导致脾损伤。这种受伤机制可以解释身体快速减速过程中的脾损伤,如从高处落下所致的脾外伤。

直接的外伤,如左上腹部的外伤,在脾外伤的原因中处于次要地位,如发生外伤时,在吸气的瞬间,脾脏很容易发生外伤,脾脏向尾侧及腹侧移动,脱离了周围胸廓的保护,并正处于受力的方向上,左侧肋弓收缩挫伤了脾脏。一般情况下,只有儿童和青年人的富有弹性的胸廓才可能发生,同时也经常合并肋骨骨折,肋骨碎片也可直接刺伤脾脏。

与腹部钝性伤相比,腹部划伤、刺伤及枪伤等贯通伤造成的脾外伤的机会要小得多。所有左侧第六肋以下的创口包括子弹的入口或出口都应考虑到脾损伤和腹内其他脏器损伤的可能。枪伤的入口和出口即使离左上腹很远，也有可能发生脾外伤。因为减速的弹头在进入腹腔内时常常能在皮下或筋膜下穿行较远的距离，具有较高动能的弹头常常由于周围组织（如腹膜组织）而发生转向，发生完全意想不到的过程，可能损伤脾脏或其他脏器。

大多数脾脏裂伤与脾轴相垂直，沿着脾段间的边缘，不易损伤脾门附近的大血管，很少有脾段血管发生损伤，这种横向裂伤一般出血量中度，出血时间也较短。纵向的裂伤跨越了脾段间的界限，往往发生较严重的出血，40%的脾外伤是多发脾裂伤。

脾外伤以其损伤程度分类，范围从脾包膜小的裂伤到脾脏的完全断裂。只有 1/3 的裂伤发生在脾脏凸面，其他外伤往往有脾门的损伤，脾脏凹面的裂伤往往比膈面的裂伤更危险，这是因为脾门处包着厚厚的脾实质和脾血管。

如果脾实质发生损伤而脾包膜仍未断裂，则会发生包膜下血肿，且不易被发现，直到脾脏发生损伤，腹腔内出现大量积血。如果脾包膜能承受压力，则血肿会慢慢地吸收，形成纤维瘢痕或假性囊肿。

一些小裂伤的出血常会自行停止，脾脏凹面和大血管的裂伤常常会出现大量的腹腔积血，由于其伴发急性血容量下降和休克症状而能很快明确诊断。然而，如此出血或更大血管的破裂出血，偶尔也能自行停止，这可能是由于以下一些原因：脾脏血管压力和循环血压的下降、血凝块形成、网膜的封堵、血管内膜的缩回及血管腔内血栓形成等。脾内血流的重新分流也可能起一定作用，因为已发现存在动、静脉分流的情况。

有时，特别是在儿童和年轻人发生脾脏损伤后，常常在手术中才发现出血已停止。因此尽管脾脏受到了广泛的损伤，有时也可能出现一个循环相对稳定的假象，但再出血可能在任何时间发生，特别是在大量补液后。

问题 4　脾破裂的分类有哪些？

答：脾脏损伤的病因有外伤性、医源性和自发性 3 类，临床中以各类闭合性或开放性腹部损伤为多见，约占 85%。医源性损伤以各类腹部手术、内镜检查或其他医疗操作引起，严重者可导致无辜性脾切除。自发性脾破裂多有脾脏基础病理改变，多有腹压骤增等诱因。按病理解剖可分为中央型破裂（脾实质深部）、被膜下破裂（脾实质周边部分）和真性破裂（累及被膜），有时被膜下破裂及中央型破裂可转为真性破裂，称为延迟性脾破裂。

问题 5　脾破裂的临床表现有哪些？

答：脾破裂的临床表现以内出血及血液对腹膜引起的刺激为主，病情与出血量和出血速度密切相关。出血量大而速度快者很快就出现低血容量性休克，伤情危急；出血量少而慢者症状轻微，除左上腹轻度疼痛外，无其他明显体征，不易诊断。随时间的推移，出血量越来越多，出现休克前期表现，继而发生休克。血液对腹膜的刺激出现腹痛，始于左上腹，慢慢涉及全腹，仍以左上腹明显，同时腹部有压痛、反跳痛和腹肌紧张。有时因血液刺激左侧膈肌而出现左肩牵涉痛，深呼吸时疼痛加重，此即 Kehr 征。实验室检查发现红细胞、血红蛋白和红细胞压积进行性降低，提示有内出血。

问题 6　脾破裂的治疗原则是什么？

答：脾脏虽有多种功能，但严重脾脏损伤多伴随其他脏器合并伤，应根据患者伤情及全身状态选择合适的治疗方式,必须遵循"抢救生命第一、保留脾脏第二"及"损伤控制"的原则,必要时果断切除脾脏,以免因过度延长手术时间、增加术中出血而导致严重后果。如患者无其他严重合并伤,且脾脏损伤程度较轻,可根据条件及术者经验选择合适的脾保留性手术。具体原则如下:先保命后保脾,年龄越小越优先保脾,根据脾脏损伤程度选择一种或几种保脾方法。施行脾保留手术后应注意严密观察,防止出现延迟性脾破裂。对高龄、一般状态差、严重多发伤、凝血酶原时间显著延长者,建议施行脾切除术。

问题 7　脾破裂有哪些辅助检查?

答:①B 型超声检查:这是一种常用的无创检查,能显示破碎的脾脏,较大的脾包膜下血肿及腹腔内积血。②CT 检查:能清楚地显示脾脏的形态,对诊断脾脏实质裂伤或包膜下血肿的准确性很高。同时可发现腹腔内多脏器伤。③核素扫描:可采用^{99m}锝胶态硫扫描或 γ 照相等技术诊断脾损伤,方法安全,因扫描所需药物限制,不常用。④选择性腹腔动脉造影:这是一种侵入性检查,操作复杂,有一定危险性。但诊断脾破裂的准确性高,能显示脾脏受损动脉和实质的部位。仅用于伤情稳定而其他方法未能明确诊断的闭合性损伤。

问题 8　脾破裂的临床诊断依据有哪些?

答:创伤性脾破裂的诊断依据:①外伤病史;②临床有内出血的表现;③腹腔诊断性穿刺抽出不凝固血液等。

脾包膜下裂伤伴包膜下血肿的病例,临床表现不典型,腹腔穿刺阴性,诊断一时难以确定。对诊断确有困难,伤情允许的患者,采用超声检查、CT、核素扫描、或选择性腹腔动脉造影等帮助明确诊断。

脾破裂常合并有其他脏器损伤,如肝、肾、胰、胃、肠等,在诊断和处理时切勿遗漏。

问题 9　如何鉴别脾破裂与肝破裂?

答:肝破裂:在各种腹部损伤中占 15%～20%,右肝破裂较左肝多见,肝破裂的致伤因素,病理类型,临床表现都与脾破裂极为相似。肝、脾破裂的主要表现为腹腔内出血和出血性休克,脾破裂时血性腹膜炎所致的腹膜刺激征多不明显。但肝破裂后可能有胆汁进入腹腔,因此,腹痛和腹膜刺激征常较脾破裂者更为明显。肝破裂后,血液有时通过胆管进入十二指肠,患者出现黑便或呕血。超声和 CT 是鉴别肝脾破裂的首选方法。

问题 10　脾破裂的临床治疗手段有哪些?

答:脾破裂的处理原则以手术为主,但应根据损伤的程度和当时的条件,尽可能采用不同的手术方式,全部或部分地保留脾脏。如果脾脏损伤累及脾蒂,保脾手术成功的机会极小。下列手术方式可根据损伤的具体情况选用:

1. 脾修补术　适用于脾包膜裂伤或线形脾实质裂伤。轻微的损伤可用黏合剂止血,效果不满意者采用修补术。手术的关键步骤是充分游离脾脏,使之能提出至切口外,用无损伤血管钳或手指控制脾蒂血流,用1～0 细羊肠线或3～0 丝线缝扎活动性出血点再缝合修补裂口。修补后的针眼渗血可用热盐水纱布压迫或敷以止血剂直至出血完全停止。

2. 部分脾切除术　适用于单纯修补难以止血或受损的脾组织失去活力,部分脾切除后有半数以上的脾实质能保留者。手术在充分游离脾脏、控制脾蒂的情况下,切除失去活力的脾组织,分别结扎或缝扎出血点,切面渗血用止血剂贴敷及热盐水纱布压迫直至完全停止,最后用带蒂大网膜覆盖。

3. **全脾切除术**　适用于脾脏严重破碎或脾蒂断裂而不适于修补或部分脾切除者。

术前准备对抢救伴休克的患者有重要意义。输入适量的血或液体可提高伤员对麻醉和手术的耐受性。若快速输入 $600\sim800$ mL 血液,血压和脉搏仍无改善者,提示仍有继续活动性出血,需在加压快速输血的同时紧急剖腹控制脾蒂。控制活动性出血后,血压和脉搏就能很快改善,为进一步手术治疗创造了条件。在血源困难的情况下,可收集腹腔内积血,经过滤后回输补充血容量。

外伤性脾破裂,在战时和平时均较常见,可发生在腹部闭合性损伤(腹部皮肤完整,腹腔未经伤口与外界相沟通),也可发生在腹部开放性损伤(腹部皮肤丧失完整性,腹腔经伤口与外界相沟通)。可由多种致伤因素引起,如:①挤压伤、撞击伤、拳打脚踢伤、坠落伤等累及左季肋部(左下胸)或左上腹部致其损伤。②冲击伤(气浪或水波)或座带综合征等,受伤部位虽在左肩、右腹、足臀部等,但其形成的冲击外力可传导至脾脏致其损伤。③锐器伤(刀、剑刺伤)或火器伤(子弹或爆炸弹片)等,穿透腹部伤及脾脏。

问题 11　如何观察脾破裂患者?

答:①对实施药物保守治疗者,护士应积极协助主治医师进行相关护理;②对实施手术治疗者,需充分做好术前准备,包括协助患者完善各项辅助检查、给予患者备皮与药敏试验、提前备齐抢救物品等,以保障手术顺利进行;术后注意观察患者生命体征;同时对其切口区皮肤进行密切观察,按时提醒医生为患者更换敷料,若有红肿或渗液等异常问题,需即刻告知主治医师并对症处理。注意对腹腔引流液进行定期观察,若引流液呈鲜红色,一般是再次出血引起,此时需及时告知医师,给予二次手术处理。

问题 12　脾破裂患者术前护理有哪些方面?

答:(1) 迅速建立双路静脉通路,补充血容量,改善电解质及酸碱平衡失调状况,并为手术做好准备。

(2) 心理护理:急性期患者因突然发病,缺乏思想准备,害怕病情恶化而产生焦虑,急躁情绪。特别是手术患者,思想更加紧张,因此,需要我们的耐心解释,向患者耐心介绍手术目的,重要性,注意事项,减轻患者的心理恐惧,获得患者的主动配合。

(3) 病情观察:严密观察患者的生命体征,意识,面色,肢端温度及色泽,尿量等变化,以判断补液效果。

(4) 记录出入量:准确记录输入液体的种类,数量,时间,速度并记录 24 小时出入水量。

(5) 保证睡眠,改善营养,有利于手术后患者的康复。

(6) 神志:神志的变化反应脑部的血流灌注和缺氧情况,失血性休克的早期,机体代偿功能尚可,中枢神经兴奋性增高,脑缺氧较轻,患者神志一般清楚和轻度烦躁,随着休克的加重,进入失代偿期,患者脑组织供血下降,缺氧加重,表现为意识模糊,表情淡漠,甚至昏迷。

(7) 配血,输血:测定血型,对贫血患者术前可输血。

(8) 胃肠道准备:饮食:术前 12 小时禁食,$4\sim6$ 小时禁水以防麻醉或术中呕吐、误吸引起吸入性肺炎或致命的窒息。

问题 13　脾破裂患者术后护理有哪些？

答：（1）体位护理：术后患者应去枕平卧 6 小时，头偏向一侧，然后取半卧位，优点在于有利于呼吸及血液循环，腹膜炎性渗出物可流入盆腔，而避免形成膈下脓肿，可使腹肌放松，减轻腹壁张力。

（2）腹腔引流管的护理：妥善固定，保持引流通畅，观察引流液的量及性质，每天更换引流袋，以防逆行感染。一般引流量逐渐减少，术后 72 小时可拔出引流管。如引流液逐渐增多为血性，患者血压下降，面色苍白，有失血性休的表现，说明腹腔内有出血，需再次行剖腹探查术，以明确出血的真正原因。

（3）早期活动：如无禁忌，早期下床活动。

（4）镇静镇痛：应酌情使用镇静镇痛药。

（5）健康教育：向患者宣传加强自我防护，避免损伤和意外伤害。指导患者出院后注意营养和休息。

专家评析

本病例为患者车祸导致的脾破裂。脾破裂为日常生活中常见的一种腹部损伤，也是腹外伤中最常见的严重并发症。闭合性损伤多由于摔跤、车祸等直接暴力及间接暴力作用于左上腹而造成，在腹部闭合性损伤中，脾破裂占 20%～40%；开放性损伤多由锐器伤于左上腹，如刺伤、子弹伤等，战时多见，往往伴有其他内脏的损伤，在腹部开放性损伤中，脾破裂约占 10%。

患者术后护理要点：待患者全麻清醒或硬膜外麻醉平卧 6 小时后，血压平稳者改为半卧位，以利于腹腔引流；注意腹部体征变化，及早发现腹腔内出血和腹腔脓肿等并发症；禁食期间给予完全胃肠外营养，满足机体高代谢和修复的需要，提高机体抵抗力；鼓励患者早期渐进性康复活动，手术后患者多翻身，促进肠蠕动恢复，预防肠粘结；术后正确连接引流装置，引流管应贴标签注名称、引流部位，妥善固定，保持引流通畅。若发现引流液突然减少，患者伴有腹胀、发热，应及时检查管腔有无堵塞是否滑脱。

（陈巧玲）

参考文献

［1］席浩,王保富.外伤性脾破裂非手术治疗临床体会[J].中国医学工程,2020,28(3):94-95.

［2］刘泽良,朱建方,何伟.外伤性脾破裂 147 例治疗体会[J].肝胆胰外科杂志,2016,28(2):140-142.

［3］宋亚辉.外伤性脾破裂非手术治疗的临床体会[J].湖北科技学院学报(医学版),2017,31(4):310-311.

［4］明建中,刘涛,相呈县,等.外伤危急症患者腹部急诊增强 CT 扫描的诊断价值分析[J].CT 理论与应用研究,2017,26(2):247-252.

［5］段玉金.围术期针对性护理在外伤性脾破裂失血性休克急症手术患者中的应用效果研究[J].中国民康医学,2018,10(2):125-126.

［6］程海燕,高亚茹.外伤性脾破裂 37 例临床护理体会[J].智慧健康,2019,5(23):80-81.

［7］黄萍.脾破裂病人的护理体会[J].临床医药文献电子杂志,2019,6(58):84.

病例 5 ▶ 骨 盆 骨 折

患者男性,54 岁,入院前 1 小时,患者在堆木料时不幸从高约 3 m 的木料堆上掉落,当时即刻感到全身多处疼痛不适,以头部、左侧髋部及双侧下肢疼痛不适为主,伴有全身多处皮肤擦伤,受伤后立即送往医院。

问题 1　骨盆骨折分型有哪些?

答:低能创伤所造成的骨盆骨折多为稳定性骨折,多发生于老年人跌倒及低速车祸,或未成年人及运动员髂前上棘或坐骨结节撕脱骨折;而高能外力所造成的骨折多为不稳定骨折。目前国际上常用的骨盆骨折分类为:

1. Young-Burgess 分型

(1) 分离型(APC):由前后挤压伤所致,常见耻骨联合分离,严重时造成骶髂前后韧带损伤占骨盆骨折的 21%;根据骨折严重程度不同又分为Ⅰ、Ⅱ、Ⅲ三个亚型。

(2) 压缩型(LC):由侧方挤压伤所致,常造成骶骨骨折(侧后方挤压)及半侧骨盆内旋(侧前方挤压),占骨盆骨折的 49%;也根据骨折严重程度不同又分为Ⅰ、Ⅱ、Ⅲ三个亚型。

(3) 垂直型(VS):剪切外力损伤,由垂直或斜行外力所致,常导致垂直或旋转方向不稳定,占骨盆骨折的 6%。

(4) 混合外力(CM):侧方挤压伤及剪切外力损伤,导致骨盆前环及前后韧带的损伤占骨盆骨折的 14%。

该分类的优点是有助于损伤程度的判断及对合并损伤的估计可以指导抢救判断预后,根据文献统计,分离型骨折合并损伤最严重,死亡率也最高,压缩型次之,垂直型较低;而在出血量上的排序依次是分离型、垂直型、混合型、压缩型。

2. Tile 分型

(1) A 型:稳定,轻度移位。

(2) B 型:纵向稳定,旋转不稳定,后方及盆底结构完整。

B1:前后挤压伤,外旋,耻骨联合>2.5 cm—骶髂前韧带＋骶棘韧带损伤;

B2:侧方挤压伤,内旋;

B2.1:侧方挤压伤,同侧型;

B2.2:侧方挤压伤,对侧型;

B3:双侧 B 型损伤;

(3) C 型:旋转及纵向均不稳定(纵向剪力伤)。

C1:单侧骨盆;

C1.1:髂骨骨折;

C1.2:骶髂关节脱位;

C1.3:骶骨骨折;

C2：双侧骨盆；

C3：合并髋臼骨折。

问题 2　骨盆骨折的临床表现是什么？

答：（1）骨盆分离试验阳性：检查者双手交叉撑开两髂嵴，此时两骶髂关节的关节面更紧贴，而骨折的骨盆前环产生分离，如出现疼痛即为骨盆分离试验阳性。

（2）骨盆挤压试验阳性：检查者用双手挤压患者的两髂嵴，伤处出现疼痛为骨盆挤压试验阳性。

（3）肢体长度不对称。

（4）会阴部瘀斑，是耻骨和坐骨骨折的特有体征。

问题 3　骨盆骨折的辅助检查有哪些？

答：对于大多数骨盆骨折来说，通过正位 X 线片就可以判断骨折的损伤机制，决定最初的急救方案，其他的影像学检查则有助于骨折分类及指导最终的治疗方式。

1. X 线检查

（1）骨盆正位片：常规、必需的基本检查，90%的骨盆骨折可经正位片检查发现。

（2）骨盆入口位片：拍摄时球管向头端倾斜 40°，可以更好地观察骶骨翼骨折、骶髂关节脱位、骨盆前后及旋转移位、耻骨支骨折、耻骨联合分离等。

（3）骨盆出口位片：拍摄时球管向尾端倾斜 40°，可以观察骶骨、骶孔是否有骨折，骨盆是否有垂直移位。

2. CT 检查　CT 是对于骨盆骨折最准确的检查方法。一旦患者的病情平稳，应尽早行 CT 检查。对于骨盆后方的损伤尤其是骶骨骨折及骶髂关节损伤，CT 检查更为准确，伴有髋臼骨折时也应行 CT 检查，CT 三维重建可以更真实地显示骨盆的解剖结构及骨折之间的位置关系，形成清晰逼真的三维立体图像，对于判断骨盆骨折的类型和决定治疗方案均有较高价值。CT 还可以同时显示腹膜后及腹腔内出血的情况。

3. 血管造影　用于诊断和治疗大血管出血，可以通过造影发现破裂的大血管并通过栓塞血管来控制出血。

问题 4　骨盆骨折有哪些并发症？

答：（1）出血性休克：骨折断端的出血及后方结构损伤是造成骶前静脉丛破裂引发休克的主要原因。由大血管破裂引起的出血性休克较少，其他原因为开放伤口、血气胸、腹腔内出血、长骨骨折等。

（2）腹膜后血肿：骨盆各骨主要为松质骨，盆壁肌肉多，邻近又有许多动脉丛和静脉丛，血液供应丰富，盆腔与后腹膜的间隙又系疏松结缔组织构成，有巨大空隙可容纳出血，因此骨折后可引起广泛出血。巨大腹膜后血肿可蔓延到肾区、膈下或肠系膜。患者常有休克，并可有腹痛、腹胀、肠鸣减弱及腹肌紧张等腹膜刺激的症状。为了与腹腔内出血鉴别，可进行腹腔诊断性穿刺，但穿刺不宜过深，以免进入腹膜后血肿内，误认为是腹腔内出血。故必须严密细致观察，反复检查。

（3）尿道或膀胱损伤：对骨盆骨折的患者应经常考虑下尿路损伤的可能性，尿道损伤远较膀胱损伤为多见。患者可出现排尿困难、尿道口溢血现象。双侧耻骨支骨折及耻骨联合分离时,尿道膜部损伤的发生率较高。

(4)直肠损伤:除非骨盆骨折伴有阴部开放性损伤时,直肠损伤并不是常见的合并症,直肠破裂如发生在腹膜反折以上,可引起弥漫性腹膜炎;如发生在反折以下,则可发生直肠周围感染,常为厌氧菌感染。

(5)神经损伤:多在骶骨骨折时发生,组成腰骶神经干的 S1 及 S2 最易受损伤,可出现臀肌、腘绳肌和小腿腓肠肌群的肌力减弱,小腿后方及足外侧部分感觉丧失。骶神经损伤严重时可出现跟腱反射消失,但很少出现括约肌功能障碍,预后与神经损伤程度有关,轻度损伤预后好,一般一年内可望恢复。

问题5 骨折骨盆固定方式有哪些?

答:对于骨盆环不稳定的骨盆骨折,应尽快维持骨折的稳定性。稳定骨盆可以减少骨折端移位和缩小盆腔容量,有利于减少出血,降低患者后续搬动、翻身带来的风险。稳定骨盆的措施包括骨盆带和支架外固定两类。

骨盆带:①对于血流动力学不稳定而临床怀疑骨盆骨折的患者,可考虑在 X 线摄片明确之前尽早使用骨盆带固定,甚至在院前就开始使用。②如果腹部快速 B 超检查结果阴性而患者血流动力学不稳定,X 线片提示骨盆后环增宽或耻骨联合分离,可先行无创的骨盆带固定,后续根据实际条件考虑使用支架外固定。需要注意的是,对于侧方挤压型损伤或耻骨支骨折,骨盆带固定有可能加重损伤。③骨盆带固定可采用普通的床单紧紧包裹后以大血管钳扣住或打结,也可使用专门的骨盆带。固定时要注意以大转子为中心并包裹臀部,双膝靠拢并固定。骨盆带固定后应及时复查 X 线片,避免过度包扎导致骨折端错位。包扎的持续时间不超过24～36 小时,以防止损伤部位或骨性突出处的皮肤坏死。

支架外固定:①外固定支架包括前环外固定架和 C 形钳两类。前者用于固定骨盆前环的不稳定,常见的有耻骨联合分离、耻骨支骨折;后者适用于固定骨盆后环的不稳定,常见的有骶髂关节分离、骶骨骨折等。②外固定支架是一种可以快速完成的骨折外固定技术,适用于紧急情况下不稳定骨盆骨折的临时性固定,对部分患者也可作为确定性治疗的选择。可以在急诊室或手术室完成。

问题6 如何选择骨盆骨折患者腹膜外骨盆填塞及介入治疗?

答:(1)腹膜外骨盆填塞:腹膜外填塞不仅对静脉丛、断端的止血效果确切,而且对中小动脉损伤出血有良好的止血效果。其出血少、操作简单、时间短,在急诊室及手术室均可完成。具体操作步骤如下:于耻骨上行约 5 cm 纵行切口,暴露后腹膜血肿,并清除血凝块;将膀胱拉向一侧,沿骨盆缘向后方尽可能深地探查,并依次填塞三大块纱布垫,第一块纱布置于最深处(骶髂关节的下方),第二块放置于第一块纱布垫前方(即骨盆窝的中央),第三块纱布垫填塞于膀胱后外侧的耻骨后窝处。待一侧完成填塞后,再将膀胱拉向另一侧,完成对侧的填塞。如填塞后仍可见持续鲜红色出血,则提示有动脉性出血,此时应立即实施急诊血管造影手术,栓塞有活动性出血的血管。通常纱布填塞后 48～72 小时取出纱布,如仍有活动性出血,则予以纱布重复填塞,并考虑行增强 CT 检查。

(2)介入治疗:研究表明,血管造影和栓塞在以下情况出现时被强烈推荐:①血流动力学不稳定骨盆骨折且已排除其他可能导致失血的因素；②增强 CT 显示造影剂外渗；③老年患者高能量损伤。血管栓塞后可保留动脉置管 72 小时，以备再次造影和栓塞需要。对于血流动力学不稳定骨盆骨折，在主动脉处注入造影剂后可进行双侧髂动脉的造影。如发现造影剂渗出，则提示有动脉血管损伤，此时可选择使用弹簧圈或泡沫对损伤的血管进行栓塞。对于骨盆骨折且并发动脉出血迅速或难以控制的患者，可实施经皮穿刺腹主动脉球囊阻断术。导管球囊动脉阻断术即采用乳胶气囊阻断肾动脉以下的主动脉血流，单次主动脉阻断的时间不超过 60 分钟，最大限度控制其远端动脉性出血，为进一步治疗赢得时机。

问题 7　如何选择骨盆骨折的治疗方式：主动脉球囊或钳夹阻断？

答：如果患者经过常规手段积极复苏后血流动力学仍然极不稳定，且已经发生过或濒临心搏骤停，可考虑采用经皮穿刺腹主动脉球囊阻断，作为转送手术室、导管室、CT 室前的保障手段。如果已经进行剖腹手术，可行腹主动脉钳夹阻断，或者紧急开胸阻断降主动脉。

主动脉球囊或钳夹阻断的时间原则上不超过 60 分钟，可作为临时的紧急方法，能最大限度控制动脉性出血，为进一步血管栓塞或手术止血、积极复苏创造机会，可以提高患者的生存概率，但存在导致下肢缺血坏死、加重肾功能损害等严重并发症。

问题 8　骨盆骨折患者的手术指征有哪些？

答：手术指征：①闭合复位失败；②外固定术后残存移位；③耻骨联合分离大于 2.5 cm 或耻骨联合交锁；④垂直不稳定骨折；⑤合并髋臼骨折；⑥骨盆严重旋转畸形导致下肢旋转功能障碍；⑦骨盆后环结构损伤移位＞1 cm，或耻骨移位合并骨盆后方不稳，患肢短缩＞1.5 cm；⑧无会阴污染的开放性后方损伤；⑨耻骨支骨折合并股神经、血管损伤；⑩开放骨折。

问题 9　如何选择骨盆骨折患者的手术方式？

答：根据骨折分类选择治疗方式。AO 分类中的 A 型骨盆骨折属于稳定性骨折，一般予以保守治疗，卧床休息 4～6 周，早期下地行走锻炼；B 型骨折为前环损伤，仅须行前方固定；C 型骨折为后环或前后联合损伤，需要行骨盆环前后联合固定。

问题 10　骨盆骨折手术治疗方式有哪些？

答：（1）手术时机：最好在伤后 7 天以内进行，最晚不超过 14 天，否则复位难度将大大增加，畸形愈合及不愈合的发生率也明显增高。

（2）手术方式：①前方固定用于固定前环不稳，常用于耻骨联合分离及耻骨支骨折，主要固定方式为外固定架、耻骨重建钢板、空心拉力螺钉。②后方固定用于固定后环不稳定，常用于骶髂关节分离、骶骨骨折等。主要固定方式为：C 形钳（C-clamp），骶前钢板固定，骶后髂骨螺栓、骶骨钢板、骶骨拉力螺钉固定。

（3）手术入路及固定方式：①外固定架前方固定。②C 形钳（C-clamp）后方固定。③耻骨重建钢板用于耻骨联合分离及耻骨支骨折。④骶前钢板固定适应证为骶髂关节脱位及髂骨翼骨折。⑤骶骨后方固定适应证为骶骨压缩骨折、骶髂关节脱位、骶骨骨折脱位等。优点为显露直接，可同时对骶神经进行减压，但该入路皮肤坏死、伤口感染、神经损伤发生率较高。⑥经皮骶骨螺钉固定。

问题 11　骨盆骨折患者的急救措施有哪些？

答：主要是对休克及各种危及生命的合并症进行处理。骨盆骨折常合并多发伤的占 33%～72.7%，休克的发生率高达 30%～60%。严重骨盆骨折的死亡率为 25%～39%，都是由直接或间接骨盆骨折出血引起。因此骨盆骨折的早期处理一定要遵循高级创伤生命支持的基本原则，即首先抢救生命，稳定生命体征后再对骨盆骨折进行相应的检查及处理。一旦确定休克骨盆骨折出血所导致，就应根据骨盆骨折的抢救流程来进行救治。早期外固定对骨盆骨折引起的失血性休克的抢救十分有意义，有效的外固定方式有外固定架-固定前环，C 形钳（C-clamp）-固定后环，如果缺乏固定器械，简单地用床单、胸腹带等包裹及固定骨盆也能起到一定的稳定骨盆及止血的作用，如仍不能维持血压，则应采用开腹填塞压迫止血或血管造影动脉栓塞。

问题 12　骨盆骨折术后并发症有哪些？

答：①术后感染，其发生率在 0%～25%。剪切外力作用在皮肤上导致骨盆周围皮肤的潜行剥脱，使术后感染率明显增加，骶后切开复位内固定手术也可增加感染的危险因素。②深静脉血栓盆腔静脉的损伤及制动是导致血栓发生的主要危险因素，国外报道的发生率为 35%～50%。可发生在骨盆或下肢，严重可导致肺栓塞症状性肺栓塞的发生率为 2%～10%，其死亡率为 0.5%～2%。③神经损伤骶髂关节脱位，主要由于骶神经受牵拉和骶骨骨折时嵌压损伤所致，也可能是手法复位、手术显露、内固定物等医源性原因造成的损伤。骨盆骨折神经损伤造成的发生率为 10%～15%。④畸形愈合，主要由于早期治疗不当造成。表现为慢性疼痛、下肢不等长和坐姿不正、跛行、腰痛等，垂直移位大于 2.5 cm 需要手术治疗。⑤不愈合，该发生率在 3% 左右，多发生在 35 岁以下的年轻患者，需要重新固定并植骨。

问题 13　骨盆骨折的急救护理措施有哪些？

答：①患者入院后应立即严密监测各项生命体征和指标（1 次/小时），及时进行输血处理，必要时对患者的中心静脉压进行监测或给予患者氧气补充。对于出现血气胸的患者，应及时采用胸腔闭式引流术治疗。同时，护理人员还应密切关注患者的尿液颜色、尿量及导尿管情况等。②心理干预。患者因受到事故惊吓和剧烈疼痛，容易出现焦虑、恐惧等情绪，护理人员应适当安抚患者，转移其对疼痛的注意力，向患者讲述医院治疗成功的案例及娴熟的手术技术，以消除其顾虑，树立治疗信心。③术前护理。护理人员应在术前为患者行牵引护理，以减少患者出血量和减轻疼痛感，防止骨折移位情况发生。在牵引护理过程中，护理人员应每天定时为患者进行指端皮温、皮色、血流及足背动脉观察，定时用酒精清洁针孔，用生理盐水清洗牵引架及患者皮肤，时常检查牵引力线位置等情况，协助患者保持踝关节 90°背伸拉姿势。

问题 14　骨盆骨折患者术后的护理措施有哪些？

答：（1）疼痛护理：有研究表明，术后 8 小时是骨盆骨折患者术后创口疼痛的高峰期，术后抬高患者肿胀肢体，及时翻身，并按摩肢体，保持中立外展体位，并对强烈疼痛者应用镇痛或镇痛泵措施，播放轻柔的音乐并与患者进行交谈，转移其注意力，继而缓解其疼痛感。

（2）并发症的预防及护理：下肢神经损伤的护理、骶骨纵裂骨折移位或骶髂关节脱位者，骶丛神经的损伤率甚高,即使骨折移位或脱位已纠正,但骶髂螺钉固定误入骶孔或接近骶神经或与骨折端过于紧密接触,也会压迫损伤骶神经,导致术后出现剧烈骶部和下肢放射痛、麻木及肛周感觉异常,甚至出现排便异常。因此术后应密切观察患者运动、感觉和排尿、排便功能有无异常。

（3）下肢深静脉血栓的护理:骨盆骨折手术是深静脉血栓的极高危险因素,且骨盆骨折卧床时间较长,尤其对合并下肢长骨干骨折的患者,应当严密观察双下肢皮肤的颜色、有无肿胀情况等,并注意患者下肢肌张力与足背动脉搏动情况;每天定时测量并记录患肢肿胀情况,并对下肢深静脉行超声检查,以便及时发现危险因素。

（4）压疮的预防:骨盆骨折后由于制动、营养不良等原因,常导致骶尾部血液循环受障碍,不能适当供给皮肤和皮下组织所需营养,极易出现骶尾部压疮。护理上应给予患者 Braden 压疮评分并建立翻身记录卡,每 2 小时给予患者翻身 1 次并按摩受压部位,在骨隆突处给予垫棉圈减压,必要时使用防压疮气垫床。

（5）肺部感染的预防:指导患者深呼吸,指导患者按压腹部进行有效咳嗽,以减轻疼痛;每2 小时协助翻身、叩背 1 次,促进排痰。排痰不畅者,可遵医嘱给予雾化吸入,以稀释痰液、促进排痰。

（6）心理护理:骨盆骨折具有死亡率高、病情变化快以及创伤严重的特征,且患者主要为青壮年,骨盆骨折的发生会给患者及其家属造成严重的精神和心理负担。因此护理人员应主动与患者进行沟通,了解患者的思想动态和心理状况,做好患者及其家属的心理疏导,使其积极主动配合临床护理和治疗。

（7）饮食护理:骨盆骨折患者可因长期卧床或腹膜后血肿导致肠蠕动减弱,引起腹胀和便秘,因此应指导患者进食易消化、高热量、富含维生素的流质或半流质饮食,以减少腹胀、便秘等并发症的发生。

（8）环境护理:病房内应定时开窗通风,并定时对病房进行清理,将病房内湿度与温度控制在舒适范围内。

（9）功能锻炼:功能锻炼能够防止肌肉萎缩和关节僵硬,并促进骨折的愈合。术后第 1 天允许患者半卧位或开始肌肉锻炼,术后第 2 日开始持续被动运动仪练习下肢关节功能;术后 2 周允许患者健侧负重坐起,术后第 4 周开始扶拐部分负重,根据 X 线片判断骨折愈合情况逐渐完全负重。

专家评析

本病例为患者高处坠落伤导致的骨盆骨折。骨盆环连续性未受破坏的骨盆边缘骨折主要表现为局部疼痛与压痛,骨盆挤压与分离试验阴性;骨盆环单处骨折者的挤压与分离试验为阳性;骨盆环前后联合骨折或骨折脱位时,骨盆不稳定并多有骨盆变形,疼痛范围广泛。骨盆骨折出血多时,患者可表现为神志淡漠、皮肤苍白、四肢厥冷、尿少、脉快、血压下降等失血性休克征象,骨盆周围皮肤瘀血。对存在上述表现的患者,检查要轻柔,应尽量避免骨盆分离、挤压及伸屈髋关节检查,以免加重出血和疼痛。可通过膀胱 X 线造影、阴道镜及肛镜检查患者的尿道、直肠以及女性患者的阴道,判断是否损伤、是否为开放性骨盆骨折。

骨盆骨折患者的护理要点:患者绝对卧床休息,维持肢体功能位;密切观察患者生命体征,观察双下肢末梢感觉、活动能力、皮肤颜色、足背动脉搏动及肢体肿胀情况。患者应多补充高蛋白质、高热量、高维生素、富含果胶和粗纤维食物,提升组织修复能力,做好便秘预防。翻身时要注意避免引发疼痛,必要时遵医嘱应用镇痛药物。做好健康宣教及心理护理,疏导不良情绪,提升对疾病知识以及快速康复理念的认知。

(陈巧玲)

参考文献

[1] 中华医学会急诊医学分会.血流动力学不稳定骨盆骨折急诊处理专家共识[J].中华创伤杂志,2015,31(12):1057 - 1062.

[2] 黄明伟,丁颖威,孔来法.不稳定骨盆骨折急救的新进展[J].创伤外科杂志,2019,21(2):157 - 159.

[3] 尹英超,张瑞鹏,李石伦,等.血流动力学不稳定骨盆骨折的指南解读及诊疗现状分析[J].河北医科大学学报,2019,40(1):4 - 6.

[4] 贾淮海.骨盆前外固定术对不稳定性骨盆骨折治疗的影响分析[J].中国实用医药,2018,13(20):58 - 59.

[5] 马素敏,谢蒙琦.骨盆骨折的急救护理体会[J].现代实用医学,2018,30(6):828 - 829.

[6] 肖东波.骨盆前外固定术治疗不稳定性骨盆骨折的效果[J].临床医学研究与实践,2019,4(11):45 - 47.

[7] 刘品.综合护理对不稳定性骨盆骨折切开复位内固定手术患者的效果[J].临床医学工程,2020,27(2):239 - 240.

[8] 孙文莉.综合护理干预在不稳定性骨盆骨折行经皮闭合内固定治疗患者中的应用[J].齐鲁护理杂志,2017,23(22):65 - 67.

[9] 孙彩丽.骨盆骨折的围手术期护理[J].当代护士(上旬刊),2019,26(10):15 - 17.

病例6 ▶ 颈 椎 骨 折

患者男性,37岁,工作时不慎从3m高处摔下,后颈、肩部着地,昏迷10分钟后苏醒,主诉头部、颈部疼痛,四肢不能活动,失去感觉,被急送入院。

体格检查:T 36.5℃,枕部及后颈部肿胀、压痛,双肩胛后背部以下、前胸第2肋间以下、双上臂肩关节8cm以下皮肤感觉消失,四肢肌力0级,腹壁反射、提睾反射、膝反射、跟腱反射均消失,CT示第4颈椎椎体前脱位。

问题1　如何为该患者进行颈髓损伤定位及平面判定?

答:脊髓损伤的定位依赖于详细神经系统检查,X线、CT或MRI等辅助检查,并结合病史和临床表现。处于相对固定的胸椎与活动的颈椎之间连接部的下颈椎因其解剖特点及生物力学特性是脊柱骨折最高发的部位。该患者颈髓损伤平面为第5颈椎脊髓,其颈髓损伤定位及平面判定参见(表4-8)。

表4-8　颈椎骨折对应颈髓损伤部位的检查感觉平面、运动关键肌及临床表现

颈椎节段 平面	颈髓节段 平面	感觉平面	运动关键肌	颈髓损伤临床表现
C_1	C_1	颈部		为延髓的延续,损伤后因波及呼吸中枢而致呼吸麻痹、呼吸困难可迅速致命;存活者损伤平面以下四肢呈痉挛性瘫痪
C_2	C_2	枕骨粗隆	颈肌	
C_3	C_3	锁骨上窝		
C_4	C_4	肩锁关节顶部		
C_4	C_5	肘前窝外侧面	屈肘肌	为颈膨大部分,表现为四肢瘫痪
C_5	C_6	拇指	伸腕肌	
C_6	C_7	中指	伸肘肌	
$C_7 \sim C_8$	$C_8 \sim T_1$	小指	中指屈指肌、小指外展肌	为颈髓和胸髓的连续部分,主要表现为下肢瘫痪及手部肌肉瘫痪

问题2　颈椎骨折如何分类?

答:颈椎骨折按照患者受伤时颈椎所处的位置(前屈、直立、后伸)分为四类。

(1)屈曲型损伤:颈椎在屈曲位时受来自头侧的暴力所致,表现为前柱压缩、后柱牵张损伤。临床上常见的有压缩型骨折和骨折-脱位。压缩型骨折较为多见,X线侧位片为椎体前缘骨皮质嵌插成角,或为椎体上终板破裂压缩,多见于骨质疏松者,病理变化除有椎体骨折外,还有不同程度后方韧带结构损伤。骨折-脱位因过度屈曲导致后纵韧带断裂,暴力使脱位椎体的下关节突移行于下位椎体上关节突的前方,称之为关节突交锁。单侧交锁时,椎体脱位程度不

超过椎体前后径的 1/4；双侧交锁时，椎体脱位程度超过椎体前后径的 1/2。该类病例大部分有颈髓损伤，部分病例可有小关节突骨折。

（2）垂直压缩型损伤：颈椎处于直立位时受到垂直压力打击所致，无过屈或过伸力量，例如高空坠物或高台跳水。包括第一颈椎双侧性前、后弓骨折和爆破型骨折两种。第一颈椎双侧性前、后弓骨折又名 Jefferson 骨折，即寰椎的前、后弓双侧骨折，X 线片上很难发现骨折线，有时在正位片上可以看到 C_1 双侧关节突向外移位，侧位片上看到寰椎前后径增宽及椎前软组织肿胀阴影。CT 检查可以清晰地显示骨折部位、数量及移位情况，而 MRI 检查除能显示脊髓受损情况，还能判断横韧带是否断裂。爆破型骨折为下颈椎（$C_3 \sim C_7$）椎体粉碎性骨折，一般多见于 C_5、C_6 椎体，破碎的骨折片不同程度凸向椎管内，因此瘫痪发生率可以高达 80%。

（3）过伸损伤：包括过伸性脱位和枢椎椎弓骨折两种。过伸性脱位因巨大力量撞击额面部，颈部过伸所致，其特征性体征是额面有外伤痕迹，颈椎椎管狭窄患者，过伸时常造成脊髓受压，撞击的惯性作用可迫使头部过度仰伸，接着又过度屈曲，使颈椎发生严重损伤（也称为"挥鞭损伤"，Whiplash 损伤）。其病理变化为前纵韧带破裂，椎间盘水平状破裂，上一节椎体前下缘撕脱骨折和后纵韧带断裂。损伤的结果使颈椎向后移动，使脊髓夹于皱缩的黄切带和椎板之间而造成脊髓中央管周围损伤，严重者可造成脊髓完全损伤。枢椎椎弓根骨折损伤的暴力来自颏部，使颈椎过度仰伸，在枢椎的后半部形成强大的剪切力量，致枢椎的椎弓不堪忍受而发生垂直状骨折，以往多见于被缢死者，故又名"缢死者骨折"，目前多发生于高速公路上的交通事故。

（4）齿状突骨折：引起齿状突骨折的机制尚不明确。暴力可能来自水平方向，从前至后，经颅骨面至齿状突，可能有几种复合暴力。齿状突骨折可以分成三型，I 型为齿状突尖端撕脱骨折，骨折稳定，并发症少，预后较好；II 型为齿状突基部、枢椎体上方骨折，较多见，因该处血供不良，不愈合率可高达 70%，因此多需手术治疗；III 型为枢椎体上部骨折，可累及一侧或为双侧枢椎上关节突，骨折稳定性好，血供亦良好，愈合率高，预后较好。

问题 3　如何对脊髓损伤进行定性及程度判定？

答：脊髓损伤是脊柱骨折的严重并发症，椎体的移位或碎骨片突入于椎管内，使脊髓产生不同程度的损伤，颈段脊髓损伤后，双上肢也有神经功能障碍，为四肢瘫痪。早期按其由轻到重的发展程度以及临床表现，判断损伤是完全性还是不完全性。

（1）脊髓震荡：脊髓受到强烈震荡后发生超限抑制，脊髓功能处于生理停滞状态。脊髓神经细胞结构正常，无形态学改变。临床上表现为损伤平面以下感觉、运动及反射完全消失或大部分消失。一般经过数小时至数天，感觉和运动开始恢复，不留任何神经系统后遗症。

（2）不完全性脊髓损伤：损伤程度有轻、重差别，轻者仅有中心小坏死灶，保留大部分神经纤维，重者脊髓中心可出现坏死软化灶，并由胶质或瘢痕代替，只保留小部分神经纤维。损伤平面以下保留某些感觉和运动功能，为不完全性脊髓损伤。包括前脊髓综合征、后脊髓综合征、脊髓中央管周围综合征、脊髓半切综合征四种类型。前脊髓综合征是脊髓前部损伤，仅后索白质保留，其本体感觉保存，温、痛、触觉及运动功能丧失。颈髓前方受压严重，有时可引起脊髓前中央动脉闭塞，出现四肢瘫痪，一般下肢瘫痪重于上肢瘫痪，但下肢和会阴部仍保持位置觉和深感觉，有时甚至还保留有浅感觉，此型损伤的预后为不完全性损伤中最差者；后脊髓综合征是脊髓后部损伤，脊髓受损平面以下运动功能和痛温觉、触觉存在，但深感觉障碍；脊髓中央管周围综合征多数发生于颈椎过伸性损伤，颈椎管因颈椎过伸而发生急剧性容积减小，脊髓受黄韧带皱褶、椎间盘或骨刺的前后挤压，使脊髓中央管周围的传导束受到损伤，表现为损伤平面以下的四肢瘫，特点为上肢运动功能受累明显，而下肢受累轻或不受累，手部障碍明显，直肠膀胱功能障碍及损伤平面以下感觉不同程度损害；脊髓半切综合征又名 Brown-Sequard 综合征，损伤平面以下同侧肢体的运动及深感觉消失，对侧肢体痛觉和温觉消失。

（3）完全性脊髓损伤：脊髓内的病变呈进行性加重，从中心出血至全脊髓出血水肿，从中心坏死到大范围脊髓坏死，可长达 2～3 cm。晚期脊髓为胶质组织代替，也可为脊髓完全断裂。脊髓实质完全性横贯性损害，损伤平面以下的最低位骶段感觉、运动功能完全丧失，包括肛门周围的感觉和肛门括约肌的收缩运动丧失，称为脊髓休克期。2～4 周后逐渐演变成痉挛性瘫痪，表现为肌张力增高，腱反射亢进，并出现病理性锥体束征。颈髓损伤表现为四肢瘫，上颈椎损伤的四肢瘫均为痉挛性瘫痪，下颈椎损伤的四肢瘫由于脊髓颈膨大部位和神经根的毁损，上肢表现为弛缓性瘫痪，下肢仍为痉挛性瘫痪。

目前评估脊髓损伤程度较常用的是美国脊髓损伤学会 ASIA 分级（表 4-9），依据脊髓损伤的临床表现对脊髓损伤严重度进行分级，作为脊髓损伤自然转归和治疗前后对照的观察指标。

表 4-9 ASIA 功能分级

级别	损伤程度	功 能
A	完全损伤	损伤平面以下无任何感觉、运动功能保留
B	不完全损伤	损伤平面以下，包括腰骶段感觉存在，但无运动功能
C	不完全损伤	损伤平面以下有运动功能，一半以上关键肌肉肌力＜3 级
D	不完全损伤	损伤平面以下有运动功能，一半以上关键肌肉肌力≥3 级
E	正常	感觉和运动功能正常

问题 4 如何对颈椎骨折患者进行紧急救护？

答：（1）将患者迅速撤离可能再次发生意外的创伤现场，避免重复或加重创伤。

（2）有呼吸困难或昏迷的患者，应及时吸出口腔内分泌物，保持呼吸道通畅，酌情给氧。

（3）尽早处理脊髓损伤合并有威胁患者生命的颅脑损伤（如脑疝）、胸腹脏器损伤（如血气胸、肝脾破裂等）或休克等。

（4）固定头部，使用颈部专业支具固定或颈后可垫小布卷或薄枕，颈部两侧放置衣服或沙袋，进行有效的制动，防止头扭转。"平托法"多人搬运，专人托扶患者头部以保持中立位，并沿身体纵轴向上略加牵引或由患者自己用双手托住头部，动作轻、准、稳，协调一致，缓慢转移，平抬平放，严禁盲目搬动或活动患者头颈部。患者宜应用硬板床，且保持头略低位，防止过伸或过屈位。

（5）搬动患者时如果搬运不当会引起高位脊髓损伤，患者立即发生高位截瘫，随时都有呼吸突然停止的危险，甚至短时间内死亡。因此，在搬运时严密观察患者呼吸状态，保持呼吸道通畅，准备好抢救复苏设备，呼吸停止立即行人工呼吸。

（6）建立静脉通道，根据伤情遵医嘱输液，必要时输血，应用激素和利尿剂脱水，防止神经水肿，同时注意预防应激性溃疡。

（7）经初步处理，病情稳定后可行 X 线摄片、CT 或 MRI 等特殊检查。危重患者必须有医护人员陪同，特殊体位摄片需有医师协助，防止发生意外。

问题 5　如何治疗颈椎骨折？

答：及早解除对脊髓的压迫是保证颈髓功能恢复的首要原则。治疗目的是复位并获得颈椎的稳定性，预防未受损神经的功能丧失并促进神经功能的恢复，获得早期的功能恢复。具体根据骨折部位及颈髓损伤程度给予相应治疗。

（1）骨折未造成椎管移位。此型损伤不压迫颈髓，无脊髓受压症状，患者仅有颈项痛，偶有压迫神经引致该神经分布区域疼痛。针对这种情况，可行 Halo 架固定或颅骨牵引治疗，对骨折移位明显超过 4 mm 者需手术治疗。无骨折，发生颈椎脱位，此型损伤可压迫颈脊髓。此外，由于颈椎脱位属于不稳定型损伤，故需在牵引复位后固定。

（2）颈髓损伤后 6 小时内是非手术治疗关键时期，24 小时内为急性期，应尽早治疗。对受伤在 8 小时以内者，甲泼尼龙冲击治疗是一种可选的治疗手段。高压氧治疗一般伤后 4～6 小时内应用可收到良好的效果。手术治疗只能解除对脊髓的压迫和恢复脊柱的稳定性，目前还无法使损伤的脊髓恢复功能，但是可以预防继发性伤害，例如低血压和缺氧。积极的医疗管理可以减少其对患者总体功能的影响。同时，手术的途径和方式视骨折的类型和致压物的部位而定。

问题 6　牵引护理应注意什么？

答：颈椎骨折脱位一般须进行颈椎牵引复位和制动，维持颈椎保持正常生理前凸，使颈部肌肉松弛减轻疼痛。颈椎骨折牵引治疗主要包括颅骨牵引和枕颌带牵引。

（1）维持有效牵引：保持牵引力和牵引方向正确。颅骨牵引重量为体重的 1/7～1/10，枕颌带牵引重量一般为 2～3 kg。首先，在患者颈后横放一条形卷巾，使颈椎保持生理前凸位；其次，头两侧用两只砂袋固定，防止头部左右晃动，且护士每班检查牵引的体位、重量是否正确，牵引绳的松紧，是否在轴线上，了解患者四肢感觉、运动和反射情况，有无胸闷、吞咽困难、食欲、大小便情况，如有异常及时通知医生处理；最后，为防止过度牵引而影响骨折的愈合，应及时拍摄 X 线片，根据骨折移位情况及时调整牵引重量。

（2）颅骨牵引穿针处护理：每日换药，保持针眼部位的清洁和干燥，每日两次在针眼处滴注 75% 酒精，如敷料有渗血，应及时更换。观察针眼处有无渗液、红肿，注意牵引针有无左右偏移；如有移动，应检查偏移原因，注意勿将牵引针直接推回，而应用碘酒和酒精严密消毒后调整至对称。

（3）预防压疮：牵引治疗时骶尾部和后枕部是主要着力点，也是牵引后易出现压疮的部位。因此为防止压疮的发生，应当加强基础护理，保持床单平整、干燥、清洁；指导并协助患者作抬臀，定时放松枕颌带牵引，对骶尾部、枕后及下颌皮肤使用泡沫敷料保护局部骨突处皮肤，并鼓励患者在床上主动活动四肢；保证患者的营养支持，多食高蛋白、高热量、高维生素食物。

（4）心理护理：牵引前需根据患者对疾病与治疗的认知程度进行宣教，消除顾虑，取得配合。因患者长期卧床、牵引导致活动受限，生活自理能力下降以及对疾病预后的担忧等因素，可引起患者消极的情绪反应。因此,护士应加强沟通,关心、鼓励、安慰患者,对不良的心理反应及时给予心理疏导,必要时遵医嘱适时镇痛镇静,减轻患者痛苦,使患者积极地配合治疗。

问题 7 出现颈髓再损伤的原因是什么? 如何护理?

答:原因:颈髓损伤后可激发一系列病理生理与生化因素参与组织的进行性自毁性过程,其化学损伤、继发性缺血和脂质过氧化反应等在伤后几小时内剧烈演变,致神经再生能力受损。牵引无效、翻身方法不当使骨折处发生移位致脊髓再次被持续受压,加重脊髓损伤的发展或妨碍脊髓功能恢复。

护理措施:①固定与制动。配合医生立即行颅骨牵引,严重不稳者行手术切开复位,力争早期预防逆转继发损伤过程,重建颈髓损伤后被断离神经的连续性,恢复颈髓损伤后功能受损区结构完整的神经细胞功能。②脱水剂、激素的使用。遵医嘱在伤后 8 小时内应用甲基泼尼松龙 30 mg/kg 经静脉 15 分钟内快速输入,继之以 5.4 mg/kg 维持 23 小时静脉滴入。其主要作用有抑制炎性反应,减轻水肿,增加脊髓血液量,促进脊髓冲动的产生和传导。③体位。床头抬高 15~20 cm,屈曲型骨折者保持颈部过伸位,伸展型骨折者保持颈部中立位,头部及枕部垫枕垫,两侧置沙袋固定,保持有效牵引,防止脱落。④正确翻身。翻身时一人手持牵引弓或手扶头部保持牵引力,其余人要特别注意头部、躯干及下肢协同动作,保持头、颈、胸呈一轴线翻身。防止因翻身不当使可恢复性瘫痪变为脊髓严重损伤或不可恢复性瘫痪,甚至因翻身不当而引起死亡。⑤监测生命体征。注意观察患者血压、脉搏、呼吸。定时评估感觉、运动的水平的变化。

问题 8 颈椎骨折患者引发呼吸功能障碍的原因是什么? 如何护理?

答:原因:颈髓损伤,呼吸中枢向下传导束失去功能,呼吸自主节律和深度不能控制;$C_3 \sim C_5$ 组成支配膈肌的膈神经丧失功能,膈肌运动受限。即使损伤发生在 $C_4 \sim C_5$ 以下节段,但由于脊髓受伤所致出血水肿和髓内压力升高波及膈神经,使发生部位的神经细胞传导功能丧失,也可引起呼吸障碍;自主神经系统紊乱,副交感神经功能活跃,导致气管、支气管内分泌物增多,肺内血管扩张、充血,支气管平滑肌收缩,使呼吸道功能减弱,增加呼吸功能障碍;患者的胸腹肌肉麻痹,体位不当,可致黏液难以排出,可能导致误吸入气管支气管引起感染。胸式呼吸消失,腹式呼吸,频率浅快,患者主诉气急,氧饱和度 90% 以下,动脉血气示低氧血症。

护理措施:①保证颈椎轴线稳定的情况下,适当给予半卧位或头高足低位,经常变换体位,定时翻身,叩击背部,鼓励用力咳嗽,指导呼吸功能锻炼,增加肺活量;②给予患者低流量氧气吸入;③密切观察患者的呼吸情况及血氧饱和度变化。当患者出现自主呼吸减弱,呼吸表浅,血氧饱和度降低时,需及时建立人工气道,清除呼吸道分泌物;当患者呼吸功能进一步抑制,血气结果和临床症状仍不改善者,应立即使用机械通气并做好呼吸机的管理,防止急性呼吸衰竭的发生;④保持呼吸道通畅,充分湿化气道,给予雾化,吸入化痰药物,饮水稀释痰液,促进痰液排出,防止呼吸道感染。

问题 9 手术并发症如何护理?

答:(1) 颈部血肿:是颈前路手术较危急的并发症,处理不及时可造成患者窒息甚至死亡。其发生主要是由于血管结扎不牢固、止血不彻底、术后引流不畅或患者凝血功能不良所致的创口出血而引起的血肿。因此,为预防颈部血肿的发生,在术后48小时内,尤其是在12小时内,除严密观察患者生命体征外,还应密切观察患者的颈部外形是否肿胀,引流管是否通畅,引流量是多少,有无呼吸异常。另外要认真听取患者主诉,严密观察,及时巡视。对有高血压病史者,因为本身血管弹性低下,应注意控制血压,预防和减少创口出血。

(2)喉上、喉返神经损伤:在手术暴露过程中,由于人体的颈部粗短,暴露颈椎间盘较困难,或有些患者本身解剖变异、特殊体质等,位于颈椎气管、食管沟内的喉上、喉返神经在手术暴露过程易发生误夹、误切、牵引时间过长等导致喉上、喉返神经受损。喉上神经损伤表现为术后出现一过性呛咳,不能进水等流质;喉返神经损伤表现为声音嘶哑、憋气。当护理人员发现患者出现呛咳,应暂禁食流质,并报告医生给予增加输液量,根据情况给予固体食物,嘱患者细嚼慢咽,一般可逐渐自行恢复。此外,护理人员对声音嘶哑者还应做好解释安慰,解除其顾虑。

(3)脊髓损伤加重和神经根损伤:多见于手术止血不彻底,血肿压迫引起或减压时操作的震动对脊髓的冲击、基础疾病影响;神经根的损害多源于医疗器械的刺激,直接损伤或对神经的过度牵拉所致。该类患者妥善安置后,应注意术后呼吸及血氧饱和度的变化,及时评估四肢的感觉活动及大小便情况,以便及时发现异常,报告医生处理。

(4)脑脊液漏:为后纵韧带与硬膜囊粘连严重,手术分离或切除后纵韧带时损伤硬膜囊所致。护理人员发现上述情况后,应立即将切口负压引流解除,协助患者去枕平卧,术后采取严格的颈部制动,切口局部用1kg砂袋压迫。对头晕、呕吐患者,抬高床尾30°～45°,予头低脚高位,同时报告医生,遵医嘱静脉补充平衡液,必要时拔除切口引流管以促进愈合。

(5)植骨块部分滑脱:与术后颈椎前屈后伸幅度较大、挤压植骨块向前移位植、骨块过大、重击后嵌入椎间隙、骨块碎裂后易移位、搬运不当、颈部制动控制不严有关。因此,为防止植骨块部分滑脱,在患者术后回病房后,护理人员在搬运患者、给患者翻身时要保持患者的脊柱呈一条直线,避免患者的颈椎前屈、后伸幅度过大。另外应当为患者选择合适的颈托或颈部外固定支架固定颈部,固定时间为3个月。同时,应当严格限制患者的颈部活动,患者平卧时在其颈部两侧用砂袋制动。严密观察患者的整体情况,如影响吞咽及时报告医生,必要时行手术治疗。

(6)供骨处感染及血肿:主要与供骨处为骨松质,容易渗血,患者早期剧烈活动,换药无菌操作不规范所致。对于感染患者应加强换药,保持切口敷料的清洁干燥,延长起床活动时间,从5天延长至10天,以减少活动;指导患者合理营养;发热者做好发热患者的护理,遵医嘱应用抗生素;血糖偏高者监测血糖,积极进行糖尿病治疗,以控制血糖;对于血肿患者,拆除缝线,清除积血,并切开引流,积极抗炎治疗;供骨处有引流者要保持引流通畅及遵守无菌操作。

(7)肺部感染:是颈椎前路手术患者死亡的主要原因,特别是截瘫患者,其肺部感染的发生率更高。针对此类患者,护理中要注意保持患者的呼吸道通畅,及时清除分泌物,予吸氧、雾化吸入、口服或静脉滴注化痰药物治疗,指导、鼓励患者做深呼吸、有效咳嗽;对于呼吸肌麻痹者,在患者吸气时,护理人员用双手从胸廓侧向上推,指导患者此时做咳嗽动作,以协助排痰,同时使用抗生素控制感染。此外预防肺部感染的最好方法是让患者尽早在床上坐起,如戴好颈托或定做的颈部外固定支架支托坐起,有利于患者呼吸通畅,便于排痰。

问题 10 如何进行肢体功能锻炼?

答:各关节长期不动,即会发生关节僵直,同时肌肉萎缩,逐渐出现关节畸形。为防止畸形,首先应帮助患者充分调动有活动功能的肌肉,如下肢瘫痪的患者,嘱其着重锻炼上肢肌肉;下肢部分瘫痪的患者,让存在功能的肌肉得到充分的锻炼,使其尽量减少肌肉萎缩,同时也有利于预防各种并发症的发生。对不能主动活动的关节,则需护理人员帮助被动活动,以防畸形的发生,如:为防止足下垂,两下肢可用软枕垫起,保持肢体功能位,足背屈 90°;也可将足部用带子牵拉,让膝关节保持屈曲 10°~15°的功能位置;每日活动关节,如趾关节、踝关节、膝关节、髋关节等;按摩肌肉,每日两次,每次 15 分钟左右,促进淋巴和血液循环,防止关节僵硬、强直和肌肉萎缩。同时要注意充分调动患者主观能动性,让患者充分认识靠自己刻苦锻炼的重要性,积极主动地参与锻炼。

专家评析

本病例高处坠落造成第 4 颈椎椎体前脱位,颈髓损伤平面为第 5 颈椎脊髓,患者主要表现四肢瘫痪,伤后 6 小时内紧急送入院,立即对患者进行颈椎牵引复位和制动,有效维持颈椎的稳定,并给予甲泼尼龙冲击等相应治疗,积极预防继发性伤害,尽早解除脊髓的压迫。

颈椎骨折患者引发呼吸功能障碍直接危及患者的生命,需积极预防继发性伤害,加强颈椎骨折患者呼吸功能监测,及时发现呼吸功能障碍的表现,并积极给予呼吸功能支持,并做好气道管理保持气道通畅。

(王磊)

参考文献

[1] 陈孝平. 外科学[M]. 9 版. 北京:人民卫生出版社,2018:682 - 690.

[2] 朱小娟. 骨科临床护理手册[M]. 北京:人民卫生出版社,2014:26 - 28.

[3] 郑士敏. 骨科必读[M]. 北京:人民卫生出版社,2014:413 - 417.

[4] Leone A, Marino M, Dell Atti C, et al. Spinal fractures in patients with ankylosing spondylitis [J]. Rheumatol Int, 2016,36(10):1335 - 1346.

[5] Copley P, Tilliridou V, Jamjoom A. Traumatic cervical spine fractures in the adult [J]. British Journal of Hospital Medicine, 2016,77(9):530.

病例 7 ▶ 肾 挫 伤

患者女性,29 岁,导游,乘车时发生车祸,因"右侧腰及上腹疼痛,伴肉眼血尿"急诊入院。

体格检查:意识清,痛苦面容,右侧腰部疼痛剧烈,自主排尿肉眼血尿,双肾 CT 示右侧肾挫伤,诊断"右肾挫伤"。

问题 1　该患者诊断为"右肾挫伤"的诊断依据有哪些?

答:(1)病史:任何腹部、背部、下胸部外伤或受对冲力外伤,无论是否有典型的腰腹部疼痛、肿块、血尿等,均要注意有无肾外伤,有时症状与外伤严重程度不一致。

(2)查体:伤侧腰部或上腹部有压痛及叩击痛,伤侧肾区腹壁肌紧张,上腹部深部可触及肿块。检查时应注意此肿块有否继续增大,有无肉眼或镜下血尿,重者可伴有出血性休克。

(3)化验:尿中含红细胞,血细胞分析血红蛋白和血细胞比容持续降低提示有活动性出血。严重胸、腹部外伤时,肾外伤的临床表现容易被忽视,应及时进行尿常规及影像学检查确定诊断,以免延误诊治。

(4)检查:根据外伤病史及临床表现选择相关检查,早期及时进行影像学检查可以确定肾外伤部位、程度、有无尿外渗以及对侧肾情况。超声可提示肾外伤的部位和程度,有无包膜下和肾周血肿、尿外渗,其他器官外伤及对侧肾等情况。应注意肾蒂血管情况,如肾动静脉的血流等。CT 平扫及增强可清晰显示肾实质外伤程度,尿外渗和血肿范围,以及肾组织有无活力,并可了解与其他脏器的关系。CT 尿路成像可发现患肾造影剂排泄减少,造影剂外渗等,可评价肾外伤的范围和程度。CT 血管成像可显示肾动脉和肾实质外伤的情况,也可了解有无肾动静脉瘘或创伤性肾动脉瘤,若伤侧肾动脉完全梗阻,提示有外伤性血栓形成。MRI 诊断肾外伤的作用与 CT 类似,但对血肿的显示比 CT 更具特征性。除上述检查外,传统的静脉尿路造影、动脉造影等检查也可发现肾有无外伤及肾外伤的范围和程度,但临床上一般不作为首选。

问题 2　肾外伤有哪些类型?

答:肾外伤常是严重多发性外伤的一部分,按外伤病因的不同,可分为开放性外伤和闭合性外伤两类,临床上最多见为闭合性肾外伤。由于外伤的病因和程度不同,有时多种类型的肾外伤同时存在。

(1)开放性外伤:因弹片、枪弹、刀刃等锐器致伤,外伤复杂而严重,常伴有胸、腹部等其他组织器官外伤,有创口与外界相通。

(2)闭合性外伤:因直接暴力(如撞击、跌打、挤压、肋骨或横突骨折等)或间接暴力(如对冲伤、突然暴力扭转、负重、剧烈运动、爆震波冲击等)引发肌肉强力收缩所致损伤,一般没有创口与外界相通。

根据其外伤的程度按病理生理特点将闭合性外伤分为肾挫伤、肾部分裂伤、肾全层裂伤、肾蒂血管外伤。

（1）肾挫伤：外伤仅局限于部分肾实质，形成肾瘀斑和（或）包膜下血肿，肾包膜及肾盏肾盂黏膜完整。外伤涉及肾集合系统可有少量血尿，一般可自行愈合无严重后果。

（2）肾部分裂伤：肾实质近包膜部位裂伤伴有肾包膜破裂，可致肾周血肿。若肾近集合系统部位裂伤伴有肾盏肾盂黏膜破裂，则有明显血尿。

（3）肾全层裂伤：肾实质深度裂伤，外及肾包膜，内达肾盏肾盂黏膜，常引起广泛的肾周血肿、血尿和尿外渗。肾横断或碎裂时，可导致部分肾组织缺血。

（4）肾蒂血管外伤：比较少见。肾蒂或肾段血管的部分或全部撕裂，可引起大出血、休克甚至死亡。主要由于剧烈变速运动如车祸、高处坠落等引起肾急剧移位，肾动脉突然被牵拉，致血管内膜断裂，形成血栓，易造成肾功能丧失。后期继发病理改变，如持续尿外渗可形成尿囊肿；血肿、尿外渗引起组织纤维化，压迫肾盂输尿管交界处导致肾积水；开放性肾外伤偶可发生动静脉瘘或假性肾动脉瘤；部分肾实质缺血或肾蒂周围纤维化压迫肾动脉，可引起肾性高血压。

问题 3　肾外伤的临床表现有哪些?

答：肾外伤临床表现主要有疼痛、腰腹部肿块、血尿、休克、发热。具体表现与外伤类型和受损程度有关，差异较大，同一肾脏有时可同时存在多种病理类型外伤。在合并其他器官外伤时，轻度肾外伤症状有时易被忽视。

（1）疼痛：肾包膜下血肿、肾周围软组织外伤、出血或尿外渗可引起病侧腰、腹部疼痛。血液、尿液进入腹腔或合并腹内脏器外伤时，可出现全腹疼痛和腹膜刺激症状。血块通过输尿管时可发生肾绞痛。

（2）腰腹部肿块：血液、尿液进入肾周围组织可使局部肿胀，形成肿块，有明显触痛和肌肉强直。开放性肾外伤时应注意伤口位置及深度。

（3）血尿：大多有血尿，肾挫伤涉及肾集合系统时可出现镜下血尿或轻度肉眼血尿。若肾近集合系统部位裂伤伴有肾盏肾盂黏膜破裂，则可有明显的血尿。肾全层裂伤则呈大量全程肉眼血尿。有时血尿与外伤程度并不一致，如血块阻塞尿路或肾蒂断裂、肾动脉血栓形成、肾盂、输尿管断裂等情况可能只有轻微血尿或无血尿。血尿时间延长常与继发感染或动静脉瘘形成有关。

（4）休克：严重肾裂伤、肾蒂血管破裂或合并其他脏器外伤时，因外伤和失血常发生休克，甚至可危及生命。

（5）发热：血肿吸收可致发热，另外肾外伤所致肾周血肿、尿外渗易继发感染，甚至造成肾周脓肿或化脓性腹膜炎，伴全身中毒症状。

问题 4　如何处理肾外伤?

答：肾外伤的处理与外伤程度直接相关。轻微肾挫伤一般症状轻微，经短期休息可以康复，大多数患者属于此类外伤。多数肾部分裂伤可行保守治疗或者介入栓塞治疗，仅少数需手术治疗。

（1）急诊处理：有大出血、休克的患者需迅速给以抢救措施，观察生命体征，进行输血、补液等抗休克治疗，同时明确有无合并其他器官外伤，作好手术探查的准备。

（2）限制活动：绝对卧床休息2～4周，病情稳定、血尿消失后才可以允许患者离床活动。

通常外伤后 4～6 周肾部分裂伤才趋于愈合,患者过早过多离床活动,有可能再度出血。恢复后 2～3 个月内不宜参加体力劳动或竞技运动。

（3）密切观察:定时测量患者的血压、脉搏、呼吸、体温,注意患者的腰、腹部肿块范围有无增大,观察每次排出的尿液颜色深浅的变化,定期检测血红蛋白和血细胞比容。

（4）药物治疗:根据病情选择合适有效的止血药物;及时补充血容量和能量,维持水、电解质平衡,保持足够尿量,必要时输血;早期足量合理应用抗生素预防感染;合理使用止痛、镇静药物。

（5）手术治疗:开放性肾外伤施行手术探查,特别是枪伤或锐器伤,需经腹部切口进行手术,包括清创、缝合及引流,并探查腹部脏器有无外伤。闭合性肾外伤经检查确定为严重肾部分裂伤、肾全层裂伤及肾蒂血管外伤及合并腹腔脏器损伤等需尽早手术。

（6）并发症处理:由于出血、尿外渗以及继发性感染等情况易导致肾外伤后并发症出现。腹膜后尿囊肿或肾周脓肿需穿刺引流或切开引流;输尿管狭窄、肾积水需施行成形术或肾切除术;恶性高血压要做血管狭窄处扩张或肾切除术;持久性血尿且较严重者可施行选择性肾动脉分支栓塞术。

问题 5　如何加强肾挫伤保守治疗期间的护理? 如何预防相关并发症?

答:（1）密切注意患者生命体征变化。在肾外伤的非手术治疗过程中,特别是第一周,应严密观察患者血压、脉搏、呼吸等生命体征。

（2）绝对卧床休息,对于防止再出血至关重要。过早过多下床活动有可能再度出血,护士应当向患者及家属宣教绝对卧床的重要性以得到患者及家属的理解和支持。

（3）保证患者排便通畅,必要时使用缓泻剂,避免患者用力排便加重出血情况。

（4）定时检测患者的血红蛋白和血细胞比容,以了解出血情况及其变化,遵医嘱应用止血药物,根据出血情况决定是否输血。

（5）保证患者充足的液体入量,鼓励其多饮水,增加尿量,达到冲洗尿道的作用。妥善固定导尿管,防止扭曲、受压;生理盐水持续膀胱冲洗,保持引流管通畅,冲洗液温度接近体温,减少对膀胱的刺激;根据血尿颜色及时调整冲洗速度,血块多时易造成堵塞,必要时用 20～50 mL 注射器反复冲洗。

（6）观察尿液颜色变化,如果尿液逐渐转清,局部症状逐渐改善,提示出血停止;若尿液突然转清,出现腹部疼痛加重,可能是血凝块堵塞输尿管所致,而不能盲目认为出血停止。

（7）观察腹膜刺激症状的轻重,以判断渗血、渗尿情况,并及时报告医生。观察局部包块大小,对于可触及肿块的患者,入院时及时给予标记肿块范围,并观察其大小的变化。

（8）经积极抗休克后若患者的生命体征仍未见改善,则提示有活动性内出血;当出现血尿逐渐加重,血红蛋白和血细胞比容继续降低、腰、腹部肿块明显增大、怀疑有腹腔其他脏器外伤等危急情况时,则需施行手术治疗。

问题 6　肾外伤患者如何进行膀胱冲洗?

答:肾外伤伴有血尿患者,注意保证患者充足水分的摄入,以产生足够的尿量冲洗尿路,并根据病情及血尿浓度实施持续膀胱冲洗。冲洗主要目的是保持尿路通畅,防止血凝块阻塞尿管,同时注意防止医源性泌尿系统感染的发生。具体实施要点如下:

（1）严格无菌技术下实施密闭式膀胱冲洗，冲洗液使用无菌生理盐水，定期更换导尿管及引流袋，防止冲洗装置污染导致尿路感染；引流袋位置必须在膀胱水平以下，防止尿液逆流导致感染；遵医嘱应用抗生素，并应每日给予会阴护理两次，保持局部清洁、干燥。

（2）冲洗液液面高于膀胱平面 60 cm，以便产生一定的压力，使冲洗液顺利滴入膀胱内。根据引流出尿液的颜色、出血量的多少随时调节冲洗速度，以达到有效冲洗目的。当出血较多时，要保证快速持续膀胱冲洗，以防止血凝块的产生及堵塞。由于膀胱冲洗液的速度过快，可引起膀胱负担增加，造成损伤，增加感染机会。因此，在给患者进行膀胱冲洗的过程中，护理人员应当密切关注患者的生命体征，如有发热等感染表现，应当立即通知医生。若出血量较少，可适当减慢冲洗速度。

（3）注意监测引流液量，若出现引流液量少于冲洗液量，冲洗不通畅，且反复堵塞，需反复加压冲洗，调整导尿管气囊内液量和位置，必要时使用 20～50 mL 注射器反复冲洗，抽取残存的阻塞尿路的血凝块。

（4）加强与患者的沟通，消除紧张因素，防止或减少膀胱痉挛的发生。膀胱痉挛时可酌情减少导尿管气囊内液体量以减轻对膀胱三角区的刺激。冲洗液的温度不可过低，以防止膀胱痉挛的发作次数和强度。

（5）观察引流液颜色，若无血凝块形成，颜色变为淡黄、清亮后暂停持续膀胱冲洗，继续观察 12～24 小时后，可拔除尿管。若颜色变红加深，甚至有血凝块阻塞尿管，则需再次持续膀胱冲洗。

专家评析

本病例车祸伤造成右肾挫伤为闭合性外伤，患者主要表现为右侧腰部剧烈疼痛，自主排尿肉眼血尿，急诊入院后立即卧床限制活动，给予镇痛、止血等治疗，并行留置导尿术，持续无菌生理盐水膀胱冲洗，严密监测血尿量及性状，监测患者血压及心率等生命体征变化，注意有无活动性内出血、休克表现。

肾挫伤出血量增加进一步发展可出现包膜破裂，引发失血性休克，甚至可危及生命，患者需绝对卧床限制活动，严密监测生命体征，一旦出现失血性休克表现，立即采取抢救措施，进行输血、补液等抗休克治疗，同时明确有无合并其他器官外伤，做好手术探查的准备。

（王磊）

参考文献

［1］陈孝平. 外科学［M］. 9 版. 北京：人民卫生出版社，2018：523-526.

［2］李小寒. 基础护理学［M］. 6 版. 北京：人民卫生出版社，2018：336-337.

［3］Beyer C, Zakaluzny S, Humphries M, et al. Multidisciplinary management of blunt renal artery injury with endovascular therapy in the setting of polytrauma：A case report and review of the literature［J］. Annals of Vascular Surgery，2017，38：318.

病例 8 ▶ 烧 伤

患者男性,45 岁,锅炉工,因煤堆坍塌被掩埋砸伤,伴蒸汽灼伤面部,伤后十余分钟被挖出,意识不清,呼之不应,同事立即行心肺复苏急救措施,由 120 紧急送入院。

体格检查:T 36.5 ℃,P 109 次/分,R 40 次/分,BP 134/86 mmHg,患者意识不清,中度昏迷,间断抽搐,一般状态差,头部肿胀及粘有大面积血痂,颜面软组织肿胀明显,颜面、鼻为深二度烧伤,烧伤创面有渗液,眼眶及眼睑肿胀,颈部皮肤红肿。给予气管插管,呼吸机辅助呼吸,脑保护,补液,清创等处理。既往体健,无特殊。

问题 1 如何对烧伤进行护理评估?

答:烧伤的严重程度与烧伤面积、烧伤深度、烧伤部位、烧伤原因、患者年龄、患者伤前疾病、合并伤等因素有关。一般烧伤面积评估采用"中国新九分法",烧伤深度评估采用"三度四分法";另外根据烧伤面积和深度以及有无合并伤等情况,我国也制定了烧伤严重程度的中国分类法,即划分为轻度、中度、重度和特重度四类。

(1) 烧伤面积的评估:九分法:将身体表面根据解剖位置用 9% 或 9% 的倍数来表示(表 4-10),适合用在院前或急诊室中对烧伤面积作初步估计,适用于 12 岁以上的烧伤患者。儿童和婴幼患儿由于头部的体表面积相对较大,而下肢的体表面积相对较小,若采用九分法则仅适用躯干和上肢评估烧伤面积。

表 4-10 九分法估计面积

部位			成人面积	儿童面积
头颈	发部	3%		
	面部	3%	9×1=9%	9+(12-年龄)%
	颈部	3%		
双上肢	双上臂	7%		
	双前臂	6%	9×2=18%	18%
	双手	5%		
躯干	躯干前	13%		
	躯干后	13%	9×3=27%	27%
	会阴	1%		
双下肢	双臀	5%		
	双大腿	21%		
	双小腿	13%	9×5+1=46%	46-(12-年龄)%
	双足	7%		

手掌法:以患者一侧手五指并拢时的表面积作为体表面积的 1% 来计算烧伤面积。这种方法精确性较差,仅适用于小创面或及不规则创面的面积估计,或作为九分法或图表法的辅助计算方法。

(2) 烧伤深度的评估:目前"三度四分法"(表 4-11)作为临床烧伤深度估计的主要依据,烧伤后局部创面的微循环变化直到伤后 48~72 小时才完成,将影响烧伤深度判断,因此最初创面深度的判断并不是其最终的结果,而需要后期的持续评估。

表 4-11 不同烧伤深度的特点

深度		损伤深度	临床特征	疼痛	创面愈合
Ⅰ度 (红斑性)		伤及角质层、透明层、颗粒层等,生发层健在	局部轻微红、肿、热、痛,无水泡,干燥	剧痛	3~7 天愈合
Ⅱ度 (水润性)	浅Ⅱ度	伤及生发层及真皮乳头层	肿胀明显,有大小不等水泡,创底红润、潮湿	明显	1~2 周愈合
	深Ⅱ度	伤及至真皮网状层	肿胀明显,间或有小水泡,创底微潮,发白或红白相间,有蜘蛛网状血管栓塞	轻微	一般 3~4 周愈合,不能自愈需创面植皮
Ⅲ度 (焦痂性)		伤及皮肤全层、皮下组织、肌肉、骨髓等	创面苍白或黑黄炭化,干燥皮革样,可见树枝样血管栓塞	感觉消失	需植皮修复创面

(3) 烧伤严重程度评估:烧伤程度与烧伤面积和烧伤深度密切相关,同时患者年龄和烧伤部位、吸入性损伤和合并伤等对烧伤严重程度的评估影响明显。

1) 轻度烧伤:成人体表总面积(total body surface area,TBSA)<15%,小儿 TBSA<10%,以及三度烧伤面积<5% 且不伴有特殊部位及功能部位烧伤。

2) 中度烧伤:成人 TBSA:15%~30%,小儿 TBSA:10%~20%,以及三度烧伤面积<10% 且不伴有特殊部位及功能部位烧伤。

3) 重度烧伤:成人 TBSA>30%,小儿 TBSA>20%,或三度烧伤面积>10%,或伴有特殊部位及功能部位烧伤,或高压电烧伤,或伴有吸入性损伤及严重创伤,或化学烧伤合并中毒。

4) 特重烧伤:成人 TBSA>75% 或三度烧伤面积>50% 或小儿 TBSA>50% 或三度烧伤面积>30%,严重合并伤和入院时已经出现脓毒症和脏器功能障碍或休克时。

烧伤患者考虑为重度和特重烧伤需纳入危重病加强护理范畴的情况还有:①特殊部位及功能部位烧伤,包括头、面、颈、手、足、会阴、大关节等部位烧伤及躯干的环形深度烧伤;②伴有吸入性损伤;③患者年龄小于 2 岁或大于 60 岁;④伴有其他外伤、骨折等合并症;⑤患者有心、肺疾病,糖尿病,中枢神经系统既往疾病等。如果患者脏器功能受损,即使受伤面积不大,也要纳入重症范畴。

问题 2 烧伤早期应如何处理?

答:(1) 现场急救与转送烧伤急救是否及时,转送是否恰当,对减轻损伤程度、减轻伤员痛苦、降低伤后并发症和病死率都有十分重要的意义。现场急救的关键是迅速排除致伤因素,创面用大量冷水冲洗后用清洁敷料包扎,尽量减轻继发性损伤,如有心跳、呼吸骤停者应立即行有效的心肺复苏;患者若有剧痛、烦躁不安,遵医嘱止痛镇静(颅脑损伤或呼吸困难者慎用)同时加强用药后的监测;严重烧伤患者早期复苏遵循 CAB 方案:C——心血管功能维护,A——保持呼吸道通畅,B——维持正常呼吸功能;口渴者可饮用淡盐水或烧伤饮料,但不可大量饮用,更不可喝白开水,以免发生水中毒;尽早建立静脉通道。伤员经急救后应迅速地转送到就近医院,尽量避免长途转运和反复搬动。转运过程中应注意保持呼吸道通畅,注意神志,脉搏、呼吸及尿量情况。

（2）急诊入院处理

1）评估病情:了解患者受伤经过和转送情况,测量患者的生命体征,评估烧伤面积及深度、有无吸入性损伤、重度呼吸困难、休克及其他严重合并症,对烧伤严重程度做出准确判断,做详细的救治方案。

2）建立人工气道:凡中度以上吸入性损伤、头面部严重烧伤、颈部或胸部有环形焦痂引起呼吸困难者,应立即建立可靠的人工气道,并持续吸氧。

3）建立静脉通道:重度烧伤患者的静脉补液需长期维持,因此,应有计划地应用周围静脉。必要时行中心静脉置管或静脉切开术,保证输液的通畅和及时,以达到快速补液,防治休克的目的。

4）其他处理:颅脑、胸、腹及四肢外伤,注射破伤风抗毒素,防治破伤风;对于烦躁不安者,除快速补液给氧外,还可给予镇静止痛剂;留置导尿管,注意尿液的色、质、量,常规检查,记录每小时尿量;留置胃管,持续胃肠减压,防止呕吐或误吸,注意胃液色、质、量;根据创面分泌物细菌培养及药敏试验结果选择应用敏感抗生素。

（3）早期清创:伤后 6～8 小时为宜。若休克不稳定,从整体出发可不清创,凡伤后 24 小时入院或创面有感染者不予彻底清创,只做简单换药或创面的简单清理。具体方法为:首先,在充分的镇痛下,剃除烧伤部位及附近的毛发,清除创面上的污物;其次,用高效皮肤消毒剂清洁创面及周围正常皮肤;最后,用无菌敷料轻轻拭干创面后覆盖或包扎,注意保持床铺清洁及时更换。

问题 3　如何对烧伤休克进行监测和护理?

答:烧伤导致烧伤和非烧伤部位毛细血管通透性增高,血浆样液体向创伤表面和组织间隙转移,渗出速度在烧伤后 6～8 小时最快,24 小时后速度逐渐减慢,伤后 48～72 小时后渗出逐渐减少,这个阶段被称为液体复苏期。这时若患者得不到及时的液体复苏,将会出现循环血容量锐减,甚至出现循环衰竭。

（1）烧伤液体复苏期监测

1）意识状态:患者脑组织灌注良好时表现为清醒、安静;当脑组织灌注不良时表现为烦躁不安、不能合作,但应注意辨别吸入性损伤引起气道梗阻、缺氧、脑水肿等亦可引起患者意识的改变。

2）循环系统:烧伤应激等因素导致患者心率维持在成人 100～120 次/分钟、小儿在 140 次/分钟左右,血容量不足会导致初期心脏搏动次数增加,以维持心脏的排血量。因此,脉搏加快时应首先考虑血容量是否充足;烧伤早期患者处于休克代偿期,血压可以升高或正常,因此血压不是判断有效循环量的敏感指标,但当血压下降时,表明休克已经进入失代偿阶段。中心静脉压(CVP)和右心房压(right atrial pressure,RAP)均为反映右心前负荷或容量负荷的指标,两者降低多表示回心血量低于心排量,但心血管顺应性差的患者的CVP和RAP正常或偏高不一定说明血容量充足。心排量下降早于血容量和血压的变化,是休克诊断最敏感的指标。

3)尿量:单位时间内的尿量是判断有效循环量的简易且可靠的指标,一般成人每小时尿量需要维持在1~1.5 mL/kg。3岁以内幼儿可以达到2~3 mL/kg,儿童为1.5~2 mL/kg。大面积深度烧伤或严重电烧伤有血红蛋白或肌红蛋白尿者,化学烧伤伴化学中毒者,每小时尿量须达到2 mL/kg甚至更多,才能使游离的血红蛋白和肌红蛋白排出体内,防止肾小管受阻,保护肾功能。另外,伴有严重吸入性损伤、颅脑损伤、脑水肿、心肺负荷功能较低的患者,如老年人和心血管有器质性病变者,不能单纯依靠尿量观察循环,还要防止输液并发症。小儿由于肾小管浓缩功能比较差,早期尿量并不减少,但到尿量低于0.5 mL/(kg·h)时,循环血量已明显下降。

4)外周循环:肢体远端温度降低,毛细血管充盈时间延长,足背动脉搏动细弱,表示组织灌注不良。如果是发生肢体深度环形烧伤时,指端温度出现降低还可能是焦痂束扎引起,需要及时进行焦痂切开。

5)脱水表现:口渴是血容量不足的表现之一,与脱水、细胞内外渗透压变化有关。口渴并不因喝水而减轻,烧伤后由于全身毛细血管通透性增加,单纯饮用白开水反而会引起脑水肿和胃肠道功能紊乱,出现恶心、呕吐等表现。

6)其他指标:胃肠道是烧伤后血流量减少发生最早而恢复最迟的脏器之一,经过有效的液体复苏血流动力学循环指标可恢复伤前水平,但内脏微循环血流仍可进行性减少,表现为胃肠pHi(胃黏膜细胞内pH)仍处于较低水平(pHi正常值>7.35);动脉血气分析便于了解休克期酸碱平衡情况,帮助判断循环状况和呼吸功能,对不伴有吸入性损伤患者,低氧血症、持续碱缺失,往往反映组织灌注不足;离子浓度测定便于及时调整电解质平衡,以及推算血浆渗透压调整补液计划;血红蛋白和血细胞压积可反映血液浓缩的程度,血清钾、钠、氯等离子浓度测定。

(2)烧伤休克患者的处理

1)补液:烧伤早期有效循环血量呈进行性下降。烧伤后液体复苏有3个环节:补液量、补液性质和补液的时相。根据复苏原则选择合适的液体,并在规定的时间平衡输入胶体、晶体和水分,如不平衡则可导致脑水肿、肺水肿、急性肾衰竭等并发症。静脉补液是防治烧伤休克的有效措施,应及时建立静脉通路,保证补液通畅。补液量及速度以患者的基本情况、烧伤面积、深度及生命体征的监测指标为依据,国内常用的烧伤补液公式为:Ⅱ、Ⅲ度烧伤面积(%)×体重(kg)×1.5 mL+2 000 mL=第1个24小时的补液总量(mL),其中晶体和胶体液之比为2:1,Ⅲ度烧伤面积广泛者可按1:1掌握。烧伤后第1个8小时输入计划总量的一半,后两个8小时各输入计划总量的1/4量。伤后第2个24小时补充晶体和胶体液为第1个24小时的半量,但仍需补给基础需要量2 000 mL。晶体液首选平衡盐,另外包括生理盐水、碳酸氢钠液、氯化钾;胶体液以血浆为主,辅以全血、人体白蛋白、代血浆;水分补给以5%葡萄糖溶液为宜。由于严重烧伤早期多伴有不同程度的胃肠功能紊乱,经口大量补液会加重胃肠负担,引起急性胃扩张或误吸。但对于烧伤不很严重且经静脉补液有困难者,特别是面临大批患者时,可适当按伤情有计划、适量、间断口服补液。

2)心功能支持:严重烧伤患者因复苏延迟或补液不足加重心肌缺血性损害,应考虑用药物治疗维护心脏功能,同时应防止补液不当引起液体负荷过多,对于原有心功能不全者,用药指征更明显时,可选择使用多巴酚丁胺。为使血管张力和心肌收缩配合得更加好,也可选择多巴胺改善微循环血流和增强组织灌注。

3) 纠正缺氧和酸碱失衡:休克发生后,组织氧需求与代谢率之间的平衡受到破坏,造成严重的组织氧合不足和氧耗增加。因此,应当改善血中氧分压,以利于组织的修复。研究显示,氧疗是烧伤早期治疗的重要措施之一。此外,还应积极纠正烧伤后乏氧、消化道症状、合并损伤等多种原因导致的酸碱平衡紊乱。

问题 4　烧伤患者如何做好消毒隔离预防感染?

答:严格的消毒隔离措施可消除或控制烧伤病区内感染菌的污染与传播,是防止烧伤患者发生感染的重要措施,并能充分保证烧伤治疗的效果。

(1)消毒隔离的基本原则:患者实施保护性隔离,特别是大面积严重烧伤,合并有其他损伤的患者;工作人员进入病室应换工作服,戴口罩、帽子,必要时穿消毒隔离衣,限制人员进入病室;医务人员严格执行手卫生,严格执行各项无菌操作技术;加强病房内的消毒隔离管理,严格执行空气、物表、地面的消毒,同时做好消毒隔离的感控。

(2)创面感染的控制:创面感染的控制是非常重要的护理工作之一,控制创面感染首先应剃除烧伤部位及周围毛发,使之不与渗出物粘着,保持头面部清洁干燥;其次,应当经常用消毒棉签或棉球吸净渗液,保持创面清洁;最后,创面的换药过程应严格执行换药无菌制度、污染敷料处理制度和各类物品的消毒隔离制度。

(3)有创技术控制:各种有创技术增加了患者感染的风险,进行各项有创技术应严格遵循无菌的原则,保证操作环境最大无菌化。每日对有创导管进行评估,根据病情及感染风险尽早拔除有创导管,必要时进行导管尖端微生物培养。

问题 5　如何加强对烧伤重症患者的管理?

答:(1)呼吸系统的管理:按照护理常规加强呼吸系统的监测,包括呼吸频率、幅度等的测定,并加强各项症状、体征和呼吸系统监测指标的观察,根据病情给予吸氧。加强气道管理,特别是人工气道患者和吸入性损伤患者,做好气道的湿化和引流,保持气道通畅,根据患者病情积极对症处理;呼吸机支持的患者,做好机械通气相关护理,注意通气参数设置。此外,还应注意结合不同部位烧伤患者的特点对呼吸功能的影响,协助患者保持适宜的体位,如抬高头、面、颈部水肿患者的床头,减轻其水肿,并注意有无水肿压迫呼吸道症状;胸部环形烧伤患者躯干的创面尽量采用半暴露疗法,如需包扎,应避免包扎过紧,避免限制患者的胸廓运动而影响呼吸;环形深度烧伤应尽早地实施焦痂切开减压术,以免影响胸廓运动;必要时遵医嘱给予扩张支气管药物和抗生素,以减轻支气管痉挛、黏膜水肿和控制感染,改善肺的顺应性。

(2)循环系统的管理:烧伤患者心血管循环系统的稳定不仅依赖于有效的液体复苏治疗还取决于对受伤肢体的循环功能的监测和护理。对于肢体环形烧伤患者,观察其外周循环情况尤为重要。护理人员应每小时评估末梢的灌注,评估内容包括:脉搏、受伤肢体的颜色、肿胀程度、感觉、活动能力、毛细血管充盈情况以及环形烧伤肢体的张力。如患者肢端发生无脉、苍白、疼痛、无触觉、麻痹、无温度,则应立即通知医生,进行焦痂切开减压,甚至切开筋膜,使组织能伸展,减轻血管神经的损伤,以便正确评估外周循环。意识障碍及无法主诉的患者应尤为注意上述情况,特别注意评估末端肢体的循环情况和疼痛情况。同时遵医嘱静脉输注血、血浆和白蛋白,以补充丧失的血细胞和血浆样液体,维持机体适当的组织灌注。

（3）消化系统的管理:烧伤后全身反应强烈,创伤应激使胃酸分泌增加,低血容量引起胃肠道灌注不足等因素,导致胃肠道功能障碍,表现为急性胃扩张、应激性溃疡和（或）麻痹性肠梗阻、腹胀、上腹部不适感等胃肠道症状。早期可以禁食,留置胃管,观察患者胃液的色、质、量。密切观察患者的胃肠动力情况,监测肠鸣音,必要时根据医嘱给予适当的制酸剂。如果进行早期胃肠营养,输入速度不宜过快,也不提倡足量,成人一般休克期不超过每小时 30 mL。胃肠道功能的抑制影响正常的摄入时,在做好胃肠营养支持时还要做好胃肠外营养的输入和护理。

（4）疼痛的管理:烧伤后疼痛主要由于创面表浅时,神经末梢未完全损毁,而上皮基底膜水肿导致神经末梢痛觉敏感增加,另外对创面进行处理的过程也会导致撕裂样痛。护理人员应使用疼痛评估量表对患者进行疼痛评估,结合烧伤患者给予相应护理。

1）为患者提供舒适、安静的环境,室温在 30～33 ℃,保持敷料和床单位的平整;早期使用生物敷料覆盖创面,以减少神经组织暴露,从而减轻疼痛;做好治疗前的准备工作,避免创面长时间地暴露在空气中而增加疼痛。

2）执行各项有创操作前,如换药、翻身、吸痰等,应提前遵医嘱给予适当的止痛镇静药物,并评估止痛药物的效果。另外在睡眠前、疼痛加剧时均应根据医嘱使用止痛剂和镇静剂,以控制疼痛,促进睡眠。危重患者的止痛剂和镇静剂可从静脉推注,以免肌肉组织水肿和低灌注影响药物吸收。

3）长期卧床、病情和治疗复杂、心理问题等均可能加剧疼痛的主观感受,护理人员应提供分散注意力的活动,如听音乐、听收音机、看电视、看书、游戏;指导放松技术,增加患者控制和应对疼痛的能力;安置适当的体位,抬高患肢高于心脏水平,减轻患肢的水肿,缓解疼痛。

（5）心理护理:烧伤后患者的焦虑、精神紧张等心理应激反应可造成一系列生理改变,影响疾病的发展,因此护理人员应进行有效的评估和控制。此外,烧伤患者在急性期过后可能出现更为严重的心理问题,包括对于现实的/察觉的身体结构或功能变化而产生的言语或非言语的否定反应（如:害羞、窘迫、内疚、厌恶）,对于身体有否定的感觉（如:无助、无望、无力及脆弱之感）,表现为不愿察看损伤的部位或照镜子,总是想着身体改变或丧失的事情,社交参与的改变等。因此,护理人员必须通过有效的护理措施帮助患者渡过难关,使者能够用语言表示或展示对外表的接受（穿着、打扮、姿势、自我表现）,展示意愿和有能力去恢复自理、承担责任,建立新的或恢复旧的支持系统。

问题 6　如何处理烧伤的创面?

答:（1）烧伤创面护理观察

1）烧伤创面观察:结合创面的愈合过程（表 4－12）密切观察感染征象,包括创面是否红、肿、痛、热;创面是否有异味,看上去是否有松垮和出血倾向,颜色是否紫暗,密切观察创面是否有湿疹和过敏现象,包括患者是否感觉创面痒、正常皮肤奇痒;创面渗出是否突然增多,渗出液呈现淡黄色,同时观察烧伤部位外敷料有无渗液和渗血,有大量渗出者应立即通知医生更换外敷料,渗血者应做好标记,如范围扩大应立即通知医生打开敷料查看有无活动性出血。

表4-12 烧伤患者创面愈合过程

烧伤创面愈合的主要阶段	主要表现
渗出期	伤后早期,创面渗出增加
坏死组织脱落期	创面坏死组织脱落,容易感染和发生过敏反应
上皮化期	创面坏死组织脱落干净,上皮细胞开始匍行

2) 供皮区创面观察:供皮区如出血需要确定其界限,以便观察有没有扩大;供皮区突然疼痛加剧需要考虑是否感染;如果供皮区创面包扎,患者突然体温上升,供皮区疼痛,应该首先评估是否出现供皮区感染。

3) 切削痂创面观察:观察焦痂切开部位和创面有无出血,有无外敷料包扎移位,创面有无异味等。注意末端肢体的循环情况和疼痛情况。

(2) 烧伤创面护理措施

1) 包扎创面:包扎范围超出创面边缘,各层敷料平整,压力均匀,松紧适当,包扎肢体由远端开始,以防肢体远端肿胀;指(趾)末端须外露,便于观察末梢循环;四肢关节部位保持功能位;指(趾)间用油质敷料隔开,防止形成并指畸形;保持外敷料干燥、清洁;及时更换敷料,根据渗液量,适当调整包扎敷料的厚薄;定时翻身,更换体位,防止包扎的创面因长期受压影响敷料透气,引起创面感染;抬高患肢,减轻局部肿胀。

2) 暴露创面:创面局部应保持凉爽、干燥、不利于细菌生长、繁殖的环境;注意病室温、湿度,保持室温在28~32℃,湿度在18%~28%;头面部、臀部、会阴部烧伤做好五官及会阴部护理;烧伤早期渗液多时用消毒棉签或棉球拭干渗液,使创面表面形成干痂;躯干环形深度烧伤,由于环形焦痂缩窄,可影响呼吸。因此,当发现患者有呼吸运动受限,呼吸困难等压迫症状时立即行焦痂切开减压术,以改善呼吸。

3) 半暴露创面:纱布和创面必需紧贴无空隙,以免脓液积聚于间隙中,如有积脓,用剪刀在纱布上剪数个小孔探查,有脓液时更换纱布或改用其他方法。

4) 创面外用药观察:常用1%磺胺嘧啶银(磺胺类药物过敏者禁用)。若用药创面出现疼痛及有无皮疹情况应立即将药物去除,并加用抗过敏药及对症处理。监测白细胞计数、肝功能和肾功能情况。观察血电解质和血气分析,因磺胺嘧啶可引起代谢性酸中毒。

5) 术后创面:保持外敷料清洁干燥,如渗血范围扩大应及时拆开敷料检查创面,予以止血;肢体植皮区创面包扎后应注意固定患者的肢体、制动、抬高,观察肢体远端血液循环;肢体焦痂切除术后应抬高患肢,禁止在手术侧肢体测血压或扎止血带,以免引起皮下血肿,导致植皮失败;躯干切痂术后注意有无因包扎过紧而影响患者呼吸;腹部切痂术后要鼓励其排尿,避免因术后疼痛而影响排尿,导致尿潴留。

问题7 如何对烧伤患者进行物理治疗?

答:物理治疗分治疗前期和后期两个阶段。

(1) 前期:创面愈合以前,治疗目的在于预防和控制感染,减轻疼痛,促进肉芽和上皮组织生长,加速创面愈合。常使用冷疗、光疗、超短波治疗。冷疗技术是在烧伤后立即用5~10℃冷水对创面进行清洗、浸泡、冷敷,以减轻疼痛,防止热力继续损伤及减少渗出,持续时间以疼痛消失或明显减轻为准,一般 30～60 分钟,此法适用于中小面积和较浅的烧伤,特别是四肢烧伤;光疗方法和剂量根据烧伤面积和程度而定,主要包括紫外线、近红外线、激光等,可以抗炎、杀菌、镇痛和促进创面愈合;超短波治疗可以促进坏死组织分离、干燥、脱落、具有良好的消炎作用。

(2) 后期:创面愈合以后,治疗的目的在于防止和治疗瘢痕的形成和挛缩,有利于肢体各功能的恢复。音频治疗有良好的止痛、止痒、软化瘢痕的作用;超声波治疗具有软化瘢痕作用;磁疗法对患部用旋磁法、贴磁法或脉冲电磁法均可,可促进瘢痕软化,具有止痛、止痒的作用;加压治疗可防治瘢痕增生。瘢痕增生是烧伤的常见后遗症,常常影响了患者的肢体功能和颜面美观。加压治疗的方法有弹性包裹、管形加压绷带、裁制弹性紧身服等,其作用机制是对瘢痕持续施加 1.33～3.33 kPa 压力,可使胶原纤维束重新排列,并引起局部缺血,阻碍胶原纤维的形成;对于 10～21 天才愈合的烧伤部位,需要预防性加压治疗,21 天以上愈合者则必须使用。加压治疗需持续进行,直至瘢痕成熟为止。

专家评析

本病例因煤堆坍塌被掩埋砸伤,伴蒸汽灼伤面部,造成头、面、颈部大面积烧伤、昏迷,伴吸入性损伤及严重创伤,患者为重度烧伤。急诊入院后立即给予气管插管、呼吸机辅助呼吸、脑保护、补液、清创等处理。

头面部严重烧伤、吸入性损伤可引起呼吸困难,应立即建立人工气道,并需持续有效的氧供。烧伤后 6～8 小时液体渗出速度最快,24 小时后速度逐渐减慢,伤后 48～72 小时后渗出逐渐减少,如得不到及时的液体复苏,患者将会出现循环血容量锐减,甚至出现循环衰竭,烧伤后需快速补液,防治休克,重度烧伤患者静脉补液需长期维持,建立中心静脉导管可保证输液的通畅和及时。

(王磊)

参考文献

[1] 陈孝平. 外科学[M]. 9 版. 北京:人民卫生出版社,2018:131 - 141.

[2] Henschke, Alice, Lee, et al. Burns management in ICU: Quality of the evidence: A systematic review [J]. Burns, 2016,42(6):1173 - 1182.

[3] Norbury W, Herndon D N, Tanksley J, et al. Infection in burns [J]. Surgical Infections, 2016,17(2):250.

[4] Eagan J H, Ramdharry G, Smailes S T. Investigating the interrater reliability of a novel functional outcome measure for use in the burns intensive care unit: The Functional Assessment for Burns-Critical Care (FAB-CC) [J]. Burns, 2020,46(2):279 - 285.

[5] Lang T C, Zhao R, Kim A, et al. A critical update of the assessment and acute management of patients with severe burns [J]. Advances in Wound Care, 2019,8(12):607 - 633.

[6] Hoogewerf C J, Hop M J, Nieuwenhuis M K, et al. Topical treatment for facial burns [J]. Cochrane Database of Systematic Reviews, 2020,7(7):CD008058.

病例 9 ▶ 气 性 坏 疽

患者男性,53 岁,因阴囊肿胀伴破溃流脓半月余于 2018 年 2 月 24 日入院。当地医院就诊以抗炎治疗,效果不明显。2018 年 2 月 5 日超声检查结果示:阴囊区皮下组织广泛增厚,阴囊根部部分节段皮下软组织层有气体样回声。患者在治疗过程中,逐渐出现阴囊皮肤苍白、紧张发亮,破溃流脓,局部呈紫黑色,出现液体水泡,流出恶臭味液体,局部组织失去弹性,急诊来院求治,以"阴囊气性坏疽"收入院。

既往糖尿病史 20 年,有尿频、尿急症状 20 年,未予特殊治疗。入院体格检查:P 76 次/分,R 18 次/分,BP 97/65 mmHg。阴囊长径 15 cm,紫黑色,可见破口,流脓,有压痛,部分位置可及捻发音。入院诊断:①阴囊气性坏疽;②2 型糖尿病;③高血压病。入院后根据患者病史完善相关辅助检查。

问题 1   什么是气性坏疽?

答:气性坏疽(gas gangrene)是厌氧菌感染的一种,即梭状芽孢杆菌所致的肌坏死或肌炎。此类感染发展急剧,预后差。已知的梭状芽孢杆菌有多种,引起本病主要的有产气荚膜梭菌、水肿杆菌、腐败杆菌、溶组织杆菌等细菌,且多为混合感染。引发气性坏疽的病菌广泛存在于环境中,很容易污染皮肤和相关物品,一旦污染深部伤口即可能造成感染。

问题 2   气性坏疽如何鉴别诊断?

答:(1) 常有较严重的外伤史,广泛软组织损伤合并骨折,受伤时间长且伤口有封闭腔隙时感染率增加。当患者有糖尿病时,气性坏疽的发生率增加。

(2) 伤口处皮肤起始为苍白色,渐变成红色或青铜色,伤口疼痛剧烈,局部肿胀明显,按压伤口周围有捻发音和气泡溢出,皮肤温度不高,闻之有恶臭,伤口分泌物涂片可能会培养出梭状芽孢杆菌,或者发现革兰阳性杆菌、肠杆菌、梭菌、金黄色葡萄球菌、表皮葡萄球菌、链球菌等。

(3) X 线平片检查伤口肌群中有气体存在,实验室检查血红蛋白(hemoglobin, Hb)显著下降,白细胞通常不超过 $15 \times 10^9/L$,血清肌酸激酶(creatine kinase, CK)水平升高。

确诊依据为厌氧菌培养检测到产气荚膜梭菌、水肿梭菌、败毒梭菌、梭状梭菌或溶组织梭菌等病原菌,或 PCR 方法检测病原菌 DNA 阳性。

问题 3   疑似气性坏疽患者病原学标本采集与送检的正确方法是什么?

答:(1) 采集方法:用无菌生理盐水或外科手术方法清除创面分泌物,用一次性无菌注射器抽取脓液足量(最好 2 mL 以上)或切取小块组织。

(2) 采样指征:①皮肤或皮下脓肿受累部位出现红、肿、热、痛,需手术切开引流时;②深部脓肿表现为局部疼痛和触痛并伴有全身症状,发热、乏力食欲减退等;③创伤或手术部位感染。

(3) 采样要求:①应当尽快在疾病初发时采集首份标本,尽可能在抗菌药物使用前采集;

②厌氧培养应注意避免正常菌群污染和接触空气，开放性脓肿不做厌氧菌培养；③闭锁性脓肿或深部切口感染标本不宜用拭子采集；④出现发热、寒战等全身感染症状时应同时送检血培养；⑤怀疑细菌或真菌感染时，除了血液标本之外，所有无菌体液标本均宜进行革兰染色镜检；⑥分泌物拭子是所有合格标本中可信度最低的标本，宜从感染进展的前缘采集活检标本，活检标本和抽吸物（脓液、渗出液）优于拭子标本。

（4）储存与运输：①标本采集后应立即送检，在室温环境下，标本储存时间不超过 1 小时；②若不能及时送检，需 4 ℃保存且不超过 24 小时；③厌氧菌培养不可放置冰箱保存；④组织应保持湿润并在 30 分钟内送至实验室，不可冷藏。

（5）注意事项：①每份标本都应注明患者姓名、材料来源、具体部位、日期、时间及相关临床信息；②将外送标本放入不易泄漏破损且能防止潜在性生物危险的容器中。容器外包装上贴生物安全标记。

问题 4　气性坏疽会不会传染？

答： 气性坏疽是由梭状芽孢杆菌引起的一种严重的以肌肉坏死为特征的急性特异性感染疾病，严重创伤后潜伏期一般为 1～4 日，也有短至 6 小时者，有一定程度的传染性。气性坏疽的病原体含芽孢，由于芽孢型细菌可在环境中长期处于休眠状态，且对高温、干燥、消毒剂等都有强大的抵抗力，一旦有条件适宜便可"复活"，传染性较强，因此对医务人员的安全与健康构成威胁。气性坏疽传播途径包括空气、飞沫与尘埃传播、接触传播、血液或体液传播，饮水与食物传播等，通过伤口直接接触传播的可能性较大，因此需重视气性坏疽的感染防控。

问题 5　气性坏疽病原体的消毒方法有哪些？

答：（1）伤口的消毒：采用 3%的过氧化氢溶液冲洗，伤口周围皮肤可选择碘伏原液擦拭消毒。

（2）诊疗器械的消毒：应先消毒，后清洗，再灭菌。消毒可采用含氯消毒剂 1 000～2 000 mg/L 浸泡消毒 30～45 分钟，有明显污染物时应采用含氯消毒剂 5 000～10 000 mg/L 浸泡消毒≥60 分钟，然后按规定清洗、灭菌。

（3）物体表面的消毒：手术部（室）或换药室，每例感染患者之间应及时进行物体表面消毒，采用 0.5%过氧乙酸或 500 mg/L 含氯消毒剂擦拭。

（4）环境表面的消毒：手术部（室）换药室、病房环境表面有明显污染时，随时消毒，采用 0.5%过氧乙酸或 1 000 mg/L 含氯消毒剂擦拭。

（5）终末消毒：手术结束、患者出院转院或死亡后应进行终末消毒。终末消毒可采用 3%过氧化氢或过氧乙酸熏蒸，3%过氧化氢按照 20 mL/m³ 气溶胶喷雾，过氧乙酸按照 1 g/m³ 加热熏蒸，湿度 70%～90%，密闭 24 小时；5%过氧乙酸溶液按照 2.5 mL/m³ 气溶胶喷雾，湿度为 20%～40%。

（6）织物：患者用过的床单、被罩、衣物等单独收集，需重复使用时应专包密封，标识清晰，送压力蒸汽灭菌再清洗后方可使用。

问题 6　气性坏疽的治疗与处理原则是什么？

答： 气性坏疽一经诊断，需立即开始积极治疗，减少组织坏死，降低截肢率。主要措施包括：

（1）清创术：彻底清创是预防创伤后发生气性坏疽的最可靠方法。气性坏疽一经诊断后应立即进行积极且全面的手术探查并清除坏死组织。

（2）应用抗生素：首选大剂量的青霉素（1 000 万 U/d），同时给予克林霉素等抑制产气荚膜梭菌生长，减少伤处因其他细菌繁殖消耗氧气所造成的缺氧环境。

（3）高压氧治疗：提高组织间的含氧量，造成不适合厌氧菌生长繁殖的环境。但目前关于高压氧治疗因缺乏人体随机对照试验数据而尚存争议。

（4）全身支持疗法：少量多次输血，纠正水与电解质代谢失调，给予高蛋白、高热量饮食，镇痛、镇静、退热等。

问题 7　诊治患者过程中如何进行气性坏疽的感染防控？

答：（1）患者确诊后由首诊医生立即联系医院感染管理办公室，汇报病例并明确具体的防控措施。

（2）收治科室应将患者进行单间隔离，病房内不使用中央空调，采取开窗通风换气，病房内配置宜简单，不属于患者使用的用品、设备全部移除，严格落实接触隔离的各项措施。

（3）患者需手术治疗时，应提前与手术室沟通，以便手术室提前做好手术间、人员及物品等准备工作。通过专门的感染通道将患者转运至手术室的隔离手术间，手术间仅放置与本台手术相关的器械物品、一次性敷料及伤口冲洗用溶液，关闭中央空调设备，防止空气交换导致医院感染。手术人员做好相应防护，严格执行空气、接触隔离的各项工作。

（4）术中严格无菌操作、执行标准预防。术中及时留取标本送微生物室进行病原学培养，微生物室人员注意防护并关注厌氧菌培养结果；留取病理标本，注意其送检及检验过程的防护。术中使用的手套、辅料等感染性医疗废物应放置于双层黄色垃圾袋中，不可随意丢弃。

（5）与供应室、保洁部门共同做好相关处理的应对安排，术后严格按照相关规定对手术间进行终末处理，对手术用物进行消毒灭菌，参与手术人员脱去手术衣、手套或隔离衣后，必须用碘伏或含氯消毒液浸泡双手，在手术间门口更换清洁鞋、口罩和帽子后方能外出，外出后及时行沐浴处理。

（6）手术产生的组织、器官及肢体，用双层黄色并标有"感染性废弃物"标记的专用塑料袋盛装，交医疗废物转存处，并做好交接。重视对保洁、物业人员清洁消毒、手卫生、医疗废物收集和运输、物品转运等环节的监督和指导，防止感染扩散。

问题 8　如何有效防控气性坏疽的医院内感染？

答：医院及相关科室在接收此类患者时，医务人员需要全面了解该种疾病的特点及危害，要求医院加强对疾病相关院感防控知识和消毒隔离知识的培训，不断强化医务人员标准预防的观念，加强手卫生的消毒管理工作，提高对气性坏疽病因及发病机制的认识，严格执行消毒隔离制度，切实做到控制传染源、切断传播途径、保护易感人群，从而达到控制感染的目的。具体方法为：

（1）医务人员应做好职业防护，包括穿隔离衣、一次性帽子（完全遮住头发）、一次性外科口罩、手套、鞋套，操作完毕后脱去隔离衣并严格执行手卫生，应认真洗手，不应仅进行卫生手消毒，以避免造成周围环境的污染和自身的职业暴露。

（2）患者宜使用一次性诊疗器械、器具和物品，重复使用的医疗器械应严格按规定消毒，不能采用快速灭菌程序。

（3）为患者配备专用的血压计、听诊器、体温计等日常诊疗用品，患者出院后应进行彻底的清洁消毒。

（4）患者床旁配专用的医疗废物桶，用双层黄色塑料袋收集患者的废弃物，包括排泄物及生活垃圾等，固体部分装袋、密封并标记后交相关部门处理；尿液用 1：1000 或 1：2000 的含氯消毒液处理 30 分钟后，再倒入便池中。对包括保洁员、医疗废物回收人员在内的相关人员进行必要的提示。

（5）清洁用具专室专用，每次使用后先消毒、后清洗、再消毒。

（6）患者用过的被服单独收集，需要重复使用时应专包密封，标识清晰，注意过程中应对相关人员进行必要的提示。患者出院后，应严格对病房进行终末消毒。

专家评析

气性坏疽是一种罕见的坏死性筋膜炎，主要分为自发性、创伤后起源以及术后起源三种。患者发病迅速，是创伤中最严重、发展最快的并发症之一，死亡率可达 20%～50%。本例患者为自发性气性坏疽，合并糖尿病，而控制不良的糖尿病、恶性肿瘤、白血病、艾滋病等均为自发性气性坏疽的风险因素。本病例患者出现气性坏疽的典型临床表现，即："阴囊处按压伤口周围有捻发音和气泡溢出，皮肤温度不高，闻之有恶臭"，经清创、引流、换药、抗感染及阴囊部成形术后阴囊恢复良好，局部颜色正常，肿大及黑紫色外观消失。

气性坏疽虽为罕发事件，但传播途径广泛，传染性较强，且其病原体含芽孢。因此针对这类疾病，医院感染防控措施的落实尤为重要，如标准预防、手卫生、患者隔离、环境清洁等。除此之外，各部门间应密切配合、无缝衔接，采取主动预防措施，医院感染管理办公室还应对相关人员进行医院感染、消毒处理等知识的培训，从而保障医务人员和患者的人身安全。

（丁　敏）

参考文献

［1］李冬梅,高燕,郝云霄.1 例气性坏疽病例报告[J].中华医院感染学杂志,2019,29(9):1438－1440.

［2］陈孝平,汪建平,赵继宗.外科学[M].9 版.人民卫生出版社,2017:119.

［3］Singh A, Ahmed K, Aydin A, et al. Fournier's gangrene. A clinical review [J]. Arch Ital Urol Androl, 2016,88(3): 157－164.

［4］Shan X W, Lei L. Gas gangrene following implant removal after the union of a tibial plateau fracture: a case report [J]. Bmc Musculoskeletal Disorders, 2018,19(1):254.

［5］Milanese G, Quaresima L, Dellabella M, et al. A conservative approach to perineal Fournier's gangrene [J]. 2015,87 (1):28－32.

［6］李岩,赵梅珍,赵体玉,等.外伤致气性坏疽患者急诊手术管理的循证护理[J].护理学杂志,2015,30(4):52－55.

［7］中华人民共和国卫生部.临床微生物学检验标本的采集和转运[S].中华人民共和国卫生部,2018.

［8］中华预防医学会医院感染控制分会.临床微生物标本采集和送检指南[J].中华医院感染学杂志,2018,28(20):3192－3200.

［9］李乐之,路潜.外科护理学[M].6 版.人民卫生出版社,2017:139－140.

［10］中华人民共和国卫生部.医疗机构消毒技术规范[S].中华人民共和国卫生部,2012.

［11］中华人民共和国卫生部.医疗隔离技术规范[S].中华人民共和国卫生部,2009.

［12］中华人民共和国卫生部.医院消毒供应中心第 1 部分:管理规范[S].中华人民共和国卫生部,2016.

［13］中华人民共和国卫生部.医疗机构环境表面清洁与消毒管理规范[S].中华人民共和国卫生部,2016.

［14］中华人民共和国卫生部.医院医用织物洗涤消毒技术规范[S].中华人民共和国卫生部,2016.

病例 10 ▶ 破 伤 风

患者男性,56 岁,体重 52 kg。10 天前在泥地上燃放鞭炮时不慎伤左手,未予以重视。5 天前患者开始出现张口困难、牙关紧闭等,逐渐进展为吞咽困难、饮水呛咳,体温最高达 38.9℃,在下级医院住院治疗,今日患者开始出现阵发性全身抽搐、肌肉疼痛,为求进一步治疗转至本院急诊就诊。

体格检查:T 37.1℃, P 110 次/分,R 19 次/分,BP 163/82 mm Hg。患者神志清楚,牙关紧闭,颈部强直,双侧对称,无颈静脉怒张,肝颈静脉回流征(-)。腹软,无压痛、反跳痛,Murphy 征阴性。四肢肌力、肌张力正常,双侧 Hoffmann 征、Babinski 征及 Kernig 征阴性。血常规:白细胞计数 $7.27×10^9$/L,淋巴细胞 84.0%,红细胞计数 $4.83×10^{12}$/L,血小板计数 $184.00×10^9$/L;C 反应蛋白 17 mg/L。肝肾功能:K^+ 3.75 mmol/L, Na^+ 142.7 mmol/L,肌酐 75.5 μmol/L,白蛋白 44.4 g/L,谷丙转氨酶 25 U/L。患者入院后立即予气管切开加文丘里吸氧,青霉素抗感染、镇静、化痰、保肝治疗、营养支持等对症处理。

问题 1 破伤风最主要的临床表现有什么?

答:根据临床表现分为潜伏期、前驱期和发作期 3 期。

1. 潜伏期 通常为 7～8 日,短则 24 小时,长达数月。潜伏期越短,预后越差。新生儿破伤风常在断脐后 7 日左右发病,故俗称"七日风"。

2. 前驱期 表现为乏力、头晕、头痛、咀嚼无力、张口不便、烦躁不安、打呵欠,局部肌肉发紧、酸痛、反射亢进等。以张口不便为主要特征。

3. 发作期 典型症状是在肌肉紧张性收缩(肌强直、发硬)的基础上,呈阵发性强烈痉挛,通常最先受影响的肌群是咀嚼肌,出现咀嚼不便、张口困难,甚至牙关紧闭;病情进一步加重出现苦笑面容、颈项强直、角弓反张。膈肌受影响时表现为通气困难,甚至呼吸暂停。在肌肉紧张性收缩的基础上,任何轻微的刺激,如光线声音、碰触、饮水等,均可诱发患者全身肌群强烈的阵发性痉挛。发作时,患者表现为口吐白沫、大汗淋漓、呼吸急促、口唇发绀、流涎、牙关紧闭、磨牙、头颈频频后仰,手足抽搐不止。每次发作持续数秒或数分钟不等,间歇时间长短不一。发作时患者意识清楚,十分痛苦。

问题 2 随着病情进展,破伤风的并发症可能有哪些?

答:(1)强烈肌痉挛可致肌肉断裂,甚至骨折。

(2)膀胱括约肌痉挛可引起尿潴留。

(3)持续呼吸肌群和膈肌痉挛可致呼吸骤停,甚至窒息。

(4)肌痉挛及大量出汗可导致患者出现水电解质、酸碱平衡失调,严重者可发生心力衰竭。患者死亡的主要原因为心力衰竭或肺部感染。

(5)病程一般持续 3～4 周,自第 2 周症状缓解,肌紧张和反射亢进可持续一段时间。部分患者在恢复期还可出现幻觉、言语或行动错乱等精神症状,但多能自行恢复。

问题3 破伤风的临床分型有哪些?

答:(1) 全身型(约占87%):前驱症状有全身不适、乏力、头晕、头痛、咀嚼无力、嚼肌酸胀、局部肌肉发紧、扯痛、反射亢进等;接着出现肌肉紧张性收缩,阵发性痉挛,通常最先出现在咀嚼肌,逐渐扩展到面部表情肌,颈项、背、腹、四肢肌肉,最后为膈肌、肋间肌。典型表现为张口困难、苦笑面容,甚至牙关紧闭;颈项强直,头后仰;背、腹肌收缩,形成角弓反张或侧弓反张;膈肌受影响时,可出现面唇青紫,呼吸困难甚至暂停,轻微刺激(如光、声、接触、饮水等)即可诱发上述表现。发作时患者神志清楚,痛苦面容,每次发作时间由数秒至数分钟不等。

(2) 局部型(约占12%):表现为受伤局部或单个肢体的肌肉痉挛或强直,病死率<1%,临床上此类型并不常见。

(3) 头部型(约占1%):发生于耳部感染或头部创伤后,患者表现为张口受限合并1个以上的脑神经麻痹,常累及第Ⅶ、Ⅵ、Ⅲ、Ⅳ、Ⅻ对脑神经。在张口受限之前或之后可发生脑神经麻痹,症状具有迷惑性易误诊。若能排除脑卒中、脑炎或脑膜炎,则需考虑破伤风诊断。该类型破伤风的气道和呼吸系统并发症更多见,约2/3的头部破伤风会进展为全身型破伤风,总体病死率达15%~30%。

问题4 临床上常用的破伤风分级方式有哪些?

答:临床上常采用Ablett分级系统对破伤风进行分级(表4-13)。其中Ablett Ⅲ/Ⅳ级为重症破伤风,病情危重凶险,治疗棘手,患者病死率极高。

表4-13 破伤风Ablett分级

分级	临床特征
Ⅰ级(轻度)	一般痉挛状态,轻-中度牙关紧闭,无抽搐、呼吸困难,不安静、烦躁,无或轻微吞咽困难
Ⅱ级(中度)	明显痉挛,中度牙关紧闭,中度呼吸困难并呼吸频率>30次/分,轻-中度但短暂抽搐,轻度吞咽困难
Ⅲ级(重度)	全身痉挛状态,反射性持续抽搐,严重牙关紧闭,严重呼吸困难或窒息状态,呼吸频率>40次/分,心率>120次/分,严重吞咽困难
Ⅳ级(非常严重)	Ⅲ级并有强烈的自律性不稳定包括心血管系统,任何一种症状持续存在,严重的高血压和心动过速与低血压和心动过缓

问题5 破伤风的感染途径有哪些?

答:破伤风的病原体为破伤风梭菌,属梭形芽孢杆菌属,革兰阳性专性厌氧菌,广泛分布于土壤及环境中,并存在于哺乳动物的肠道,通过破损的皮肤、黏膜进入人体。在灾害期间破伤风患病风险可能增加,如在地震、洪水等疫情过后,患病率可明显增加。破伤风梭菌可通过破损的皮肤进入体内,通常是由污染物接触坏死组织的伤口感染(如被泥土、粪便、痰液污染的伤口,钉子或针造成的穿刺伤、烧烫伤、挤压伤、烟花爆竹炸伤等)。另外,还有一些较少见的感染途径,如表皮伤口、手术操作、昆虫咬伤、牙齿感染、开放性骨折、慢性伤口、静脉药物滥用等。一般破伤风梭菌对活组织、淋巴结、血液无侵袭力,但可通过产生溶血素和痉挛毒素引发疾病。本病例中患者主要是因为手部受伤后接触了污染的泥土感染。

问题6 破伤风预防措施有哪些?

答:《成人破伤风急诊预防及诊疗专家共识》推荐,主动免疫为预防破伤风的关键,应进一步提高计划免疫的覆盖率,强调全程免疫,重视加强免疫。外伤后的破伤风预防免疫方式取决于损伤的性质及伤者的免疫接种史。医护人员应注意区分破伤风易感和非易感伤口,重点鉴别高风险伤口,询问伤者的主动免疫史。对污染伤口和损伤组织应立即进行充分清创、消毒,以清除坏死组织,但不建议常规使用抗生素预防破伤风梭菌感染。

问题7 临床上如何对破伤风患者进行气道管理?

答:(1)呼吸衰竭是破伤风患者死亡的首位原因。控制并解除肌肉痉挛,维持气道通畅是综合治疗的关键环节。早期行气管切开术是减轻呼吸肌负荷,有效清除气道分泌物,维持良好的通气功能的重要途径。临床上在患者自主呼吸功能可维持的情况下,应尽早撤离呼吸机,减少镇静药物剂量,使患者自主呼吸。

(2)妥善固定人工气道。采用2根寸带分别系于套管两侧,长的一端绕过颈后,在颈部侧面打死结或手术结,松紧以容纳1指的空隙为宜。巡视病房时应密切观察寸带松紧度是否合适,避免因患者抽搐引起寸带脱落而脱管。

(3)体位采取抬高床头 $30°\sim45°$ 为宜,加强口腔护理,以预防呼吸道并发症。

(4)镇静药和肌松药的使用会降低患者的自主排痰能力,在无禁忌证的情况下,推荐进行纤支镜进行吸痰操作。

(5)气道切开后,患者气道极易干燥、形成痰痂,因此应加强气道湿化管理。临床上可采用文丘里氧疗温湿化法对人工气道患者进行持续气道加温湿化。文丘里氧疗湿化装置不仅可对气道进行持续加温、湿化,还可准确调节氧流量、氧浓度,能有效维持患者气道通畅、促进痰液排出。

问题8 重症病房对破伤风患者护理时应强调哪些方面?

答:破伤风为严重的感染性疾病,应将患者进行隔离,防止交叉感染;避免声、光、等刺激,尽量采用单人单间管理,用深色窗帘进行遮光,尽可能使用床头灯,避免开大灯;各种诊疗应集中进行,动作轻柔减少刺激;进行可能接触到患者分泌物的护理操作时,如吸痰、更换伤口敷料等,应穿隔离衣、戴面罩、手套、口罩等;患者的伤口敷料、吸痰管等都应该进行焚烧处理;破伤风患者以肌肉痉挛、抽搐为典型表现,因此,维持呼吸道通畅是救治关键。此外破伤风患者床旁应常备气管切开包、吸痰装置、牙垫、开口器等,已备抢救时使用;加强皮肤护理,破伤风患者多汗、抽搐频繁,应及时擦干汗渍、更换汗湿衣物,衣物、床单应柔软舒适,最大限度减轻抽搐摩擦引起的皮肤损伤。

问题9 破伤风患者镇静治疗要有哪些?

答:《成人破伤风急诊预防及诊疗专家共识》推荐,破伤风患者需要镇静,甚至肌松治疗以控制肌肉痉挛。目前常用的药物有苯二氮䓬类药物、右美托咪定、芬太尼等,硫酸镁可以作为辅助,但不推荐常规使用。

《中国重症加强治疗病房镇静和镇痛治疗指导意见 2006》推荐,适度的镇静可减少耗氧量,降低患者的代谢率,并减轻各脏器的代谢负担。此外,指南指出镇痛镇静治疗应作为 ICU 治疗的关键(B 级),为改善机械通气患者的舒适度和人机同步性,对极度烦躁患者可给予镇静镇痛治疗(E 级)。因此,给予重症破伤风患者深度镇静联合肌松剂治疗,并予气管切开行机械通气呼吸支持,让患者度过危机状态,能提高重症破伤风患者救治的成功率。临床研究发现,联合应用镇静剂及肌松药治疗重症破伤风患者,可将救治成功率从以往的 60% 提高到 90% 以上。此外,在使用镇静药物时,应密切观察患者反应,因为当破生风患者痉挛发作时常需加大镇静药剂量以缓解其痉挛,此时,可能会由于深度镇静导致患者因气道梗阻而引起窒息或死亡。

问题 10 对重症破伤风患者的营养支持有何建议?

答:破伤风患者因张口不便影响进食、反复阵发性痉挛抽搐加大能量消耗、神经肌肉痉挛加重蛋白消耗等,每日消耗热量和水分较多,需注意营养(高热量、高蛋白)补充和维持水电解质平衡。专家共识推荐尽量采取肠内营养支持,以维持患者胃肠道黏膜结构与屏障功能。研究表明肠内营养可以提高患者胃液 pH,早期肠内营养支持是预防患者应激性溃疡出血的重要措施。如果存在肠内营养支持禁忌证时,应给予肠外营养支持,或肠内与肠外联合营养支持。

为避免留置鼻胃管/鼻肠管造成刺激增加痉挛发作风险,国外学者建议破伤风患者肠内营养首选留置经皮内镜下胃造口管进行。进行留置导管时,应注意观察患者病情,避免刺激加重患者病情。

留置胃管期间应密切关注误吸风险。绝大多数破伤风患者具有不同程度的张口困难,有呕吐物时不宜排出,具有高误吸风险。

专家评析

本病例患者表现为破伤风典型症状,潜伏期过后,开始出现肌肉紧张性收缩(肌强直、发硬),呈阵发性强烈痉挛,若不及时处理还有可能累及膈肌,导致通气困难,甚至死亡。

破伤风是一种由破伤风杆菌引起的急性感染性疾病,重症患者病死率达 30%~50%,无医疗干预情况下可达 100%,是一种严重的致命性疾病。破伤风治疗费用更是高达数十万元,给患者及家庭带来沉重的经济负担。破伤风疾病重在预防,外伤后进行规范地伤口处置并及时注射破伤风免疫制剂是预防破伤风的有效措施。《外伤后破伤风预防处置和门诊建设专家共识》详细介绍了破伤风预防处置的基本流程、破伤风主动和被动免疫制剂的合理使用方法以及预防接种门诊设置基本要求,可对破伤风预防工作提供指导。通过主题教育日、媒体报道等多渠道宣传破伤风防治知识,使社会大众都能掌握正确的破伤风防治知识,是在全球范围内消灭破伤风的不二之举。

(丁敏)

参考文献

［1］贾晶晶.1例破伤风患者抗感染治疗的病例分析[J].中国现代药物用,2019,13(5):161-162.

［2］Finkelstein P J, Teisch L J, Allen C J, et al. Tetanus: a potential public health threat in times of disaster [J]. Prehosp Disaster Med, 2017,32(3):339-342.

［3］中国医师协会急诊医师分会,中国人民解放军急救医学专业委员会,北京急诊医学学会,等.成人破伤风急诊预防及诊疗专家共识[J].解放军医学杂志,2018,43(12):991-1001.

［4］晏晨,杜贤进,魏捷.破伤风患者营养支持策略[J].临床急诊杂志,2019,20(11):844-846.

［5］周金秋,王振华,孙焕杰.文丘里氧疗温湿化技术在人工气道管理中应用的临床效果[J].中国实用护理杂志,2016,32(27):2123-2125.

［6］Quinn R H, Wedmore I, Johnson E, et al. Wilderness medical society practice guidelines for basic wound management in the austere environment [J]. Wilderness Environ Med, 2014,2s(3):295-310.

第五章　常见中毒危重症的救治与护理

病例 1 ▶ 一氧化碳中毒

患者男性,65 岁,半小时前晨起其儿子发现患者叫不醒,房间有一煤火炉,既往有高血压病史 8 年,无肝、肾和糖尿病史,无药物过敏史。

入院体格检查:T 36.6 ℃,P 112 次/分,R 32 次/分,BP 160/92 mmHg,昏迷,呼之不应,皮肤黏膜无出血点,浅表淋巴未触及,巩膜无黄染,瞳孔等大,直径 3 mm,对光反射灵敏,口唇樱桃红色,颈软,无抵抗,甲状腺(－),心界不大,心率 98 次/分,律齐,无杂音,肺叩清,无啰音,腹平软,肝脾未触及,克氏征(－),布氏征(－),双巴氏征(＋),四肢肌力对称。血 Hb130 g/L,白细胞 6.8×10^9/L,尿常规(－),ALT 38 IU/L, TP 68 g/L, Alb 38 g/L, TBIL 18 μmol/L, DBIL 4 μmol/L, Scr 98 μmol/L, BUN 6 mmol/L,血 K^+ 4.0 mmol/L, Na^+ 140 mmol/L, Cl^- 98 mmol/L。

诊断:①急性一氧化碳中毒。②高血压病 I 期(1 级,中危组)。

问题 1　何为急性一氧化碳中毒?

答:一氧化碳(carbon monoxide, CO)为含碳物质燃烧不完全所产生的一种无色、无臭、无味和无刺激性的气体。急性一氧化碳中毒(acute carbon monoxide poisoning, ACOP)是常见的中毒之一,也是急性中毒死亡的最主要原因。人体经呼吸道吸入过量的一氧化碳,可引起机体各组织尤其是脑组织缺氧,严重者可因为心、肺、脑缺氧衰竭而死亡。

问题 2　CO 中毒的机制是什么?

答:CO 是一种毒性较强的窒息性气体毒物,经呼吸道进入肺泡吸收入血后,血浆中的 CO 便迅速把氧合血红蛋白中的氧排挤出去,与血红蛋白结合形成稳定的碳氧血红蛋白(COHb),从而妨碍了血红蛋白正常运输氧的能力,造成低氧血症,引起组织缺氧。

问题 3 CO 中毒时,血中明显增多的是哪种蛋白?

答:CO 吸入体内后,有 85% 的 CO 与血液中的血红蛋白结合,形成稳定的 COHb。CO 与血红蛋白的亲和力比氧与血红蛋白的亲和力高 240 倍,COHb 不能携带氧,且不易解离。故 CO 中毒时,血中明显增多的是 COHb。

问题 4 哪个器官对 CO 中毒缺氧最敏感、最先受到损?

答:CO 中毒主要引起组织缺氧,中枢神经系统对缺氧最敏感,常最先受累。缺氧使血管内皮细胞发生肿胀、酸性代谢产物蓄积、血管通透性增加而产生脑细胞间质水肿,从而造成脑血管循环障碍,可造成血栓形成、缺血性坏死及广泛的脱髓鞘病变,致使少数人发生迟发性脑病。

问题 5 CO 中毒时的临床表现有哪些?

答:(1) 中毒程度的协同因素。中毒程度受以下因素影响:①CO 浓度越大,暴露时间越长,中毒越重。②伴有其他有毒气体(如二氧化硫、二氯甲烷等)会增强毒性。③处于高温环境、贫血、心肌缺血、脑供血不足、发热、糖尿病及各种原因所致低氧血症者病情严重。

(2) 神经系统:①中毒性脑病:急性 CO 中毒引起的大脑弥漫性功能和器质性损害。全脑症状:不同程度的意识障碍、精神症状、抽搐和癫痫等;局灶表现:如偏瘫、单瘫、震颤等;②脑水肿:意识障碍,呕吐,颈抵抗,眼底检查可见视神经乳头水肿。③脑疝:昏迷加深,呼吸不规则,瞳孔不等圆,光反应消失;④皮层盲:因双侧枕叶的梗死、缺血、中毒所引起,表现为双眼视力减退或黑蒙,瞳孔对光反射存在,精神状态较好;⑤周围神经损害:部分中、重度患者在神志清醒后发现其周围神经损伤,如面神经麻痹,喉返神经损伤等,少见长神经损伤;⑥皮肤自主神经营养障碍:少数重症患者在四肢、躯干出现红肿或大小不等的水泡并可连成片。

(3) 呼吸系统:①急性肺水肿:呼吸急促,口鼻喷出白色或粉红色泡沫,双肺大水泡音。②急性呼吸窘迫综合征:ACOP 后患者出现气促、发绀、烦躁、焦虑、出汗,呼吸窘迫,低氧血症,肺 X 线片显示双肺纹理增多,边缘模糊,可有斑片状阴影,肺动脉楔压 < 18 mmHg 或临床排除左心衰竭。

(4) 循环系统:少数病例可发生休克、心律失常,急性左心衰竭的发生率极低。

(5) 泌尿系统:①肾前性氮质血症:大多由于呕吐、入量不足、脱水、尿量减少和血压降低等因素引起,血尿素氮和肌酐升高,尿量减少。肾前性氮质血症可以发展为急性缺血性肾小管坏死。②急性肾衰竭:肾血容量不足等肾前性因素持续作用导致肾脏长时间缺血、缺氧,或并发横纹肌溶解综合征导致血(肌)红蛋白尿对肾脏的损害均可引起急性肾功能衰竭。

(6) 休克:表现为血压低、脉压差缩小、脉搏细数,四肢末梢湿冷,皮肤苍白、毛细血管充盈时间延长,少尿或无尿等。并发症主要有:①横纹肌溶解综合征:昏迷期间肢体或躯干受自身较长时间压迫,造成受压肢体躯干肌肉组织缺血、水肿、坏死;坏死的肌肉组织释放大量肌(血)红蛋白、钾等进入血液,经肾排泄时,可引起急性肾衰竭;患肢感觉异常、剧痛、麻木、感觉减退或消失;受压肢体肿胀、皮肤瓷白色或暗紫色,末梢动脉搏动减弱或消失,甚至出现肌红蛋白尿,少尿及血尿素氮、肌酐、钾离子进行性增高。②脑梗死:中重度 ACOP 患者。多见于患有高血压、糖尿病、高脂血症的患者,伴偏身感觉障碍、偏瘫或单瘫、运动性失语、偏盲等。③脑出血:中重度

ACOP患者合并脑出血。脑CT检查可以确诊。④痫性发作或癫痫：少数重症患者在急性期发生痫性发作，随病情好转，大部分发作缓解，个别患者遗留全面发作或部分发作性癫痫。

问题6 如何判断中毒严重程度?

答：(1) 轻度中毒：血液COHb浓度为10%～20%。患者表现为不同程度头痛、眩晕、恶心呕吐、全身无力、无昏迷或短暂的神志不清等。脱离中毒环境吸入新鲜空气或常压氧疗，症状迅速消失。

(2) 中度中毒：血液COHb浓度为30%～40%。患者除上述症状外，可出现胸闷、呼吸困难，皮肤薄处，如口唇黏膜和面颊部呈樱桃红色，有明显的神经系统症状，如嗜睡、意识模糊或浅昏迷等，瞳孔对光反射、角膜反射可迟钝。氧疗后患者可恢复正常且无明显并发症。

(3) 重度中毒：血液COHb浓度达到40%～60%。患者迅速出现昏迷、呼吸抑制、肺水肿、心律失常或心力衰竭，各种反射消失，可呈去大脑皮质状态。还可发生脑水肿伴惊厥、上消化道出血、吸入性肺炎等。部分患者出现压迫性肌肉坏死(横纹肌溶解症)，坏死肌肉释放的肌球蛋白可引起急性肾小管坏死和肾衰竭。

问题7 CO中毒患者的救治原则是什么?

答：(1) 现场处置：终止CO吸入，迅速将患者转移到空气新鲜处。松开衣领及腰带，保持呼吸道通畅，将昏迷患者摆成侧卧位，避免误吸，注意保暖。

(2) 氧疗：中毒者给予高流量、高浓度吸氧治疗。因高压氧治疗可以迅速解离COHb，促进CO排除，因此，有条件者尽快行高压氧舱治疗。

(3) 控制高热：通过物理降温仪对颅脑进行选择性降温，使脑温迅速下降并维持在亚低温水平(33～35℃)，肛温在37.5℃左右。对昏迷患者可早期应用亚低温疗法，昏迷未清醒的患者亚低温持续3～5天，特别注意复温过程不宜过快。

(4) 对症支持治疗：包括气道管理、血压支持、稳定心血管系统等。如有频繁抽搐，可应用地西泮等药物；昏迷、呼吸障碍患者应保持呼吸道通畅，当持续严重低氧血症，经吸痰、吸氧等积极处理不能改善时，应及时行气管插管，进行机械通气；积极防治继发感染，纠正休克，维持水、电解质及酸碱平衡；合理脱水，纠正肺水肿和脑水肿，改善全身缺氧所致主要脏器脑、心、肺、肾缺氧所致器官功能失调。

问题8 CO中毒时，氧疗的方式有哪些?

答：①鼻导管给氧。②氧气面罩给氧：缺氧血症伴高碳酸血症时，选用无重复呼吸面罩(贮氧袋面罩和Venturi面罩)的氧疗效果好，实用性、经济性高，宜首先推荐使用；缺氧严重而无CO_2潴留的患者，可使用氧气面罩给氧，氧流量一般需要8～10 L/分。③呼吸机。④高压氧治疗：高压氧治疗压力0.20～0.25 MPa(成人，不适用于小儿)，舱内吸氧时间60分钟。治疗次数根据患者病情决定，但连续治疗次数不超过30次。

问题9 高压氧治疗急性CO中毒的原理及护理要点有哪些?

答：高压氧可加速COHb的解离，促进CO排出，使血红蛋白恢复携氧能力。在急性期应尽早送到有高压氧舱的医院行高压氧治疗，能增加血液中物理溶解氧，提高总体氧含量，促进氧释放和加速 CO 排出,迅速纠正组织缺氧,缩短患者的昏迷时间和病程,减少或防止迟发性脑病。

进入高压氧舱前,应做好充分的准备工作,严格禁止将易燃、易爆物品带入舱内。进舱需要对患者进行妥善安置,并将各种导管进行妥善固定,保持管道通畅,避免管道脱落或移位,仔细检查并夹闭,对躁动的患者做好安全管理。升压时进行中耳调压,让患者咀嚼吞咽和捏鼻鼓气。高压氧治疗中稳压吸氧是重要环节,需要对患者佩戴吸氧面罩进行检查,观察患者有无氧中毒表现。减压时要匀速,严格按照减压时间进行控制,并告知患者正常呼吸,不要剧烈咳嗽、屏气,避免发生肺气压伤。

问题 10   入院后,首先进行哪些评估?

答: (1) 一般资料:中毒时所处的环境、停留时间以及突发昏迷情况,有无大小便失禁等。

(2) 评估患者的意识状态、精神症状、呼吸型态/频率、血压、心率/律,有无抽搐、癫痫、肌力等。

(3) 评估患者心理状态,有助于评估患者是否为意外中毒,有无心理障碍或自杀倾向,对心理障碍患者提前预警保护。

(4) 判断中毒严重程度。

(5) 评估有无认知障碍、行为异常、肌张力增高、大小便失禁、行走困难等迟发脑病症状。

(6) 评估化验室指标:血 COHb 浓度、生化、血清酶学、肾功等。

(7) 评估跌倒坠床及走失风险。

问题 11   该患者的护理措施有哪些?

答: (1) 急性意识障碍的护理。①生活护理:急性期和危重期时,患者应绝对卧床休息。谵妄躁动者加床档,必要时进行适当的约束,防止坠床和自伤、他伤;保持床单元整洁、干燥,定时给予患者翻身、拍背,按摩骨隆突处,预防压疮;做好口腔护理,会阴护理等以预防感染。②保持呼吸道通畅:呼吸困难者予以口咽通气道开放气道,呼吸抑制者行气管插管辅助通气;患者仰卧位时注意头偏向一侧,可防止呕吐物或痰液阻塞气道。③病情观察:CO 中毒时会导致患者的肺超微结构缺氧、水肿,引起气血交换障碍,可致呼吸衰竭,出现明显的缺氧、二氧化碳潴留和呼吸性酸中毒等;此外,CO 中毒可引起患者出现中枢性呼吸衰竭,因此,应注意患者呼吸频率、节律的改变。患者 CO 中毒时,较早期可表现为潮式呼吸;中期表现呼吸深快而均匀,常伴有鼾音及吸气凹陷,以后频率减慢,类似正常呼吸形态;晚期则表现呼吸幅度及间隔均不规则,呼吸频率常每分钟少于 12 次,并可有间歇呼吸,叹气样、抽泣样呼吸及下颌运动。严重时,呼吸可突然停止。密切监测患者的生命体征,观察患者意识状态、瞳孔大小、对光反应、角膜反射等。若患者瞳孔散大、血压下降、呼吸变浅或不规则,常提示病情恶化,应及时向医生报告,采取紧急处理措施。④快速建立静脉通道,控制输液速度,防止心衰、肺水肿的发生。有效快速建立通畅的静脉通道是抢救成功的关键。在输注利尿脱水剂时,应在治疗范围内适当调节滴速。因为 CO 中毒后,心肌受到损害,处于缺血状态,如果此时滴速过快,短时内输入大量液体,心脏负荷更为加重,易发生心衰。护理中应注意观察患者是否有早期心衰的表现,如:患者是否存在夜间阵发性呼吸困难、心率增加、尿量减少等症状,同时,注意患者有无咳嗽、发绀、呼吸困难、咳大量白色或粉红色泡沫痰等肺水肿表现。⑤观察有无颅压增高,预防脑水肿。定时测量并记录患者的体温、脉搏、呼吸、血压,如患者的血压进行性升高,呼吸先快后慢而深,脉搏先快后慢则提示颅内压升高。为减轻颅内压,应将患者的头部抬高 15～30 cm,头部用冰帽进行冷疗,预防脑水肿,同时降低脑组织的代谢,减少其耗氧量,提高脑细胞对缺氧的耐受性,减慢或控制脑损伤的发展。⑥频繁抽搐的护理要点:密切观察患者的生命体征,重点是呼吸、体温。遵医嘱使用解痉药,可使用地西泮静脉注射。保证患者安全,防止患者自伤或坠床。⑦密切做好病情观察,及早发现其他并发症。早期发现并发症,使患者得到早期救治,提高治疗效果。如患者伴有糖尿病,应密切监测患者的血糖,防止酮症酸中毒的发生。重度中毒患者应观察其出凝血时间,警惕弥散性血管内凝血的发生,并且注意尿量变化,警惕急性肾衰的发生。⑧饮食护理:遵医嘱鼻饲流质者应定时喂食,保持足够的营养供给;喂食前后抬高床头防止食物反流。

(2)维持有效的呼吸功能:①严密观察和判断患者呼吸困难的类型并动态评估呼吸困难的严重程度。②监测血氧饱和度的变化。采用高浓度面罩或鼻导管吸氧(流量应保持 8～10 L/分);重度中毒患者应采用高压氧舱治疗,患者外出至高压氧舱治疗转运途中,注意患者保暖,保持舒适体位,头偏向一侧保持气道通畅,妥善固定各管道并保持其引流通畅,防打折、脱出等意外,密切观察患者病情,保持有效沟通,确保转运安全。③动态监测血气分析的变化,及时报告医生。④观察呼吸音、呼吸频率、节律的变化,必要时给予气管插管辅助通气。

(3)缓解头痛:①给予患者高流量、高浓度吸氧,或高压氧治疗,改善脑缺氧,缓解头痛。②遵医嘱快速静脉滴注甘露醇等脱水利尿剂,降低颅内压、脑水肿等,缓解头痛。在用药过程中,应注意监测患者血生化结果及尿量,观察有无水电解质失衡及肾功能损害的发生。③给予糖皮质激素、抗抽搐药物及促进脑细胞功能恢复的药物,促进脑代谢,恢复脑功能。④给予患者精神安慰,配合心理疏导,分散注意力,减轻患者对疼痛的敏感性。

(4)功能训练:①迟发型脑病肢体活动障碍的患者,应尽早进行被动运动、按摩、针灸、理疗等促进其功能恢复,指导家属协助患者运动锻炼,避免肢体痉挛、挛缩和足下垂。②认知训练:通过看图记忆、故事叙述等方式增强患者近期记忆,以慢慢恢复其认知能力。③思维训练:通过数字排列、书写与加减乘除计算训练、物品识别分类等方法有效提高患者逻辑思维能力,鼓励患者进行绘画、手工制作、写字等作业。

(5)预防走失:迟发型脑病患者一般伴有神经精神症状,会出现认知功能障碍,特别容易走失。因此,应向家属进行防走失宣教,嘱家属 24 小时留陪人,避免患者单独活动,同时,加强病房管理,防止患者走失。

(6)心理护理:①急性一氧化碳中毒患者苏醒后,精神神经方面尚处于不稳定状态,护士应多与患者交流,宽慰患者,满足其正常生活需求;此外,还应当为患者讲解 CO 中毒相关知识,缓解患者心理压力,避免精神刺激促进康复。②迟发型脑病患者康复时间较长,家属照护任务繁重,心理压力较大,且家属不良情绪易引起患者心理状态波动,护士应多体谅陪护家属情绪,多沟通交流,携手共同参与患者康复护理过程。

(7)并发症护理:①严密观察患者的生命体征,尤其是呼吸和体温,防止坠床和自伤。②观察瞳孔大小、液体出入量及静脉滴速等,防治脑水肿、肺水肿及电解质紊乱等并发症。③及早发现迟发性脑病的征兆,如有无性格/兴趣改变、急性痴呆性木僵、癫痫、失语、肢体瘫痪、行为活动异常等情况。

问题 12　该患者经治疗后康复,有哪些健康教育及出院指导内容?

答:(1)疾病知识:居室内火炉要安装管道、烟囱,其室内结构要严密,防止泄漏,室外结构要通风良好;使用木炭烧烤或火锅,注意通风;不要在密闭空调车内滞留时间过长;工厂使用煤气或产生煤气的车间、厂房要加强通风,配备一氧化碳浓度监测、报警设施;进入高浓度一氧化碳环境内执行紧急任务时,要戴好特制的一氧化碳防毒面具,系好安全带。

(2)出院指导:患者出院后加强休息,近期避免重体力活动,促进机体机能恢复。若出现肢体活动障碍、精神行为异常等及时入医院就诊。迟发型脑病肢体活动障碍的患者,由家属陪同加强康复训练。

专家评析

本病例患者突发昏迷、口唇樱桃红色,结合中毒病史,可判断为急性 CO 中毒。应立即脱离中毒环境,加强意识障碍的护理,维持有效的呼吸功能,给予对症支持治疗,并密切观察,及早发现和治疗迟发性脑病等的并发症。

急性 CO 中毒是常见的中毒之一,也是急性中毒死亡的最主要原因。在我国,急性 CO 中毒的发病率及死亡率均占职业危害的第一位。急性 CO 中毒临床症状及轻重程度不一,常导致多系统损害,尤其以神经系统、循环系统、呼吸系统损害为主;其中中枢神经系统对缺氧最敏感,常最先受累。诊断急性 CO 中毒需综合考虑和分析患者的中毒病史、临床表现和辅助检查,其中碳氧血红蛋白阳性是急性 CO 中毒诊断的金标准,其浓度也是评定急性 CO 中毒严重程度的依据。高压氧治疗是急性 CO 中毒重要的治疗手段,可以加速碳氧血红蛋白的解离,促进 CO 的清除。除此之外,还需加强基础生命支持治疗、脱水治疗、神经保护治疗,并加强功能锻炼和心理护理。患者最严重的后遗症是 CO 中毒迟发性脑病,加重家属的照护负担,并严重影响患者预后,需要早期预防。综上,加强 CO 中毒的预防、识别与急救知识的健康宣教,并指导患者家属早期识别迟发性脑病的征兆是护理工作中非常重要的一项内容。

(丁敏)

参考文献

[1] 葛均波,徐永健,王辰. 内科学[M]. 9 版. 北京:人民卫生出版社,2018.

[2] 尤黎明,吴瑛. 内科护理学[M]. 6 版. 北京:人民卫生出版社,2017.

[3] 张波,桂莉. 急危重症护理学[M]. 4 版. 北京:人民卫生出版社,2017.

[4] 高压氧在脑复苏中的应用专家共识组. 高压氧在脑复苏中的临床应用专家共识[J]. 中华急诊医学杂志,2019,28(6):682-690.

[5] 佚名. 公众非职业性一氧化碳中毒预防及紧急处理指南[J]. 上海预防医学,2017,29(12):974.

[6] Parmentier-Decrucq E, Mathieu D. Intoxication au monoxyde de carbone. Carbon monoxide poisoning [J]. Rev Prat, 2019,69(1):75-79.

[7] David N, Juurlink, Nicholas A, et al. Better studies are needed to guide treatment of carbon monoxide poisoning [J]. American Journal of Respiratory and Critical Care Medicine, 2017,195(5):694.

病例 2 ▶ 有机磷农药中毒

患者女性,46岁,被发现意识障碍伴呼吸困难1小时。患者1小时前被家人发现躺在自家房屋后,呼之不应,口吐白沫,呼吸急促,2小时前曾与家人激烈争吵。送医途中吐胃内容物2次,呕吐物有大蒜味,出汗多。既往体健。

体格检查:T 36.0℃,P 62次/分,R 30次/分,BP 97/55 mmHg。神志不清,呼出气有明显的大蒜味,皮肤湿冷,肌肉颤动,针尖样瞳孔,对光反射弱,口腔流涎,双肺散在湿啰音。医生诊断为"有机磷农药中毒",入院后给予洗胃、应用特效解毒药物阿托品和典解磷定、血液灌流等治疗。

问题1 该患者哪些临床表现属于有机磷农药中毒的典型临床表现?

答:有机磷典型的中毒症状包括:呼出气为大蒜味、瞳孔缩小(针尖样瞳孔)、大汗、流涎、气道分泌物增多、肌纤维颤动及意识障碍等。该患者均具备以上典型表现。

有机磷农药的中毒机制主要是抑制体内胆碱酯酶的活性,使体内乙酰胆碱大量蓄积,引起胆碱能神经先兴奋后抑制的一系列毒蕈碱样、烟碱样和中枢神经系统症状,严重者可昏迷或因呼吸衰竭而死亡。

(1)毒蕈碱样症状:中毒后最早出现的症状,主要是副交感神经末梢过度兴奋,表现为平滑肌痉挛和腺体分泌增加。平滑肌痉挛表现:瞳孔缩小,胸闷、气短、呼吸困难,恶心、呕吐、腹痛、腹泻;括约肌松弛表现:大小便失禁;腺体分泌增加表现:大汗、流泪和流涎;气道分泌物明显增多:表现咳嗽、气促,双肺有干性或湿性啰音,严重者发生肺水肿。此类症状可用阿托品对抗。

(2)烟碱样症状:主要由乙酰胆碱在横纹肌神经肌肉接头处蓄积过多所致,主要表现为肌纤维颤动(面、眼睑、舌、四肢和全身骨骼肌肌束震颤),甚至全身肌肉强直性痉挛,也可出现肌力减退或瘫痪,严重者因呼吸肌麻痹引起呼吸衰竭。交感神经节后交感神经纤维末梢释放儿茶酚胺,可表现为血压增高和心律失常。此类症状不能用阿托品对抗。

(3)中枢神经系统症状:早期可表现出头晕、头痛、疲乏、无力等症状,继后出现烦躁不安、谵妄、运动失调、言语不清、惊厥、抽搐,严重者可出现昏迷、中枢性呼吸循环功能衰竭。

问题2 诊断有机磷农药中毒的特异性实验指标是哪项化验检查?

答:全血胆碱酯酶活力测定是诊断有机磷农药中毒的特异性实验指标,可反映有机磷农药对血液中胆碱酯酶活力的破坏及中毒严重程度,对判断中毒程度、疗效和预后都极为重要。一般以正常人的全血胆碱酯酶活力值为100%,降至70%以下即有意义,但需注意的是其下降程度并不与病情轻重完全平行。

问题3 如何对该患者进行有机磷农药中毒病情的分级?

答:有机磷农药中毒患者通常可根据其临床表现结合全血胆碱酯酶活力测定进行病情

分级：

（1）轻度中毒：以毒蕈碱样症状为主，全血胆碱酯酶活力在正常值50%～70%。

（2）中度中毒：出现典型毒蕈碱样症状和烟碱样症状，全血胆碱酯酶在正常值30%～50%。

（3）重度中毒：除毒蕈碱样症状和烟碱样症状外，出现肺水肿、呼吸功能衰竭、昏迷、脑水肿等重要脏器功能衰竭的临床表现，全血胆碱酯酶活力在正常值30%以下。

如果临床表现程度与胆碱酯酶活性结果不一致时，应弱化胆碱酯酶活力的意义，更加重视临床情况的综合判断。

问题4　有机磷农药中毒的特效解毒药有哪些？应用原则是什么？

答： 胆碱酯酶复能剂及抗胆碱能药物是目前有机磷农药中毒的主要特效解毒药，解毒剂的应用遵循早期、足量、联合、重复给药，以复能剂为主，抗胆碱能药物为辅的原则。

（1）胆碱酯酶复能剂：复能剂可复活被有机磷农药抑制的胆碱酯酶，但对已老化的胆碱酯酶无效，被称为治本药物，中毒后应尽早（3日内）、足量使用，可明显解除烟碱样作用。目前常用的药物有氯解磷定、碘解磷定等。氯解磷定因其使用简单、安全被作为复能剂的首选，常采用肌内注射或静脉缓慢注射的给药方法，而碘解磷定药液刺激性强，漏于皮下可引起剧痛及麻木感，因此不宜肌内注射用药，提倡静脉途径用药。胆碱酯酶复能剂疗程一般3～5日，严重病例可适当延长用药时间。

（2）抗胆碱能药：此类药物通过阻断乙酰胆碱的毒蕈碱样作用，减轻或消除毒蕈碱样作用，解除中枢抑制，减少腺体分泌，防治肺水肿的发生，被称为治标药物。对烟碱样症状及胆碱酯酶活力的恢复无效。阿托品是目前最常用的抗胆碱能药物，有机磷农药中毒患者应迅速给予足量的阿托品，使其达到"阿托品化"。阿托品化常作为开始维持剂量的标志，阿托品化出现后再逐渐减量或延长间隔时间，阿托品的持续时间一般为3～7日。

作为有机磷农药中毒的基础治疗，胆碱酯酶复能剂与抗胆碱能药物必须配伍使用，缺一不可，主张"早期、反复"应用，均应根据临床表现和胆碱酯酶活性进行调整，同时兼顾个体化原则。

问题5　医生嘱静脉注射阿托品，达到阿托品化的表现有哪些？如何区别阿托品中毒？

答： 阿托品是目前最常使用的抗胆碱能药物，有机磷农药中毒患者应迅速给予足量的阿托品，并使其达到"阿托品化"。阿托品化指标包括：口干、皮肤黏膜干燥、颜面潮红、肺部啰音显著减少或消失（重度中毒患者用阿托品后，肺部啰音消失为最主要的阿托品化指征）、瞳孔较前扩大、心率90～100次/分等。

需注意的是，目前临床阿托品化的指标仅作为临床参考指标，不能因盲目的要求"达标"而无限度地使用阿托品，否则易导致阿托品过量或中毒。阿托品化和阿托品中毒的剂量接近，因此在使用过程中应严密观察病情变化，在观察中用药和在用药中观察，区别阿托品化与阿托品中毒（表5-1）。

阿托品中毒：当盲目大量应用阿托品时可出现阿托品中毒，表现为瞳孔明显扩大、颜面绯红、皮肤干燥，原意识清楚的患者出现神志模糊、谵妄、幻觉、狂躁不安、抽搐或昏迷、体温升高、心动过速、尿潴留等。严重者可直接呈现中枢抑制而出现中枢性呼吸、循环功能衰竭。

表5-1　阿托品化与阿托品中毒的主要区别

	阿托品化	阿托品中毒
神经系统	意识清楚或模糊	谵妄、躁动、幻觉、双手抓空、抽搐、昏迷
皮肤	颜面潮红、干燥	紫红、干燥
瞳孔	由小扩大后不再缩小	极度散大
体温	正常或轻度升高	高热，>40℃
心率	≤120次/分，脉搏快而有力	心动过速，甚至有室颤发生

问题6　根据病例，该患者可能存在哪些护理诊断/问题?

答:该患者可能存在以下护理诊断/问题。

(1) 低效型呼吸形态:与呼吸肌麻痹、呼吸中枢抑制、呼吸衰竭有关。

(2) 清理呼吸道无效:与痰液分泌增加、支气管痉挛、咳嗽无力有关。

(3) 分泌物增多:多汗、流涎、流泪与中毒所致的副交感神经兴奋腺体分泌增加有关。

(4) 疼痛:腹痛与胃肠道平滑肌痉挛有关。

(5) 有再自杀的危险:与患者本身精神疾病或心理障碍有关。

(6) 潜在并发症:阿托品中毒、中间综合征、中毒"反跳"、迟发性神经病变、呼吸衰竭。

问题7　何为中间综合征(intermeediate syndrome, IMS)?

答:中间综合征是指急性重度有机磷中毒所引起的一组以肌无力为突出表现的综合征,因其发生时间介于急性症状缓解后与迟发性神经病之间,故称为中间综合征。常发生于急性中毒后1~4天,个别7天后出现。主要表现为屈颈肌、四肢近端肌肉、第3~7和第9~12对脑神经所支配的部分肌肉肌力减退,病变累及呼吸肌时,常引起呼吸肌麻痹。患者可表现为转颈、耸肩、抬头、咀嚼无力、睁眼、张口、四肢抬举困难,腱反射减弱或消失,不伴感觉障碍。严重者出现呼吸肌麻痹,表现为胸闷、气短、呼吸困难,迅速出现呼吸衰竭,如无呼吸支持很快死亡。

中间综合征尚无特效治疗方法,目前主要以对症支持治疗为主,即早期识别,积极配合抢救,建立有效的人工呼吸,行机械通气,同时遵医嘱给予解毒药及支持治疗以降低病死率。

问题8　何为迟发性神经病?

答:少数患者在急性中毒症状消失后1个月左右出现感觉型及运动型多发神经病,主要累及肢体末端,出现进行性肢体麻木、无力,呈迟缓性麻痹,表现为肢体末端烧灼、疼痛、麻木及下肢无力,严重者呈足下垂及腕下垂,四肢肌肉萎缩,称为有机磷迟发性神经病。

迟发性神经病尚无特效疗法。早期、及时应用糖皮质激素、B族维生素以及神经生长因子,中药调理,并配合针灸、理疗及肢体功能训练,可有助于神经功能恢复。

问题9　针对该患者的护理诊断/问题,可以采取哪些护理措施?

答:(1) 维持有效的呼吸功能:严密观察和判断患者呼吸困难的类型并动态评估呼吸困难的严重程度;持续吸氧,监测血氧饱和度的变化;禁止使用抑制呼吸中枢的药物;有呼吸肌麻痹及呼吸中枢抑制现象时,及时给予气管插管,呼吸机辅助呼吸。

(2) 保持呼吸道通畅:为患者提供安静、舒适的病室环境,保持室内空气清新、洁净。注意通风,维持合适的室温和湿度,以充分发挥呼吸道的防御功能;患者保持舒适体位,坐位或半坐位以利于改善呼吸和排痰;及时清除呼吸道分泌物以保持呼吸道通畅,必要时给予气管插管;指导患者有效咳嗽、咳痰,预防窒息和吸入性肺炎发生。

(3) 保持舒适、整洁:协助患者及时擦拭清理分泌物,做好口腔、会阴、大小便等基础护理,促进患者舒适;保持患者皮肤和床单元清洁干燥,对皮肤汗液较多的部位,如腋窝、腘窝、腹股沟等处,使用爽身粉保持干燥,预防皮肤浸渍,防止压疮的发生。

(4) 缓解疼痛:观察并记录患者的疼痛部位和疼痛程度,发作时间、频率,持续时间及相关疾病的其他临床表现;患者一般为腹部绞痛,可伴有腹泻,应用解毒药物后症状可逐渐缓解。如果腹痛突然加重、性质改变,且经过一般的对症处理不能缓解,需警惕并发症的出现,如消化性溃疡穿孔引起的弥漫性腹膜炎等。

(5) 做好心理护理,预防暴力伤害:充分评估患者心理状态,有自杀倾向的患者严格交接班,及时做好安全预警;周围设施要简单、安全,清理患者床单元内的危险物品,避免患者自伤;护理人员与患者交流时,应运用良好的护理交流技巧,耐心倾听患者的主诉,允许患者有适量的情绪宣泄,以防恶劣情绪暴发而发生意外;对有精神疾病者,护理人员应协助医生及时给与药物治疗,预防精神疾病发作。

专家评析

本病例表现为急性有机磷中毒的典型症状,随疾病进展可能会出现急性呼吸衰竭、肺水肿、休克等并发症,与救治过程中洗胃是否彻底、药物合理性以及救治所用时间、中毒严重程度等存在密切关联性。

急性有机磷中毒是我国常见的中毒性疾病,病死率为 3% ~ 40%。中毒机制是有机磷对乙酰胆碱酯酶的抑制,引起乙酰胆碱积蓄,使胆碱能神经受到持续冲动,导致先兴奋后抑制的一系列毒蕈碱样、烟碱样和中枢神经系统等症状,严重者常死于呼吸衰竭。抢救有机磷中毒的关键是及早达到阿托品化,并注意用量个体化。在清除毒物同时尽早建立静脉通道,给予阿托品和胆碱酯酶复活药,尽快使患者达到阿托品化。急性有机磷中毒发病急、进展快,及时、规范的干预及救治可明显降低其死亡率。在治疗期间,护理人员要遵医嘱及早、定时定量地联合应用氯解磷定和阿托品,及时调整阿托品用量,同时注意观察患者神志、瞳孔、心率、呼吸情况及皮肤干燥度、颜面是否潮红,听诊肺部有无湿啰音等症状,及时发现中间综合征,并及时报告医生进行处理,做好各种管道的维护以及皮肤等护理。及时有效的急救和护理措施对提高有机磷中毒患者治愈率、降低死亡率至关重要。

(丁 敏)

参考文献

[1] 中国医师协会急诊医师分会. 急性有机磷中毒诊治临床专家共识(2016)[J]. 中国急救医学,2016,36(12):1057 - 1069.

[2] 葛均波,徐永健. 内科学[M]. 8 版. 北京:人民卫生出版社.

[3] 尤黎明,吴瑛. 内科护理学[M]. 6 版. 北京:人民卫生出版社.

[4] 张波,桂丽. 急危重症护理学[M]. 4版. 北京:人民卫生出版社,2017:193-197.

[5] 马燕欣,李军梅. 急诊科疾病观察与护理技能[M]. 北京:中国医药科技出版社,2019:71-73.

[6] 王建安. 急诊科医生手册[M]. 北京:人民卫生出版社,2018:537-543.

[7] 李红霞,石多莲,邬丽满. 急诊急救的护理[M]. 北京:中国医药科技出版社,2019:285-289.

病例3 ▶ 酒 精 中 毒

患者男性,45岁,参加朋友宴会后呕吐,步态不稳,狂躁不安,攻击周围人员,由好友陪同入院。入院查体:意识不清,语无伦次,呼出气体有明显酒味,T 36.9 ℃,P 125次/分,R 30次/分,BP 149/88 mmHg。

问题1 什么是急性酒精中毒? 酒精中毒的诊断是什么?

答:(1)急性酒精中毒是指由于人体短时间摄入大量酒精或含酒精饮料后出现的中枢神经系统功能紊乱状态,多表现行为和意识异常,严重者损伤脏器功能,导致呼吸循环衰竭,进而危及生命,也称为急性乙醇中毒。

(2)酒精中毒的诊断:明确的过量酒精或含酒精饮料摄入史以及呼出气体或呕吐物有酒精气味并有以下之一者:①表现易激惹、多语或沉默、语无伦次,情绪不稳,行为粗鲁或攻击行为,恶心、呕吐等;②感觉迟钝、肌肉运动不协调、躁动,步态不稳,明显共济失调,眼球震颤,复视;③出现较深的意识障碍如昏睡、浅昏迷、深昏迷,神经反射减弱,颜面苍白、皮肤湿冷、体温降低、血压升高或降低,呼吸节律或频率异常、心搏加快或减慢,二便失禁等。在上述的基础上血液或呼出气体酒精检测乙醇浓度≥11 mmol/L(50 mg/dL)可临床确诊急性酒精中毒。

问题2 急性酒精中毒程度如何临床分级? 该患者属于哪一级?

答:(1)急性酒精中毒程度临床分级:

轻度(单纯性醉酒):仅有情绪、语言兴奋状态的神经系统表现,如语无伦次但不具备攻击行为,能行走,但有轻度运动不协调,嗜睡能被唤醒,简单对答基本正确,神经反射正常存在。

中度:具备下列之一者为中度酒精中毒。①处于昏睡或昏迷状态或Glasgow昏迷评分大于5分,具有经语言或心理疏导不能缓解的躁狂或攻击行为;②意识不清伴神经反射减弱的严重共济失调状态;③具有错幻觉或惊厥发作;④血液生化检测有以下代谢紊乱的表现之一者,如酸中毒、低血钾、低血糖;⑤在轻度中毒基础上并发脏器功能明显受损表现,如与酒精中毒有关的心律失常(频发早搏、心房纤颤或房扑等),心肌损伤表现(ST-T异常、心肌酶学2倍以上升高)或上消化道出血、胰腺炎等。

重度:具备下列之一者为重度酒精中毒。①处于昏迷状态Glasgow评分≤5分;②出现微循环灌注不足表现,如脸色苍白,皮肤湿冷,口唇微紫,心率加快,脉搏细弱或不能扪及,血压代偿性升高或下降(低于90/60 mmHg或收缩压较基础血压下降30 mmHg以上,1 mmHg=0.133 kPa),昏迷伴有失代偿期临床表现的休克时也称为极重度;③出现代谢紊乱的严重表现如酸中毒(pH≤7.2)、低血钾(血清钾≤2.5 mmol/L)、低血糖(血糖≤2.5 mmol/L)之一者;④出现重要脏器如心、肝、肾、肺等急性功能不全表现。

(2)根据该患者的症状,结合急性酒精中毒程度临床分级,该患者属于中度酒精中毒。

问题 3　乙醇如何在体内吸收、分布、代谢和排出？急性酒精中毒的发病机制是什么？

答：(1) 乙醇经胃和小肠在 30 分钟至 3 小时内完全吸收，分布于体内所有含水的组织和体液中，包括脑和肺泡气中，血中乙醇浓度可直接反映全身的浓度。乙醇由肾和肺排出至多占总量的 10%，90% 在肝代谢分解，最终代谢为二氧化碳和水。

(2) 急性酒精中毒的发病机制：①中枢神经系统抑制作用：乙醇具有脂溶性，可迅速透过脑中神经细胞膜，并作用于膜上的某些酶而影响细胞功能。乙醇对人体的中枢神经系统具有抑制作用，且随着剂量的增加，其对中枢神经系统的抑制作用加重。小剂量乙醇会使人体兴奋，当血中乙醇浓度增高，作用于小脑时，会引起人体出现共济失调；作用于网状结构时，人体会出现昏睡和昏迷；极高浓度乙醇抑制个体的延脑中枢从而引起呼吸、循环功能衰竭。②影响机体各种代谢：乙醇在肝内代谢生成大量还原型辅酶 I（nicotinamide adenine dinucleotide，NADH），酒精中毒时，可导致乳酸增高、酮体蓄积而导致代谢性酸中毒，糖异生受阻可出现低血糖；影响维生素 B_1 的代谢，导致患者体内维生素 B_1 水平明显低于正常人，造成糖代谢的障碍，引起神经组织的供能减少，进而产生神经组织功能和结构上的异常、使周围和中枢神经组织出现脱髓鞘和轴索变性样改变等。

问题 4　急性酒精中毒的临床表现有哪些？

答：临床表现通常分三期：

兴奋期：血酒精浓度一般在 500～1 000 mg/L。由饮酒开始逐渐发生，患者可有欣快、话多、易激惹，也可是沉默寡言、孤僻，同时常伴有面色潮红或苍白、眼球结膜充血、心率加快、头昏、头痛等。

共济失调期：血酒精浓度一般在 1 500～2 000 mg/L。患者言语含糊、步态不稳、动作笨拙、可伴有眼球震颤、复视、视物模糊及恶心、呕吐等。

昏睡期：血酒精浓度一般在 2 500～4 000 mg/L。患者呈昏睡状态、面色苍白、口唇青紫、皮肤湿冷、体温下降、呼吸浅表、瞳孔扩大。严重者陷入深昏迷、血压下降、呼吸缓慢、心率加快，甚至出现呼吸、循环衰竭。

问题 5　急性酒精中毒的救治措施有哪些？

答：(1) 轻症患者无需治疗，兴奋躁动的患者必要时加以保护性约束。

(2) 酒精促排措施：由于酒精吸收迅速，因此催吐、洗胃和活性炭不适用于单纯酒精中毒患者。洗胃应评估病情，权衡利弊，建议仅限于以下情况之一者：①饮酒后 2 小时内无呕吐，评估病情可能恶化的昏迷患者；②同时存在或高度怀疑其他药物或毒物中毒；③已留置胃管特别是昏迷伴休克患者，胃管可用于人工洗胃。洗胃液一般用 1% 碳酸氢钠液或温开水，洗胃液不可过多，每次入量不超过 200 mL，总量多为 2 000～4 000 mL，胃内容物吸出干净即可，洗胃时注意气道保护，防止呕吐误吸。

(3) 药物治疗：①促酒精代谢药物：美他多辛是乙醛脱氢酶激活剂，并能拮抗急、慢性酒精中毒引起的乙醇脱氢酶（alcohol dehydrogenase，ADH）活性下降，加速乙醇及其代谢产物乙醛和酮体经尿液排泄，属于促酒精代谢药。适当补液及补充维生素 B_1、B_6、C 有利于酒精氧化代谢。②促醒药物：纳洛酮能特异性拮抗内源性吗啡样物质介导的各种效应，具有兴奋呼吸和催醒的作用,但心功能不全和高血压患者慎用。③镇静剂:对于急性酒精中毒的患者应慎重使用镇静剂,烦躁不安或过度兴奋或有攻击行为的患者可用地西泮。在药物使用过程中,注意观察患者的呼吸和血压,避免用氯丙嗪、吗啡、苯巴比妥类镇静剂。④胃黏膜保护剂:胃黏膜 H_2 受体拮抗剂或质子泵抑制剂可常规应用于重度中毒特别是消化道症状明显的患者。相较于其他的胃黏膜保护剂,质子泵抑制剂可能有更好的胃黏膜保护效果。⑤对症支持治疗:对昏睡及昏迷患者应评估其气道和通气功能,必要时给予患者气管插管。要做好患者的安全防护,使用床栏,防止意外发生,躁动或激越行为者必要时给予适当的保护性约束。注意给患者保暖。意识不清者,协助患者侧卧位,防止误吸的发生。维持患者的水、电解质、酸碱平衡,纠正低血糖,脑水肿者给予脱水剂,醒脑静等药物。

(4)病情危重或经常规治疗病情恶化并具备下列之一者可行血液净化治疗:①血乙醇含量超过 87 mmol/L(400 mg/dL);②呼吸循环严重抑制的深昏迷;③酸中毒(pH≤7.2)伴休克表现;④重度中毒出现急性肾功能不全。

问题 6 急性酒精中毒的护理措施有哪些?

答:(1)保持呼吸道通畅:及时清理患者的呕吐物和呼吸道分泌物,防治窒息是保持呼吸道通畅的首要护理措施。此外应严密监测患者的生命体征,依据患者的病情,给予吸氧,必要时配合医生建立人工气道,进行机械通气。

(2)严密观察病情:包括患者的生命体征,意识变化等;关注患者的相关检验检查结果,包括患者有无心律失常、心肌损害、低血糖等,维持水电解释和酸碱平衡。

(3)安全护理:对兴奋躁动患者应加强看护,必要时给予适当的镇静及或保护性约束,共济失调的患者应限制活动,以免发生摔倒等意外伤害。

(4)对于有呕吐、呕血等严重胃肠道反应者,应暂时限制饮食,症状缓解后可进食清淡食物。

(5)采用预见性护理,可降低患者的不良事件发生率,提高患者的依从性,对患者及家属进行心理疏导,可改善患者的心理状态。

1)给予患者心理疏导,若是昏迷的患者则对其家属进行健康教育,避免家属给患者造成言语上的刺激。降低患者心理压力的同时,要纠正患者的错误饮酒观念并加快患者治疗后的心理再建设。

2)对于患者酒精中毒后易发生的高危事件进行预见性护理。在患者的治疗过程中,环境应尽量保持安静,减少外界刺激对患者的干扰;对患者的病床进行加护,以防患者坠床;患者卧床时应采用侧卧位,避免误吸的发生;呕吐患者应及时清理口腔呕吐物,避免呼吸道堵塞;患者身边应随时有家属或者护理人员陪护,加强监测患者的意识状态及生命体征,避免脱管及跌倒、坠床的发生。

专家评析

对于酒精中毒的患者,严密监测患者生命体征,保持呼吸道通畅,及时清理呕吐物和呼吸道分泌物,防窒息是首要的护理措施。遵医嘱给予吸氧,必要时配合医生建立人工气道,进行机械通气。关注患者有无心律失常、心肌损害、低血糖等,维持水电解质和酸碱平衡。本例患者已经出现步态不稳、狂躁不安、攻击周围人员等中度酒精中毒的症状,因此患者安全护理也非常重要。对兴奋躁动患者应加强看护,必要时给予适当的镇静及保护性约束,以免发生摔倒等意外伤害。多数的酒精中毒是可避免的,护理酒精中毒患者的护士应注重健康教育,与患者及患者家属建立良好的沟通,让患者了解酒精中毒的危害,纠正患者的错误饮酒观念,保持健康的生活模式。

（魏红云）

参考文献

[1] 急性酒精中毒诊治共识专家组.急性酒精中毒诊治共识[J].中华急诊医学杂志,2014,23(2):135-138.

[2] 牛文凯,王汉斌.急性酒精中毒的发病机制和诊治现状[J].中国医刊,2008,43(9):2-4.

[3] 黄小芳.护理干预在急性酒精中毒患者护理中的应用效果分析[J].河南医学研究,2016,25(6):1135-1136.

[4] 张凤枝.预见性护理降低急性酒精中毒患者不良事件发生率及改善心理状态与依从性的效果分析[J].国际护理学杂志,2018,37(8):1071-1073.

病例 4 ▶ 急性阿片类药物中毒

患者男性,43 岁,患肺癌 2 个月余,因"口服大量'奥施康定'后意识不清,呼吸困难 2 小时"急诊入院。

体格检查:T 36 ℃,P 50 次/分,R 8 次/分,BP 120/80 mmHg。神志淡漠,对答不清,查体欠合作。面色苍白、发绀、反应迟钝、双侧针尖样瞳孔,直径 1 mm。潮式呼吸,腱反射消失,锥体束征阳性。入科后立即予催吐,洗胃,呼吸兴奋剂应用。

问题 1　该患者是什么诊断?

答:急性阿片类药物中毒。奥施康定成分主要是吗啡,属于阿片制剂。患者有服药史,并有中毒表现:意识障碍,针尖样瞳孔,呼吸抑制,腱反射消失,锥体束征阳性。

问题 2　急性阿片类药物中毒见于哪些情况?

答:可见于以下五种情况:①单次大剂量使用阿片类物质;②完成脱毒治疗后机体对阿片类物质的耐受性下降,再次使用与之前相同剂量的阿片类物质导致中毒;③合并其他物质(多药使用)导致中毒;④因共患躯体疾病导致耐受性下降,在未明显增加使用剂量时中毒;⑤为迅速缓解戒断症状而补偿性超量使用。

问题 3　阿片类药物急性中毒的临床表现有哪些?

答:阿片类药物急性中毒因单次过量使用阿片类物质所致,临床表现大致可分为 4 期。

(1) 前驱期:出现欣快、脉搏增快、头痛、头晕。

(2) 中毒期:出现恶心、呕吐,失去时间和空间感觉,肢体无力、呼吸深慢、沉睡、瞳孔缩小、对光反应存在。

(3) 麻痹期:昏迷,针尖样瞳孔、对光反应消失,呼吸抑制三大征象。患者呼吸浅慢、皮肤湿冷、脉搏细速、腱反射消失等。

(4) 恢复期:四肢无力,尿潴留、便秘等。

问题 4　阿片类药物中毒如何解救?

答:阿片类中毒最重要的处理步骤是保护呼吸道和维持通气,因为药物对呼吸的抑制是造成发病和死亡的主要原因。

(1) 保持呼吸道通畅,吸氧;酌情使用呼吸兴奋剂,维持呼吸功能;必要时应用呼吸机辅助呼吸。

(2) 口服中毒者尽快给予催吐或洗胃(1∶5 000 高锰酸钾溶液)。尽管阿片类可引起幽门痉挛,胃排空延缓,但中毒较久的患者,仍应洗胃。

(3) 应用纳洛酮。纳洛酮主要用于扭转中毒患者出现的阿片类中毒呼吸抑制。

（4）输液、利尿，促进药物排泄。必要时行血液净化治疗。

（5）对症支持治疗。

问题 5　癌痛三阶梯镇痛原则是什么？

答：根据世界卫生组织"癌痛三阶梯镇痛治疗"原则，应根据患者的疼痛程度，有针对性地选用不同强度的镇痛药物。评估患者的疼痛程度采用数字评分法（numerical rating scale，NRS）评分。对于轻度疼痛（NRS≤3 分）可选用非甾体类消炎镇痛药物，如果患者存在使用非甾体类消炎镇痛药物的禁忌证，也可考虑使用低剂量阿片类药物；中度疼痛（3 分＜NRS＜7 分）可使用弱阿片类药物，也可使用低剂量强阿片类药物，并可联合应用非甾体类消炎镇痛药物以及辅助镇痛药物（镇静剂、抗惊厥类药物和抗抑郁类药物等）；重度疼痛（NRS≥7 分）首选强阿片类药，并可合用非甾体类消炎镇痛药物及辅助镇痛药物。常用强阿片类镇痛药的药代动学参数和注意事项见表 5-2。

表 5-2　强阿片类镇痛药的药代动学参数和注意事项

药物	剂型	起效时间	达峰时间	持续时间	半衰期	注意事项
吗啡	片剂	15～30 min	0.5～1 h	4～6 h	1.7～3 h	对于重度癌痛患者，应个体化给药，逐渐增量
	缓释片	—	2～3 h	12 h	3.5～5 h	须整片吞服，不可掰开、碾碎或咀嚼。成人每隔 12 h 按时服用一次
	注射液	＜5 min（静注）约 15 min（皮下）	20 min（静注）50～90 min（皮下）	4～6 h	1.7～3 h	癌痛患者所需有效剂量及耐受性差异大，故需逐渐调整剂量
羟考酮	缓释片	—	3 h	12 h	4.5 h	每 12 h 服用一次，须整片吞服，不可掰开、碾碎或咀嚼
	胶囊	15 min	0.2～2.5 h	3～4 h	2～4 h	每 4～6 h 给药 1 次，给药剂量应根据病人的疼痛程度和镇痛药的既往使用史决定
芬太尼	透皮贴	—	首次给药 12～24 h	72 h	去贴后 13～22 h	初始剂量应根据患者目前使用阿片类药物剂量而定，建议用于阿片耐受病人。每 72 h 更换一次

问题 6　如何应用解毒剂纳洛酮？

答：盐酸纳洛酮是阿片类受体拮抗药，可竞争性拮抗阿片类受体，从而发挥作用。由于其口服生物利用度差，纳洛酮可经皮下、肌肉、静脉、气管或鼻腔途径给药。静脉注射后，1～2 分钟开始发挥阿片受体拮抗作用，疗效可维持 1～4 个小时。纳洛酮的初始剂量取决于中毒药物的剂量和对阿片类受体的亲和力。纳洛酮0.4mg静脉剂量可扭转大多数阿片类药物的呼吸抑制作用,若疗效不佳时可以追加剂量,但如果10分钟内无效且纳洛酮总用量达到1mg,就需要考虑导致神志改变所其他的原因。呼吸抑制较重者,开始即可静脉注射纳洛酮2mg,同时要做好重复给药准备,因为阿片类药物的半衰期通常比纳洛酮要长。若患者服用过量长效阿片药物,可采用纳洛酮连续静脉输注。

专家评析

本病例为急性阿片类药物中毒麻痹期并发意识障碍及呼吸抑制的临床表现,最重要的处理步骤是保持呼吸道通畅,维持呼吸功能,此患者呼吸微弱,为8次/分,因为阿片类药物对呼吸的抑制是造成发病和死亡的主要原因。因此,立即给予气管插管呼吸机辅助通气,维持有效的呼吸功能。并给予催吐、洗胃,同时给予输液、利尿,促进药物排泄。静脉应用纳洛酮,纳洛酮是阿片类受体拮抗药,可竞争性拮抗阿片类受体,主要用于扭转患者出现的阿片类中毒呼吸抑制,从而发挥作用。纳洛酮透过血脑屏障的速度为吗啡的16倍,用药后能迅速解除呼吸抑制,促进苏醒、血压回升。由于纳洛酮在血浆中半衰期为1~2小时,作用时间持续40~90分钟,值得注意的是病情改善后纳洛酮需要持续静脉泵入维持。因此,针对急性阿片类药物中毒后如何快速给予解救措施是至关重要的。

(陈莲芳)

参考文献

[1] 孙树森,赵志刚.临床药师与药物中毒:阿片类药物[J].药品评价,2016,13(06):8-11.
[2] 覃旺军,任夏洋,李然,等.癌症疼痛管理药学专家共识[J].中国疼痛医学杂志,2019,25(11):801-807.
[3] 张强,毕玉磊.纳洛酮联合醒脑静治疗急性镇静催眠药中毒临床观察分析[J].齐齐哈尔医学院学报,2015,36(27):4134-4135.
[4] 张锐敏,张瑞岭,赵敏,等.阿片类物质使用相关障碍诊断治疗指导原则[J].中国药物滥用防治杂志,2017,23(1):1-3.

第六章　理化因素所致损伤的急诊救治与护理

病例 1 ▶ 电 击 伤

患者男性,30 岁,工人,工作时不慎触及高压电线而被击伤。因"高压电击伤全身多处 2 小时"入院。

体格检查:T 36.5℃,P 130 次/分,R 35 次/分,BP 85/55 mmHg。神志清楚,精神差,诉口渴,急诊导尿出 100 mL 酱油色尿液。躯干及四肢可见约 15% 烧伤创面,创面大部分呈皮革样。左前臂呈焦黄色干痂,左手各指已干性坏死,左前臂上段明显肿胀。右腕关节掌侧可见一 2 cm×3 cm 大小伤口,呈翁状,其内组织烧焦,右手掌及各指明显肿胀,指端皮温尚可。入院后立即给予深静脉置管、补液抗休克、抗感、碱化尿液、创面清创、双上肢切开减张。既往体健,无特殊。

问题 1　接收该患者后应给予哪些院内救护?

答:(1) 应维持患者的有效呼吸,必要时给予气管插管。
(2) 密切关注生命体征变化,行心电图检查,观察有无心肌缺血或心律失常表现。
(3) 患者有轻度休克表现,应加快补液速度,监测尿量,预防肾衰竭。
(4) 清除烧伤创面的坏死组织,预防感染。
(5) 患者左前臂及右手肿胀明显,需给予切开减张,必要时截肢。

问题 2　电击伤的发病机制是什么?

答:电击伤有电源进口和出口,进口为人体接触电源处,出口为身体着地处。电流对人体的主要作用有:①化学作用:通过离子运动引起肌肉收缩、神经传导异常等。②热效应:使电能转变为热能而引起组织、器官的烧伤。

电击伤的严重程度与电流种类和强度、电压高低、皮肤及其他组织电阻、触电时间长短、电流在人体内的径路、个体健康状况等因素有关。

问题3 电击伤有哪些临床表现?

答:电击伤患者临床表现轻重不一,轻者仅有瞬间感觉异常,重者可致死亡。

(1)全身表现:主要是中枢神经受到抑制。触电后,轻者表现为痛性肌肉收缩、惊恐、面色苍白、四肢软弱、表情呆滞,呼吸及心跳加速,头痛、头晕、心悸等,皮肤灼伤处疼痛。高压电击时,常发生意识丧失,呼吸、心搏骤停。心室颤动是低压电电击后常见表现,也是伤者致死的主要原因。组织损伤区或体表烧伤处丢失大量液体时,可出现低血容量性休克。低血压、补液、电解质紊乱和严重的肌球蛋白尿可引起急性肾衰竭。电击时因肌肉剧烈收缩的机械暴力,可致关节脱位和骨折。

(2)局部表现:高压电引起电烧伤的典型特点:①烧伤面积不大,但可深达肌肉、血管、神经和骨骼,有"口小底大,外浅内深"的特征;②有一处进口和多处出口;③肌肉组织常呈夹心性坏死;④电流可造成血管壁变性、坏死或血管栓塞,从而引起继发性出血或组织的继发性坏死。

低压电引起的烧伤常见于电流进入点和流出点,伤口小,呈椭圆形或圆形,焦黄或灰白色,干燥,边缘整齐,予正常皮肤分界清楚,一般不损伤内脏。如有衣服点燃,可出现与触电部位无关的大面积烧伤。

(3)并发症:可有短期精神异常;永久性失明或耳聋;内脏破裂或穿孔;继发性出血或血供障碍;局部组织坏死并继发感染;由于大量深部组织的损伤、坏死,肌间隙的大量渗出、肿胀、筋膜内压力增加可影响局部血液循环,使肢体远端缺血,造成肌肉不可逆的损伤和坏死,释出大量的肌红蛋白及血红蛋白,当经肾脏排出时,尿呈葡萄酒色或酱油色,可导致肾小管阻塞,引起急性肾功能衰竭;孕妇电击后常发生死胎、流产。

问题4 电烧伤后应如何实施院前救护?

答:急救原则主要为立即脱离电源,检查伤情,呼吸心跳骤停者立即行心肺复苏术。挽救生命优先于保全肢体,维持功能优先于恢复结构。

(1)脱离电源:根据触电现场情况,采用最安全、最迅速的方法脱离电源。对于普通电线,可用木棒、竹竿等绝缘工具挑开电线,同时应防止自身触电。高压电触电时应迅速通知供电部门停电,如无法立即切断电源开关时,急救者应使用耐电压的绝缘手套、绝缘棒、钳或其他绝缘体,使触电者脱离或拖离电源。对于危重患者实行先救命后治伤原则。

(2)现场急救:在患者安置于安全环境后,迅速判断其意识状态及呼吸功能。若患者意识清楚,仅感觉心慌乏力,四肢麻木,应让其就地平躺休息,严密观察,减轻心脏负担,防止心衰或继发休克。若发现患者呼吸微弱或停止,颈动脉搏动消失,应立即松解衣领,开放气道,行心肺复苏。送往医院的途中,也不可停止按压,严密监测生命体征。

(3)创面的处理:合并外伤者,创面可用无菌生理盐水冲洗后,无菌纱布包扎,减少感染;合并骨折者,夹板将骨折部位固定,搬运途中避免再次损伤,若有颈椎损伤,开放气道时,不应将头后仰;合并颅脑损伤者,应固定其头部,若有鼻漏、耳漏等情况,协助患者采取患侧卧位,以利于引流;合并开放性气胸或肋骨骨折导致呼吸抑制者,应立即予胸腔闭式引流;合并腹部损伤者,腹部伤口以无菌敷料包扎,注意观察腹痛情况及有无腹膜炎体征。

问题 5　针对电击伤患者,可采取哪些医院内救护措施?

答:(1) 维持有效呼吸:呼吸停止者应立即气管插管,给予呼吸机辅助通气。

(2) 纠正心律失常:电击伤常引起心肌损害和发生心律失常,心室颤动是最严重的心律失常,如发生应尽早给予除颤。

(3) 补液:低血容量性休克和组织严重电烧伤的患者,应迅速予以静脉补液,补液量应大于同等面积烧伤者。

(4) 创面处理:局部电烧伤与烧伤创面的处理相同。积极清除电击烧伤创面的坏死组织,有助于预防感染和创面污染。由于深部组织的损伤、坏死,伤口常需开放治疗。

(5) 筋膜切开术和截肢:肢体受高压电热灼伤,大块软组织灼伤引起的局部水肿和小血管内血栓形成,可使电热灼伤远端肢体发生缺血性坏死,因此有时需要进行筋膜切开术,减轻灼伤部位周围压力,改善肢体远端血液循环,严重时可能需要截肢处理。

(6) 其他对症处理:抗休克,预防感染,纠正水和电解质紊乱,防治脑水肿、急性肾衰竭、应激性溃疡等。

电击伤的急救处理流程如下图 6-1。

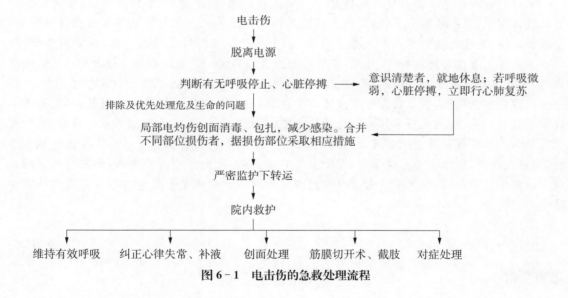

图 6-1　电击伤的急救处理流程

问题 6　针对电击伤患者应做的护理评估有哪些?

答:接诊电击伤患者后,在了解病史的同时应迅速再次评估。专科评估包括有无昏迷史、高空坠落史、电流电压情况、电流入口出口位置、伤后创面情况、血结果、特殊检查等。有些严重电击伤患者当时症状虽不重,但在 1 小时后可突然恶化,因此,需医护人员密切关注患者的生命体征。此外,护士需针对病情的轻、重、缓、急及时做好急救处理,即①仔细检查患者的伤口,观察有无并发症;②保持患者的气道开放,给与患者鼻导管或面罩吸氧;③监测患者的生命体征、脉氧、心率、心律变化;④迅速建立静脉通路;⑤留置导尿,并密切观察尿量,防止休克和肾功能衰竭;⑥躁动严重者应给予适当约束,防止坠落伤。

问题 7   如何对电击伤患者进行补液护理?

答:电击伤造成的损伤不仅涉及皮肤还涉及肌肉损伤,因此,只靠皮肤受伤面积来计算补液量是远远不够的,还应考虑肌肉损伤的程度。遵医嘱输入晶体、胶体溶液,早期有效地进行液体复苏,以治疗休克并预防和治疗多系统器官衰竭。输液速度和输液量要根据伤者的病情,包括尿量、周围循环情况及中心静脉压等的监测,一般应维持尿量在 50~100 mL/h。对于严重烧伤患者,建议采用 PiCCO 监测患者心指数、全心舒张末期容积、胸腔内血容量和每搏量变异,以有助于指导严重烧伤患者的容量管理,避免补液过少或补液过多。为了将红细胞破坏和肌肉损伤释放的肌红蛋白和血红蛋白排出体外,减轻对肾脏的刺激,避免急性肾功能衰竭,可选用碱性药液如碳酸氢钠和利尿剂、甘露醇等。静脉滴注碳酸氢钠的用量应根据尿液 pH 确定,维持尿 pH 在 6.5~7.0 即可,并应同时关注尿液的性质和量。有过心脏停搏或心电图异常的电击伤患者,应控制输液量,以防加重心脏负担。合并肺损伤或脑损伤者,应注意输液速度不应过快,以防造成急性肺水肿或脑水肿。

专家评析

本病例表现为电击伤后低血压休克合并肌红蛋白尿,患者体表约 15% 烧伤,全身毛细血管通透性增加,组织液渗出多,出现休克。通过补液纠正休克。在补液过程要防止速度过快、补液量过多,避免急性肺水肿的发生。因此,护士要严格监测每小时出入量,做好液体管理。电击后由于大量深部组织损伤、坏死,肌间隙的大量渗出、肿胀、筋膜内压力增加影响局部血液循环,使肢体远端缺血,造成肌肉不可逆的损伤和坏死,释出大量的肌红蛋白及血红蛋白,所以患者出现酱油色尿液,肌红蛋白可导致肾小管阻塞,引起急性肾功能衰竭。因此,早期应密切观察尿量的变化,特别是观察尿的颜色及尿比重,有无肉眼血尿、血红蛋白及肌红蛋白,定时留取尿标本做尿常规及尿生化检查。注意除应用利尿剂外还需静脉输入 5% 碳酸氢钠碱化尿液,促进血红蛋、肌红蛋白尽快排出,监测血气分析,防止发生代谢性碱中毒,预防急性肾功能衰竭的发生。因此,做好患者容量管理和预防急性肾功能衰竭发生是电击伤后护理工作中非常重要的内容。

(陈莲芳)

参考文献

[1] 高富成,薛宏斌,侯国玲.早期外用肝素联合改良封闭负压吸引技术在 42 例电击伤患者治疗中的疗效观察[J].临床医药实践,2017,3:179-182.

[2] 徐冬梅.重度电击伤患者的院前急救与护理[J].中国医药指南,2016,14(33):282.

[3] 杨林娜,何伟,魏雪菁.电击伤患者实施标准化护理的效果观察[J].实用临床医药杂志,2017,21(10):101-104.

[4] 谢萍,颜丽婷,刘菁.52 例电击伤的急救护理与分析[J].医学理论与实践,2016,29(3):121-122.

[5] 张家平,王唯依.脉搏轮廓心排血量监测技术在严重烧伤治疗中应用的全国专家共识(2018 版)[J].中华损伤与修复杂志(电子版),2018,13(6):416-420.

病例 2 ▶ 热 射 病

患者男性,22 岁,在高温下训练时突发意识不清。因"高热、意识障碍 3 小时"入院。

体格检查:T 42 ℃,P 136 次/分,R 25 次/分,BP 90/60 mmHg,神志昏迷,双侧瞳孔等大等圆,直径 2 mm,对光反射(一)。皮肤干燥,双肺呼吸音粗,双下肢阵发性抽搐,大、小便失禁。入科后立即予冰块降温,酒精擦浴,冰毯冰帽应用;开放静脉通路,静脉输注冰盐水;留置导尿,记录尿量。患者平素体健。

问题 1　根据病史,考虑该患者最可能发生了什么?

答:热射病是由于暴露于热环境和或剧烈运动所致的机体产热与散热失衡,以核心温度升高>40 ℃和中枢神经系统异常为特征,如精神状态改变、抽搐或昏迷,并伴有多器官损害的危及生命的临床综合征,根据临床表现可分为热痉挛、热衰竭和热射病三种类型。该患者暴露于高温环境中,体温达 42 ℃,神志昏迷,无汗,抽搐,最可能发生了热痉挛。

问题 2　热射病与热痉挛、热衰竭如何区别?

答:三者均是热损伤因素作用于机体引起的特定的病理生理表现,可单独或合并存在,区别详见表 6-1。

表 6-1　热痉挛、热衰竭、热射病比较

分类	核心体温	定义	预后
热痉挛	体温正常或略微升高(<38 ℃)	是一种短暂、间歇发作的肌肉痉挛,可能与钠盐丢失相关。热痉挛常发生于初次进入高温环境工作,或运动量过大时,大量出汗且仅补水者	数小时后可基本恢复;如体内热量继续蓄积病情可进展
热衰竭	体温升高(38~40 ℃)	指热应激后以血容量不足为特征的一组临床综合征。严重热应激情况下,体液、体钠丢失过多,水电解质紊乱,但无明显中枢神经系统损害表现	正确处置后数天可基本恢复(一般不超过 1 周),处理无效或不及时可发展为热射病
热射病	体温升高(≥40 ℃)	即重症中暑,是由于暴露在高温高湿环境中导致机体核心温度迅速升高,超过 40 ℃,伴有皮肤灼热、意识障碍(如谵妄、惊厥、昏迷)等多器官系统损伤的严重临床综合征	可致命,有效治疗后数周恢复(常大于 1 个月)

问题 3　热射病分为几类? 其临床表现如何?

答:根据发病原因和易感人群的不同,热射病分为经典型热射病(classic heat stroke,CHS)和劳力型热射病(exertional heat stroke,EHS)。

经典型热射病主要由于被动暴露于热环境引起机体产热与散热失衡而发病。常见于年幼者、孕妇和年老体衰者,或者有慢性基础疾病或免疫功能受损的个体。一般为逐渐起病。前驱症状不易被发现,1~2天症状加重,出现意识模糊、谵妄、昏迷等,体温升高至40~42℃,常伴有大小便失禁、心力衰竭、肾衰竭等表现。

劳力型热射病主要由于高强度体力活动引起机体产热与散热失衡而发病。常见于夏季剧烈运动的健康青年人,比如在夏季参训的官兵、运动员、消防员、建筑工人等。常常表现为在高温高湿环境下进行高强度训练或从事重体力劳动一段时间后突感全身不适,如极度疲劳、持续头痛、运动不协调、行为不当、判断力受损、面色潮红或苍白、恶心、呕吐、晕厥等,可伴有大量出汗或无汗,继而体温迅速升高达40℃以上,出现谵妄、癫痫发作、意识水平下降和昏迷等中枢神经系统严重受损表现。也有患者缺乏先兆表现而在运动中突然晕倒或意识丧失而发病。

问题4 热射病器官受损的表现有哪些?

答:(1)中枢神经系统:中枢神经系统功能障碍是热射病的主要特征,早期即可出现严害的中枢神经系统损害,表现为谵妄、嗜睡、癫痫发作、昏迷等。部分患者后期可遗留长期的中枢神经系统损害,主要表现为注意力不集中、记忆力减退、认知障碍、语言障碍、共济失调等。

(2)凝血功能:直接热损伤和热相关肝功能异常均会导致凝血功能障碍,临床表现为皮肤瘀点、瘀斑及穿刺点出血、结膜出血、黑便、血便、咯血、血尿、颅内出血等。

(3)肝功能:重度肝损伤是EHS的重要特征,与直接热损伤及低血压、内脏供血再分配相关。最常见的临床表现为乏力、纳差和巩膜黄染。

(4)肾功能:热射病患者多有肾损伤,与直接热损伤、容量不足导致的肾前性损害、肾灌注不足、横纹肌溶解及弥散性血管内凝血(DIC)等多种因素有关,表现为少尿、无尿,尿色深(浓茶色或酱油色尿)。

(5)呼吸功能:早期主要表现为呼吸急促、口唇发绀等,需要机械通气的患者约占60%,大约10%的患者可发展为急性呼吸窘迫综合征。

(6)胃肠功能:急性期由于高热、血容量减少及运动时胃肠道缺血、机体氧化应激、DIC等因素损害,可以造成胃肠道黏膜缺血、肠壁水肿、肠腔积液,甚至出血。

(7)心血管功能:心肌损伤在发病第1天即可出现,心血管功能不全的临床表现以心动过速、低血压为主。

(8)横纹肌溶解:横纹肌溶解是热射病的严重并发症,表现为肌肉酸痛、僵硬、肌无力、茶色尿、酱油尿,后期可出现肌肉肿胀和骨筋膜室综合征,最终可导致急性肾衰竭。

问题5 如何对热射病患者进行现场救护?

答:快速、有效、持续降温是治疗热射病的首要措施。院外治疗应遵循"降温第一,转运第二"的原则,以确保患者在转运至医院前得到适当治疗。

(1)脱离高温环境:迅速将患者转移到通风良好的阴凉处,帮助患者松解或脱去外衣。有条件者将患者转移至空调房,维持室温在16~20℃。

(2)降温:核心温度在30分钟内迅速降至39.0℃以下,2小时内降至38.5℃以下。当核心温度降至38.5℃时即停止降温措施或降低降温强度,维持直肠温度在37.0~38.5℃,以免体温过低。根据现场条件选择适宜降温方法:①蒸发降温。用凉水喷洒或向皮肤喷洒水雾同时配合持续扇风可以实现有效降温。②冷水浸泡。这种方法主要应用于劳力型热射病患者。利用传导降温的原理,用大型容器(如浴桶、油布、水池)将患者颈部以下浸泡在冷水(2～20 ℃)中。若无冷水条件时可用室温水(如 26 ℃)浸泡。特别应注意确保患者头部不会进入水下,并保护呼吸道,防止误吸和溺水的风险。治疗时应监测直肠温度以确保患者处于降温状态,当直肠温度<38.5 ℃应立即停止浸入冷水。③冰敷降温。利用传导降温的原理,使患者头戴冰帽或头枕冰枕,或将纱布包裹好的冰袋置于颈部、腹股沟(注意保护阴囊)、腋下等血管较丰富、散热较快的部位进行降温。④体内降温。用 4～10 ℃生理盐水胃管灌洗,或直肠灌洗,灌肠时注意灌入速度不宜过快。快速静脉输注 4 ℃的冷盐水也可实现有效降温,尤其适用于存在脱水的劳力型热射病患者,常作为综合治疗的一部分。⑤药物降温。由于热射病发病早期多存在体温调节中枢功能障碍,因此在现场救治中不建议使用药物降温。

问题 6　如何对热射病患者进行院内救护?

答:(1) 有效控制体温:对热射病患者而言,精确的体温管理尤为重要。持续、有效的核心温度监测是实施目标体温管理的基础。建议核心温度管理的目标是维持直肠温度 37.0～38.5 ℃。住院患者可采用直肠温度监测患者的核心温度,若核心温度仍高于目标温度,则应在医院内继续降温治疗;如果入院时核心温度已达到目标温度,仍应持续监测体温,避免体温过低或再次升高。住院患者除现场急救措施以外,可供选择的降温措施还包括:降温毯、药物降温、血管内热交换降温、血液滤过等。

(2) 循环监测与管理:热射病患者循环障碍主要表现为血容量不足和心脏功能障碍。住院治疗的热射病患者应连续监测血压、心率、呼吸频率、SpO$_2$、中心静脉压、血气(含中心静脉血气 ScvO$_2$、Pv‐aCO$_2$)、乳酸、每小时尿量及尿液颜色,有条件可进行有创监测,如有创动脉压或 PiCCO 等,以实现精准的血流动力学管理。在液体复苏的基础上,对热射病患者进一步评估循环状态和组织灌注情况,若存在循环不稳定或组织低灌注表现,应进一步评估心功能和液体反应性。根据液体反应性结果决定是否继续进行液体复苏,并在复苏过程中动态监测血压、心率、CVP、中心静脉血氧饱和度、Pv‐aCO$_2$、尿量、乳酸水平,动态观察组织低灌注表现有无改善。既要充分液体复苏,又要避免液体过负荷。如果患者在充分地液体复苏后仍存在组织低灌注表现,应尽早使用血管活性药物,首选去甲肾上腺素,若仍不达标可联合使用肾上腺素。多巴胺可作为快速性心律失常风险低或心动过缓患者的替代药物。

(3) 气道管理与呼吸支持:保持患者呼吸道通畅,根据患者病情选择合适的氧疗方式。严密观察患者呼吸频率、节律及是否有口唇、指甲发绀等缺氧现象,监测血氧饱和度的变化。当患者存在意识障碍,评估是否需要进行气道保护,早期给予气管插管及呼吸支持。对于机械通气患者,采用肺保护性通气策略,包括限制潮气量使平台压≤30 cmH$_2$O,设置合适水平的PEEP。

(4) 其他:纠正电解质紊乱;控制心律失常;重要脏器的保护治疗及护理,包括采取亚低温治疗、脱水等措施降低颅内压,实施脑保护;早期血液净化治疗,肾功能不全者给予连续性血液净化;早期营养支持;纠正凝血功能紊乱等。由于热射病患者早期常合并有凝血功能紊乱,易发生 DIC,因此,除非一些必要操作,如血液净化置管、中心静脉置管等,尽可能减少手术操作。同时,注意防治并发症,预防感染。

问题 7 连续性血液净化在热射病患者中发挥的临床作用有哪些？

答：热射病是高温引起体温调节中枢功能失调，会出现高热，严重生理和生化指标异常；此外，由于高热本身对全身细胞的毒性作用和继发全身炎症反应，还可合并出现多脏器功能衰竭。CRRT 可高效清除炎症因子及各种内源性毒性物质，阻断大量炎症介质的产生，有效抑制全身炎症反应，提高外周组织及重要器官的氧摄取，改善患者器官功能的状态。同时，CRRT 通过大量置换液的循环和交换，可直接而迅速地降低全身温度，尤其是脑部温度，并且能持续调控水、电解质和酸碱平衡，维持机体内环境的稳定，阻断高危患者病情的发展。

专家评析

本病例表现为典型的劳力型热射病，因在高温下训练导致高热、昏迷、双下肢抽搐等多器官系统损伤的严重临床综合征。中枢神经系统功能障碍是热射病的主要特征，早期即可出现谵妄、嗜睡、昏迷、癫痫发作等。对热射病患者而言，精确的体温管理尤为重要。持续、有效的核心温度监测是实施目标体温管理的基础，需要注意的是当核心温度降至 38.5 ℃时即停止降温措施或降低降温强度，以免体温过低。本病例通过物理降温如冰袋冰帽应用和体内降温静脉输注冰盐水两种措施实现有效降温迅速达到目的。快速静脉输注冰盐水尤其适用于存在脱水的劳力型热射病患者，常作为综合治疗的一部分。此患者存在血压较低、皮肤干燥的临床表现，热射病患者循环障碍主要表现为血容量不足。因此，要严密监测患者生命体征、中心静脉压、血乳酸、每小时尿量及尿液颜色等，有条件可进行有创血流动力学监测，以实现精准的血流动力学管理。在液体复苏的基础上，对热射病患者进一步评估循环状态和组织灌注情况，若存在循环不稳定或组织低灌注表现，应进一步评估心功能和液体反应性。动态观察组织低灌注表现有无改善。既要充分液体复苏，又要避免液体过负荷。因此，做好患者体温和容量管理是热射病护理工作中非常重要的内容。

（陈莲芳）

参考文献

［1］全军热射病防治专家组，全军重症医学专业委员会.中国热射病诊断与治疗专家共识［J］.军事医学研究：英文，2019，44（3）：181－196.

［2］Vanscoy R M，Demartini J K，Casa D J. National Athletic Trainers' Association releases new guidelines for exertional heat illnesses：What school nurses need to know［J］. Nasn Sch Nurse，2016，31（3）：158－162.

［3］Rhodes A，Evans L E，Alhazzani W，et al. Surviving sepsis campaign：international guidelines for management of sepsis and septic shock：2016［J］. Intensive Care Medicine，2017，43（3）：304－377.

［4］朱亚丽，徐琴，孙岚，等.集束化护理在重症中暑患者急救中的应用［J］.中华现代护理杂志，2015，21（6）：700－702.

［5］宋青，毛汉丁，刘树元.中暑的定义与分级诊断［J］.解放军医学杂志，2019，44（7）：541－545.

［6］陈长富，董文鹏，杨博，等.热射病致器官损伤的研究进展及治疗现状［J］.实用医学杂志，2016，32（14）：2272－2275.

［7］李洪玉，钱春梅，岑玉蓉，等.连续性血液净化疗法联合亚低温在热射病患者急救中的护理［J］.中国中西医结合肾病杂志，2019，20（1）：72－73.

病例3 ▶ 淹　溺

　　患者男性,14岁,学生,放学后在江边游泳溺水,现场施救将患者取头低俯卧位按压背部呕吐出大量河水,急呼120来诊,在送院途中给予清理患者口鼻内污物,保持呼吸道通畅,持续给氧并严密监测生命体征,急诊入院。

　　体格检查:T 36.9℃,P 134次/分,R 35次/分,BP 88/41mmHg。患者入院后给予鼻导管吸氧,意识浅昏迷,双侧瞳孔等大等圆,对光反射(一),持续性呛咳,咳出粉红色泡沫痰,口唇发绀,两肺呼吸音急促,布满湿啰音,立即给予抗感染,维持水、电解质平衡等基础治疗。既往体健,无特殊。

问题1　该患者属于淹溺的哪种类型? 判断依据是什么?

　　答:根据淹溺时水分有无吸收入呼吸道可分为湿性淹溺和干性淹溺。该患者应属于湿性淹溺类型,该淹溺类型的患者溺水后本能地引起反应性屏气以避免水进入呼吸道,但由于缺氧,不能坚持屏气而被迫深呼吸,喉部肌肉松弛,从而吸入大量水分,充塞呼吸道和肺泡,发生窒息,水大量进入呼吸道数秒后常出现神志丧失,发生呼吸停止和心室纤颤。湿性淹溺约占淹溺者的90%。该患者淹溺后,进行现场施救将患者取头低俯卧位按压背部呕吐出大量河水,说明有大量水分吸入呼吸道,因此可以判断属于湿性淹溺的类型。

问题2　淹溺的临床特点有哪些?

　　答:根据淹溺时发生窒息轻重不同及持续时间长短不等,临床特点会有所不同。淹溺1～2分钟内,患者一般神志清醒、有头痛、呛咳、呼吸频率加快、血压增高、胸闷胀不适、四肢酸痛无力;淹溺3～4分钟内患者出现神志模糊、剧烈咳嗽、烦躁、眼睑及面部水肿、眼睛充血、口鼻血性泡沫痰、皮肤冷白、发绀、呼吸困难、心率慢、血压降低、上腹部膨胀;淹溺5分钟以上患者出现昏迷、口鼻血性分泌物、皮肤发绀严重、心音不清、呼吸衰竭、心力衰竭,以致瞳孔散大、呼吸心跳停止,有的甚至合并颅脑及四肢损伤。

问题3　该患者目前存在的主要护理问题有哪些?

　　答:(1) 清理呼吸道低效:与机体无力、疲乏、咳嗽反射减弱、气道分泌物增多有关。
　　(2) 气体交换功能受损:与肺组织有效交换面积减少,呼吸道分泌物黏稠、增多,肺表面活性物质减少有关。
　　(3) 感知改变:与中枢神经受累有关。
　　(4) 有皮肤完整性受损的风险:与意识障碍、躯体移动障碍有关。
　　(5) 并发症:存在下肢深静脉血栓、肺部感染等并发症发生的风险。

问题4　什么叫淹溺生存链? 发生淹溺的现场急救措施有哪些?

　　答:欧洲复苏协会提出了淹溺生存链的概念,它包括五个关键的环节:预防、识别、提供漂浮物、脱离水面、现场急救。

发生淹溺的现场急救措施主要有：

（1）保持呼吸道通畅：迅速让淹溺者脱离溺水现场，淹溺者被救上岸后首先清除其口鼻淤泥、杂草、呕吐物等，保持呼吸道通畅；

（2）倾出呼吸道内积水：随后将患者腹部置于抢救者屈膝的大腿上，头部朝下，按压背部迫使呼吸道和胃内的水倒出，也可将淹溺者面朝下扛在抢救者肩上，上下抖动而排水，注意不可因倒水时间过长而延误抢救时机；

（3）心肺复苏：淹溺者如存在意识完全丧失伴大动脉搏动消失，心跳停止，应立即给予心肺复苏，尽快给予口对口人工呼吸和胸外心脏按压，口对口吹气量要大，有条件时及时给予心脏电除颤，并尽早建立人工气道，吸入高浓度氧气。在患者转运过程中，不应停止心肺复苏。

淹溺的急诊处置流程见图6-2。

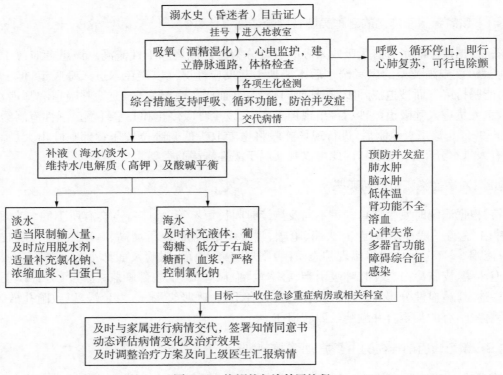

图 6-2　淹溺的急诊处置流程

问题 5　淹溺患者需要重点观察和关注哪些指标？

答：淹溺患者需要重点监测血气，动脉血气分析可呈现混合型酸中毒，以及不同程度的低氧血症；血常规可出现白细胞总数和中性粒细胞增高，尿蛋白阳性，还可出现电解质紊乱。吸入淡水较多时，患者可出现低钠、低氯、低蛋白血症及溶血；吸入海水较多时，患者可出现短暂性血液浓缩，高钠血症或高氯血症。此外，还需重点关注患者的心肺检查和征象。通常情况下，胸部X线、CT检查呈多种征象并存，常见肺纹理增粗，可出现局限性斑片状影以及分布于两肺下叶的广泛棉絮状影,肺水肿及肺不张同时存在。心电监护可见窦性心动过速、ST段和T波改变、室性心律失常、心脏阻滞等表现。

问题6　淹溺患者抢救成功的关键因素有哪些?

答:淹溺患者抢救成功的关键因素主要有:

(1)提高急救意识,争分夺秒,迅速采取急救措施,在第一时间去除口鼻腔污物,保持呼吸道通畅,出现病情恶化时及时处理。

(2)采取正确的控水处理措施,患者取俯卧位,头部向下,迅速按压背部使呼吸道和胃内水倒出。

(3)诊断明确后立即给予相应治疗,并预防可能发生的并发症,必要时入院后给予氢化可的松、碳酸氢钠,有效预防继续溶血和可能发生的急性肾衰竭。

(4)控制脑水肿,促进脑复苏,可早期采取脱水、利尿、脑保护等措施。

问题7　淹溺患者需要第一时间采取正确的控水处理措施,常用的控水方法有哪些?该患者采用的是哪种控水方法?

答:常用的控水方法有肩背倒立倒水法和伏膝倒水法。肩背倒立倒水法:倒提起淹溺者的腰臀部,头朝下,迅速倒出患者呼吸道和上消化道的积水。伏膝倒水法:抢救者一腿跪地,另一腿屈起,将溺水者俯卧于屈起的大腿上,使其头足下垂,然后颤动大腿或压溺水者背部,使呼吸道内积水倾出。在给予患者现场施救时是将患者取头低俯卧位按压背部使其呕吐出大量河水,根据上面两种方法的介绍可以判断该患者使用的是伏膝倒水法。

问题8　淹溺患者院内救治的护理措施有哪些?

答:(1)入院后常规护理:迅速脱去浸湿的衣服,擦干身体,注意保暖,保持呼吸道通畅,吸氧,必要时行气管插管。在有肺水肿等患者的氧气湿化瓶中加入50%乙醇(酒精),以减少肺泡张力,改善气体交换。对昏迷患者勤翻身、拍背,及时清除口内分泌物,预防并发症的发生。

(2)给药护理:静脉滴注碳酸氢钠以纠正代谢性酸中毒,并对减轻溶血反应有益;如溶血明显则宜输血,输血有助于增加血液携氧能力,同时利于组织脱水,纠正低血容量。注意掌握输液速度,防止扩容后出现心力衰竭。严格记录出入量,测量每小时尿量,观察动态肾功能,测定尿比重。

(3)病情观察:关注患者生命体征的变化,严密观察患者的呼吸、脉搏、血压、发绀等情况,给予心电监护,观察心率、心律的动态变化,若患者出现心室颤动或停搏,应立即进行复苏抢救;保持患者的呼吸道通畅,严密观察自主呼吸道恢复情况,监测血气分析,纠正缺氧和酸中毒。做好血生化检查,及时纠正电解质紊乱。

(4)心理护理:关心体贴患者,尤其对有溺水者要掌握其情绪、心理变化,做好心理疏导,取得患者对治疗和护理的配合;还要做好家属的安慰解释工作,鼓励患者的家属做好亲情的力量支持,争取早日恢复健康,康复出院。

(5)健康指导:孩子尽量不得接近水域,有心脑血管等疾病的患者,不宜游泳。游泳前要做好热身运动,不要在过于冰冷的水中游泳,游泳时间不宜过长,游泳时一旦出现痉挛,不必惊慌,可采取仰卧位,头顶向后,口向上方,口鼻可露出水面,让身体漂浮于水面,等待他人的援助或慢慢向岸边游去,上岸后按摩或热敷换成。平时加强体育锻炼,提高身体抵抗力,如有不适,及时复诊。

问题 9　如何预防淹溺的发生?

答:(1)不要独自一人外出游泳,也不要到不知水情或比较危险且容易发生溺水伤亡事故的地方游泳,更不要私自到江、河、湖、水库等地游泳。

(2)游泳前要评估自己的身体健康情况,如身体不适、饥饿、饱腹、饮酒后或过度疲劳时,均不能游泳。

(3)游泳前要做好下水前的充分准备:先活动肢体,如水温太低应先在浅水区淋湿身体,待适应水温后再游泳;如有义齿,应将义齿取下,以防止义齿脱落入食道或气管。

(4)在游泳过程中如果突然身体不适,如眩晕、恶心、心悸、气短等,要立即上岸休息或呼救。

(5)跳水前需确保水深至少 3 m,且水下没有杂草、岩石或其他障碍物。

(6)严禁让婴儿、儿童、老人及残疾人独自下水,不会游泳者在可能落水等情况下应穿上救生衣。

(7)儿童应尽早学会游泳,成人及 12 岁以上儿童应熟悉心肺复苏基本技能。

专家评析

本病例表现为淹溺所导致的意识障碍,且有缺氧及肺水肿的表现,主要是由于吸入大量水分,充塞呼吸道和肺泡,发生缺氧,水大量进入呼吸道数秒后导致患者神志丧失,此时应首先清除口鼻淤泥、杂草、呕吐物等,保持呼吸道通畅,入院后立即吸氧,必要时行气管插管,该患者的氧气湿化瓶中可加入 50% 乙醇(酒精),减少肺泡张力,改善气体交换。

淹溺是极其危险的意外伤害,无论是何种原因导致的淹溺都会引起全身缺氧,可导致脑水肿,呼吸道吸入河水可发生肺部感染、肺水肿,病情恶化可发生 ARDS、DIC 等严重并发症,淹溺患者的治疗护理措施比较复杂,其中呼吸道的管理是关键,特别是建立人工气道的患者,医务人员必须严格按照操作规程进行呼吸道管理,有利于淹溺患者的康复和预后。

(曹岚)

参考文献

[1] 中国心胸血管麻醉学会急救与复苏分会,中国卒中学会急救分会,中国研究型医院协会急救医学专业委员会,等. 淹溺急救专家共识[J]. 中华急诊医学杂志,2016,25(12):1230-1235.

[2] Szpilman D, Webber J, Quan L, et al. Creating a drowning chain of survival [J]. Resuscitation, 2014,85(9):1149-1152.

[3] 中国研究型医院学会心肺复苏学专业委员会,中国老年保健协会心肺复苏专业委员会,中国老年保健协会全科医学与老年保健专业委员会,等. 中国淹溺性心脏停搏心肺复苏专家共识[J]. 中华急诊医学杂志,2020,25(8):1032-1045.

病例 4 ▶ 冻　伤

患者男性,50 岁,被发现倒在室外雪地里,呼之不应,急呼 120 来诊,急诊入院。

体格检查:T 35.9 ℃,P 128 次/分,R 30 次/分,BP 81/42 mmHg。入院后给予积极复温和抗炎、抗休克、纠正水、电解质紊乱。患者意识浅昏迷,双侧瞳孔等大等圆,对光反射消失,双足背及足底远端 1/2 皮肤呈褐色、坏死、无痛觉、局部肿胀有少许渗液;双足趾发黑,皮肤坏死。胸腹部查体无明显异常,未发现明显外伤,尿量减少。

问题 1　冻伤按照损伤的深度分为哪几度? 该患者属于几度冻伤?

答:冻伤按照其损伤的深度分为四度:

一度冻伤最轻,即常见的"冻疮",受损在表皮层,受冻部位皮肤红肿充血,自觉热、痒、灼痛,症状在数日后消失,愈后除有表皮脱落外,不留瘢痕。

二度冻伤伤及真皮浅层,伤后除红肿外,伴有水疱,疱内可为血性液,深部可出现水肿、剧痛,皮肤感觉迟钝。

三度冻伤伤及皮肤全层,出现黑色或紫褐色,痛觉丧失,伤后不易愈合,除有瘢痕外,可有长期感觉过敏或疼痛。

四度冻伤伤及皮肤、皮下组织、肌肉甚至骨头,可出现坏死,感觉丧失,愈后可有瘢痕形成。

本病例患者的双足背及足底远端 1/2 皮肤处呈褐色、坏死、无痛觉、局部肿胀有少许渗液,双足趾发黑,皮肤坏死。因此根据患者冻伤的症状和表现,可以判断该患者属于四度冻伤。

问题 2　冻伤的发病机制是什么?

答:冻伤是局部温度过低,致使局部血管先收缩后扩张,毛细血管壁通透性增加,血浆渗出,组织水肿,血管内血液浓缩和血管壁损害,形成血栓以致引起组织坏死。病变可仅限于皮肤或累及深部组织,包括肌肉和骨骼。

问题 3　冻伤患者应如何进行快速复温?

答:患者发生冻伤应立即脱离寒冷环境后,立即进行温水快速复温,水温应控制在 37～39 ℃。水温超过 39 ℃并不会使复温时间缩短,相反会使患者疼痛加剧,影响复温效果;水温超过 42 ℃时会造成额外损伤。冻肢严禁火烤、雪搓、冷水浸泡或猛力捶打冻伤部。冻伤部位复温方法:将冻肢浸泡在温水中,至冻区皮肤转红,尤其是指(趾)甲床潮红,组织变软为止,时间不宜过长。对于颜面冻伤,可用温湿毛巾局部热敷。在无温水的条件下,可将冻肢置于自身或救护者的温暖体部,如腋下、腹部或胸部。

问题 4　如何对冻伤患者的创面进行护理?

答:注意观察创面肿胀、渗出情况及水疱的颜色,以判断其预后,并抬高患肢,有利于静脉和淋巴的回流,减轻和预防肿胀。冻伤创面如存在水疱给予相应处理。透明水疱可进行清创,这样可防止前列腺素和凝血恶烷等介质对损伤组织的接触;但对于血性水疱主张不做任何处理,保持包膜完整,因为血性水疱表明血管损伤,为了防止对这些血管的进一步损伤,防止感染,主张保留水疱;如创面严重肿胀,张力太高,必要时可对冻区的筋膜纵行切开减张,以降低张力,促进血液循环;感染创面应及时引流,防止痂下积脓,待肉芽创面新鲜后尽早植皮,消灭创面。对冻伤后截肢应取慎重态度,一般让其自行分离脱落,尽量保留有活力的组织。必要时可进行动脉造影,以了解肢端血液循环情况。严重冻伤应口服或注射抗生素,常规预防性注射破伤风。

问题 5 该患者目前存在的主要护理问题有哪些?

答:(1) 舒适的改变:与心血管、呼吸系统、神经系统受累有关。

(2) 皮肤完整性受损:与过冷致血管收缩、组织缺血、细胞结晶和复温导致血管扩张、循环淤血、渗出增加、血栓微循环障碍甚至组织坏死有关。

(3) 感知改变:与中枢神经受累有关。

(4) 体温过低:与长期处于低温环境,体温调节中枢受累有关。

(5) 潜在并发症:存在感染、坏死等并发症发生的风险。

(6) 焦虑、恐惧:与担心预后有关。

问题 6 如何预防冻伤的发生?

答:(1) 平时多注意锻炼身体,提高皮肤对寒冷的适应力;

(2) 注意保暖,保护好易冻部位,如手足、耳朵等处,要注意带好手套、穿厚袜、棉鞋等。鞋袜潮湿后要及时更换。出门要戴耳罩,注意耳朵保暖,平时经常揉搓这些部位,以加强血液循环。

(3) 在洗手、洗脸时不要用含碱性太大的肥皂,以免刺激皮肤,洗后可适当擦一些润肤露、甘油等油质护肤品,以保护皮肤的润滑。

(4) 经常进行抗寒锻炼,用冷水洗脸、洗手,以增强防寒能力。

(5) 有慢性病患者,如贫血、营养不良等,除积极治疗相应疾病外,要增加营养,保证机体足够的热量供应,增强抵抗力。

问题 7 冻伤容易引起哪些并发症?

答:发生冻伤除了容易引起细菌感染外,还可能引起多系统的并发症。

(1) 神经系统:患者体温在 34 ℃时可出现健忘;低于 32 ℃时,患者的触觉、痛觉丧失,而后意识丧失,瞳孔扩大或缩小。

(2) 循环系统:体温下降后,血液黏度增加,肺循环及外周围阻力加大,容易引起休克。体温低于 19 ℃时冠状动脉血流量为正常的 25%,心排血量减少,心率减慢,出现传导阻滞,可发生室颤。

(3) 呼吸系统:呼吸系统呼吸中枢受抑制,呼吸变浅、变慢。患者体温为 29 ℃时呼吸次数比正常减少 50%,呼吸抑制后将进一步加重缺氧、酸中毒及循环衰竭。

(4) 肾脏:由于肾血管痉挛,肾血流量减少,肾小球滤过减少 1/3,如果持续时间过久,可导致代谢性酸中毒、氮质血症及急性肾功能衰竭。

问题 8 冻伤患者的主要护理要点有哪些?

答:(1) 常规护理:①将患者安置在温暖的环境里,取平卧位,脱掉湿衣服,动作轻柔,避免引起软组织损伤与骨折;②评估创面局部有无红肿痒痛、有无渗出液、糜烂溃疡,出现异常及时通知医生处理;③加强营养,给予高热量饮食;④对于神志清醒的患者做好心理护理,消除紧张情绪。

(2) 病情观察:①严密监测患者的心率、心律、血压、呼吸血氧饱和度、瞳孔、尿量等生命体征的变化并记录,发现病情变化及时通知医生并配合处理;②严密监测患者的体温和水温变化,严格掌握复温速度,避免因周围血管迅速扩张导致内脏缺血,或较冷的外周血流入内脏进一步降温而致死;③观察全身皮肤及肢体的血运情况,抬高患者并适当制动,加强护理,注意防止再冻伤。

(3) 专科护理:①保持静脉通路的通畅,患者发生病情变化遵医嘱及时给予抢救药物如强心剂、血管活性药等,观察药物疗效,随时做好抢救准备,必要时给予气管插管、除颤等抢救措施;②冻伤患者脱离寒冷环境后可采取温水浸泡疗法进行复温,将冻肢浸泡于 37~39 ℃ 的 0.1% 的氯己定中,每天 1~2 次,每次 20 分钟,连续浸泡 5~6 天,以促进局部血液循环并达到清洁杀菌目的,从而减轻组织损伤;③改善局部微循环:三度冻伤初期可应用低分子右旋糖酐静脉滴注,每日 500~1 000 mL,维持 7~10 天,以降低血液黏稠度,改善微循环,必要时也可采用抗凝剂或血管扩张剂等;④局部处理:复温后局部立即涂敷冻伤药膏,可适当厚涂,指(趾)间也需涂敷,给予无菌敷料包扎。根据创面情况每天换药 1~2 次,直至肿胀消退、创面愈合,注意伤口保暖。

(4) 健康指导:①冬天注意保暖,寒冷季节皮肤暴露处给予保护,如出门时使用口罩、手套、防风耳罩,避免穿过紧鞋袜;②保持衣裤鞋袜的干燥,受潮后要及时更换,有利于保温;③避免肢体长期静止不动,适当活动,以促进血液循环,减少冻疮发生;④冬季室外工作者要加强保暖,注意休息和加强营养,以增加抗寒能力;⑤加强锻炼身体,提高机体对寒冷的适应能力。

专家评析

本病例表现为低温作用于双侧肢体局部造成的损伤即冻伤,冻伤已伤及皮下组织,皮肤出现褐色,组织存在坏死,如处理不及时或处理不当可能造成需要截肢甚至多器官功能损害的后果。因此,护士应熟知冻伤的处置及救治措施,在冻伤早期应用温水湿敷可有效缓解伤情,如患者出现全身冻伤应仔细检查和细心处理每一处伤口。

及时有效、正确的冻伤伤口处理是救治成功的关键,快速而准确的快速复温非常重要,要特别注意禁止用火烤患部伤口,此操作将会使冻伤加重,如一时无法获得温热水,可将冻伤部位或冻伤患儿置于救护者怀中或腋下复温,冻伤的部位如有破溃不要进行按摩以免引起感染。护士在冻伤患者抢救过程中要严密观察患者的生命体征和伤情,及时采取相应的护理措施,此外,还应重视对患者的心理护理,取得患者及家属的支持与配合,从而促进患者早日康复。

(曹岚)

参考文献

［1］孙林利,刘文军,桂婧娥,等. 2019 版《荒野医学协会冻伤预防和治疗实践指南》[J]. 中华烧伤杂志,2020,36(7):631-635.

［2］于家傲,高欣欣. 冻伤与烧伤的小同与大异[J]. 中华烧伤杂志,2020,36(1):9-13.

［3］Dole, Michelle, Endorf, et al. Early mobilization in lower extremity frostbite injury: preliminary experience at a single burn center [J]. Journal of Burn Care & Research, 2018,39(3):339-344.

［4］Jones D, Covins S F, Miller G E, et al. Infrared thermographic analysis of surface temperature of the hands during exposure to normobaric hypoxia [J]. High Altitude Medicine & Biology, 2018,19(4):388-393.

病例 5 ▶ 创伤后应激障碍

患者女性,60 岁,因丈夫及孩子 7 个月前车祸去世受到心理创伤。到目前为止,还不能完全接受丈夫及孩子离世的事实,经常忽然想起丈夫和孩子的点点滴滴而泪流满面,主要症状表现为:意识清醒,思维正常,有明显的焦虑、情绪低落和强烈的痛苦感,导致心情压抑、苦闷焦虑;人际关系紧张,睡眠不良。该患者自知力完整,有求医欲望,根据正常与异常心理活动的三原则,排除了精神病与神经症状,诊断为创伤后应激障碍。

问题 1 什么是创伤后应激障碍?

答:创伤后应激障碍(post traumatic stress disorder,PTSD)是指个体经历、目睹或遭遇到一个或多个涉及自身或他人的实际死亡,或受到死亡的威胁,或严重的受伤,或躯体完整性受到威胁后,所导致的个体延迟出现和持续存在的精神障碍,是应激相关障碍中临床症状严重、预后不良、可能存在脑损害的一类应激障碍。其主要表现为创伤性体验反复闯入患者的意识或梦境中,高度的焦虑状态以及回避任何能引起此创伤性记忆的场景,患者的心理、社会功能严重受损。

问题 2 创伤后应激障碍分为哪几种类型? 该患者属于哪一类?

答:根据疾病的严重程度,DSM-Ⅳ(《精神疾病的诊断和统计手册》第四版)将创伤后应激障碍分为急性、慢性及迟发型三种类型,即:①急性的病程一般是事件发生后 3 个月以内;②慢性在事件发生后 3 个月以上;③迟发型在事件发生后 6 个月以上。该患者在患新冠肺炎治愈后半年且丈夫及孩子 7 个月前因新冠肺炎去世出现应激症状,所以判断为迟发型创伤后应激障碍。

问题 3 创伤后应激障碍的临床表现有哪些?

答:创伤后应激障碍的临床表现通常分为四类。

(1)重复体验:重复体验是创伤后应激障碍的特征性症状,患者的思维和记忆中反复涌现创伤经历,可能表现为记忆闪回、幻觉和噩梦。当与事件相关的场景再次出现时会产生强烈的情感、生理反应,且当创伤事件周年纪念日等特定事物令他们想起创伤时,患者会感到极度痛苦。

(2)回避与麻木:回避是创伤后应激障碍等核心症状。患者会回避可能会使其记忆起创伤事件的人物、地点、思维或情景。有些患者也存在情感麻木,包括感觉障碍、不愿参与社会活动及对创伤事件重要部分失忆等。

(3)警觉性增高:在创伤后的第一个月最普遍,最严重。主要表现为情绪过激,感觉或情感等人际交往问题,难以入睡或保持睡眠,易怒,突然大发雷霆,难以集中注意力,容易受到惊吓,还可能表现为血压增高和心率加快、呼吸急促、肌肉紧张、恶心和腹泻等生理反应。

（4）消极的认知和情绪：与创伤事件的责任、疏离和记忆相关的思维和感觉。

问题 4 影响创伤后应激障碍发生及严重程度的相关因素包括哪些方面？

答：影响创伤后应激障碍发生及严重程度的相关因素主要有：

（1）事件类别及创伤程度：不同灾难事件的类别创伤后应激障碍具有差别。创伤意外程度、创伤强度、患者的暴露程度、对生命的威胁程度和创伤时间等均影响创伤后应激障碍的发生及严重程度；一般情况下，经历自然灾害、意外事故者明显高于交通事故者，经历暴力伤害者明显高于非暴力伤害者，因此对于有相关高危因素的人群应予以重点关注。

（2）患者的个人状态：不同性别年龄组及不同性格特征的患者所产生的创伤后应激障碍存在差异性。女性发生创伤后应激障碍的危险性高于男性，且性格偏内向的人格特质是影响创伤应激障碍发生的重要因素。因为具有神经质性格人群更易出现强烈的不安、焦虑与紧张情绪，更容易发生创伤后应激障碍。关于年龄与创伤后应激障碍的相关性的研究结果不一致，有研究表明年龄大的患者更倾向于发生创伤后应激，是因为年龄大的人群心理调节能力相对不足。另也有研究表明年轻患者在面对重大创伤时，因担心容貌改变、肢体残疾，对预后的担心等因素，所以更容易发生创伤后应激障碍。

（3）家庭和社会因素：创伤后患者的心理状态与家庭、社会支持程度密切相关。家庭支持不足或家庭负担太重都可使创伤后应激障碍的发生率大大提高。

问题 5 针对创伤后应激障碍的患者应给予哪些干预措施？何时进行干预最有效？

答：（1）建立社会支持系统：良好的社会支持系统可缓解由精神紧张引起的各种应激反应。个体对社会支持的满意度越高，创伤后应激障碍发生的危险性就越小。良好的社会支持是创伤后应激障碍发生的保护因素，社会支持系统的建立、心理干预者的早期介入都能成为有力的社会支持力量，缓解受害者的心理压力。

（2）眼动脱敏再处理：它是一种整合的心理疗法，当患者专注于创伤回忆和联想时，给予标准的双侧身体交替刺激（如双侧刺激眼动、交替击双手、交替的滴答声等），可刺激信息处理过程，以帮助产生一种适应性等前后连续的记忆，使患者迅速降低焦虑，且诱导积极情感、唤起患者对内的洞察、观念转变和行为改变及加强内部资源，从而达到理想的行为和人际关系改变。眼动脱敏再处理是一种治疗创伤后应激障碍非常有效的心理治疗方法。

（3）情绪和认知干预：个体对事件的认知评价在很大程度上决定后期的行为表现，因此要及时纠正患者与创伤经历相关的信念及个体行为（如罪恶感和羞耻感）。

（4）配合药物治疗：药物治疗是心理干预的辅助工具，目前主要使用选择性 5-羟色胺再摄取抑制剂类抗抑郁药物，它能够明显缓解抑郁、焦虑症状，改善睡眠质量。一般情况下给予干预措施的时间是在危机发生后的数个小时、数天，或是数星期，而最佳的黄金时节是在危机事件发生后的 24~72 小时。

问题 6 创伤后应激障碍患者的护理要点有哪些？

答：（1）尽早对患者进行全面评估：创伤程度评估、应激水平心理评估、患者的需求评估等。

（2）从心理、生理和社会各方面给予患者支持和辅导，对创伤后应激反应高危人群进行认知训练,提高患者的适应和应对能力。

（3）采用放松训练、认知疗法和暴露疗法等对创伤后应激障碍患者实施护理干预。

（4）给予综合护理干预方案:为患者提供舒适安静的环境,尊重患者的隐私,加强观察和关心患者,加强不安全因素和危险物品的管制,早期发现自杀、自伤或冲动行为的先兆,防患于未然,尽量减少应激源对患者的刺激性反应。了解患者的社会适应状态、周围的人际关系及社会功能状态,帮助患者走出心理阴影,过渡到社会环境中,恢复正常的人际关系。使基础护理、专科护理、心理护理措施和社会支持系统有机结合,提高患者的应激适应能力和应对能力,并建立创伤后应激状态的早期康复方案。

问题 7　该患者目前存在的主要护理问题有哪些?

答:（1）有暴力行为或自残行为的危险:对自己或对他人,与应激情绪反应有关。

（2）睡眠形态紊乱:与睡眠不良及应激情绪反应有关。

（3）社交障碍:与应激反应、人际关系紧张及社会功能退缩有关。

（4）自我形象紊乱:与消极的自我信念有关。

问题 8　创伤后应激障碍患者的心理护理干预措施包括哪些?

答:（1）建立良好护患关系,及时进行整体心理评估:给予专人护理,护士根据患者病情进行全面评估并制定详细的护理计划,认真落实各项护理措施,提供人性化、细节化服务;做好基础护理,限制探视,减少外界刺激,与患者建立良好的护患关系,使患者产生信任感,通过谈话、临床观察及心理测评等方法了解患者的真实心理状态,评估创伤后应激障碍等严重程度。

（2）给予患者积极的心理支持:心理支持是建立在良好的护患沟通的基础上,护士需要有更多的爱心和耐心主动接近患者。专心聆听和长时间的陪伴是最有效的交流方式,因此,护士应主动倾听患者的感受,鼓励患者表达,对患者的情绪反应表示理解、共情与接纳,帮助患者发现创伤后应激障碍等原因、症状,并共同商量治疗方案。运用影响性技术和支持性语言、暗示性语言帮助患者转移对创伤性体验的注意力,引导患者正性思维,从而减轻回避行为和对创伤事件的闪回。

（3）帮助患者重建认知:通过心理会谈,帮助患者找出情绪困扰和行为不适等具体表现及对应的诱因,分析其焦虑、愤怒的原因,找出自身存在的不合理认知,指导患者与不合理认知辩驳。给患者布置认知作业,促使患者回归理性思维,帮助患者正确认识创伤事件的发生,建立积极的应对方式,减少创伤后应激障碍的延迟效应。

（4）加强全面康复指导:根据患者病情给予个性化、系统化健康教育,陪同患者进行健康知识的学习,使其了解创伤后应激障碍的产生的原因、注意事项及解决方法,正确引导患者调节情绪,采用多种放松技术指导患者进行压力和情绪管理,建立积极的心理状态,给予足够的人文关怀,让患者感受社会的关心、温暖,帮助建立生活的自信心,促进患者社会功能的恢复。

专家评析

本病例是由于亲人突然去世遭遇家庭悲剧导致的精神、躯体症状持续的临床综合征,其表现是应激相关障碍中临床症状较严重的创伤后应激障碍,需要尽早给予患者积极的心理支持,建立良好护患关系,通过整体心理评估后,帮助患者重建认知。

与一般身心疾病不一样的是,创伤应激状态常渗透于患者的认知和行为模式,产生长远的负面影响。早期和持久的干预对患者的疗效和结局更有益。创伤后应激障碍患者有较强烈的心理呵护和情感交流需求,需要积极采取护理干预措施缓解患者的紧张情绪,满足患者的心理需求,因此,进行积极有效的应激干预对提高创伤事件后患者的应对能力和减少应激性疾病的发生有着重要的意义。

（曹岚）

参考文献

[1] 张赛,程世翔. 创伤后应激障碍临床治疗的探索与思考[J]. 中华创伤杂志,2018,24(11):988-990.

[2] Singareddy R K, Balon R. Post-traumatic stress disorder [J]. New England Journal of Medicine, 2002,346(3):183-190.

[3] 董燕,冯小霞,王慧,等. 创伤后应激障碍的心理护理[J]. 解放军护理杂志,2016,33(5):69-70.